L'Hypnothérapie pour les Nuls

Mike Bryant

Peter Mabbutt

FIRST Editions

L'Hypnothérapie pour les Nuls
Titre de l'édition américaine : *Hypnotherapy for Dummies*

Publié par
Wiley Publishing, Inc.
111 River Street
Hoboken, NJ 07030 – 5774
USA

Éditions First-Gründ
60, rue Mazarine
75006 Paris – France
Courriel : firstinfo@efirst.com
Internet : www.pourlesnuls.fr

ISBN 978-2-7540-4956-6
Dépôt légal : juin 2013
Imprimé en Italie par La Tipografica Varese, Via Cherso, 2, 21100 Varese

Mise en page et couverture : KN Conception
Traduction : Christophe Billon
Production : Emmanuelle Clément
Fabrication : Antoine Paolucci

Sommaire

Introduction 1

À propos de ce livre 1
Les conventions utilisées dans ce livre 2
Hypothèses gratuites 2
Pourquoi vous avez besoin de ce livre 3
Comment ce livre est organisé 4
Première partie : Comprendre ce qu'est l'hypnothérapie 5
Deuxième partie : L'hypnothérapie : une aide précieuse 5
Troisième partie : D'autres applications de l'hypnothérapie .. 6
Quatrième partie : L'hypnothérapie dans la pratique 6
Cinquième partie : La partie des Dix 6
Les icônes utilisées dans ce livre 6
Par où commencer ? 7

Première partie : Comprendre ce qu'est l'hypnothérapie 9

Chapitre 1 : Tour d'horizon de l'hypnothérapie 11

Comprendre les éléments de base de l'hypnothérapie 12
Saisir les différences entre l'hypnose et l'hypnothérapie 12
Entrer en transe 14
Étudier les différents états d'esprit 15
Aller au-delà de l'hypnose à l'ancienne 17
Choisir l'hypnose pour se faire aider 19
Comprendre la partie thérapeutique de l'hypnothérapie 20
Hypnose + consultation psychologique 20
Hypnose + psychothérapie 21

Chapitre 2 : Techniques : les outils de l'hypnothérapeute 23

Choisir un outil dans la trousse de l'hypnothérapeute 24
Les suggestions directes et indirectes 26
Formuler des suggestions directes 28
Emprunter des chemins détournés 28

L'approche mixte directe-indirecte 29
Diviser son esprit en toute sécurité grâce à la dissociation 29
Prêter attention à ses associations 30
Associer hypnose et dissociation 32
Ajouter la somme de ses parties : la thérapie des parties 34
Communiquer et négocier avec une partie de vous 35
Rassembler de nouveau toutes les parties : l'importance de la réintégration 38
Voyager dans le temps 38
Retourner dans le passé : les techniques de régression 39
Aller dans le futur : les techniques de progression en âge 43
Modifier le temps : les techniques de distorsion du temps 45
Étudier d'autres techniques couramment utilisées 46
Visualiser, imaginer ou simuler le changement 47
Apprendre à oublier 48
Remplacer un souvenir 50
Raconter des histoires 51

Chapitre 3 : Se préparer à l'hypnothérapie 55

Garder à l'esprit l'unicité de sa personne 55
Identifier son problème 57
« Je ne suis pas certain de bien connaître mon problème » 58
« Je connais mon problème mais je ne suis pas capable de le résoudre » 59
« Je n'ai pas qu'un seul problème » 59
Parler de son problème 59
Classer ses problèmes par ordre d'importance 60
Fournir un maximum d'informations 61
Se fixer des objectifs SMART et vérifier sa motivation 63
Penser SMART pour se fixer des objectifs 64
Étudier sa motivation 66
Négocier ses objectifs avec son hypnothérapeute 67
Décomposer les gros objectifs 68
Remporter le jeu du but 69

Deuxième partie : L'hypnothérapie : une aide précieuse 73

Chapitre 4 : Établir le lien entre l'esprit et le corps 75

Comprendre le lien entre l'esprit et le corps 76

Le système nerveux 76
Le lien avec l'hypnose 79
L'influence des émotions....80
Diminuer les effets d'un moral défaillant 81
Les conséquences de la peur et de l'anxiété....82
Combattre ou fuir : votre réponse face à une peur 83
Intégrer l'hypnose à la relation esprit-corps....85
Se détendre mentalement et physiquement grâce à l'hypnose 86
Faire transparaître l'esprit à travers le corps 87

Chapitre 5 : Faire disparaître de vieilles habitudes. 93

Étudier les habitudes et apprendre à les changer 93
Arrêter de fumer....95
Se préparer à arrêter : quoi faire avant de se rendre chez son hypnothérapeute 96
Traiter ses peurs d'arrêter de fumer 98
Utiliser l'hypnose pour devenir non-fumeur 101
Contrôler son poids 103
Emprunter une voie sans danger vers le corps de ses rêves 104
Objectif minceur ! 106
Bien dormir 109
Venir à bout de l'insomnie 109
Les stratégies en matière de transe pour aider à dormir....111
Relativiser ses cauchemars 112
Vaincre le ronflement, pour votre bien et celui de votre partenaire....114
Contrôler ses mots : le bégaiement....116
Trébucher sur l'anxiété 116
Calmer son discours grâce à l'hypnothérapie 117
Parvenir à laisser ses ongles en paix....118

Chapitre 6 : S'attaquer aux maux du corps 123

Faire passer la douleur....124
Ressentir la douleur....125
Percevoir la douleur....125
Soulager la douleur 126
Avoir une belle peau 130
Éliminer le psoriasis et l'eczéma....131
Laisser tomber cette allure de sorcière : traiter les verrues..132
Atténuer les problèmes de peau grâce à l'hypnothérapie ...132

Relâcher la pression de l'hypertension 136
Conception, grossesse, accouchement et hypnothérapie 138
L'atelier de conception 138
La livraison de la marchandise 140
Améliorer le syndrome du côlon irritable 142
Gérer l'anxiété liée au syndrome du côlon irritable 143
Venir à bout de la constipation
et de la diarrhée 144
Adorer le dentiste ! 146
Plomber son problème 147
Avoir son bruxisme à l'usure : grincement des dents et
hypnothérapie 148
Traiter les problèmes d'origine psychologique 149
Les troubles obsessionnels compulsifs (TOC) 149
Vaincre la boulimie 151

Chapitre 7 : Se sentir bien. 155

Vaincre l'anxiété de la performance 156
Avoir le rôle vedette 157
Sentir son aura perdre de son éclat 157
À chacun sa méthode pour améliorer ses performances 158
Redorer son blason 159
Faire le tour de ses ressources 160
Faire le plein de confiance 160
Se sentir pousser des ailes 161
Modifier son dialogue intérieur 161
Travailler sa confiance 162
Venir à bout de ses anxiétés 162
Chasser le cafard 164
Comprendre les différentes sortes de dépression 165
Sortir du tunnel 166
Sus au stress ! 166
Apaisement et hypnothérapie 166
Répondre par le stress 167
Recadrer son univers source de stress 168
Ne pas se faire une montagne du stress 169
Accéder à sa créativité 169
Exploiter son puits de créativité infini 170
Libérer le flux de la créativité 172
Se frotter aux problèmes sexuels 174

Chapitre 8 : Connaître les limites de l'hypnothérapie . . 177

Comprendre que l'hypnothérapie aide mais ne soigne pas 177
Accepter les limites de l'hypnothérapie 178
Se préparer au succès 179
L'importance de la motivation 181
Se débarrasser de ses problèmes peut être plus difficile qu'escompté 183
Faire face à votre volonté de conserver votre problème 183
Surmonter ses bénéfices secondaires 185
Saboter sa propre thérapie 186
Étudier les responsabilités éthiques de votre hypnothérapeute 188
Les responsabilités légales de votre hypnothérapeute 190

Troisième partie : D'autres applications de l'hypnothérapie 191

Chapitre 9 : Les jeunes et l'hypnothérapie 193

Les questions éthiques 194
Les différences entre adultes et enfants en termes d'hypnotisation 195
Les yeux grands ouverts 196
La transe via l'imagination 197
Aider son enfant lors de la thérapie 199
Prendre la décision de suivre une thérapie 200
Écouter l'hypnothérapeute de votre enfant 201
Comprendre certains problèmes courants propres à l'enfance ..202
Traiter l'anxiété de son enfant 202
Venir à bout de l'incontinence nocturne 203

Chapitre 10 : Se débarrasser de ses phobies 207

Définir la phobie pour expliquer l'irrationnel 207
Expliquer les phobies 208
Comparer la phobie à la bonne vieille peur 210
Mettre en lumière les éléments déclencheurs 211
Étudier les différents types de phobie 214
Les phobies spécifiques 216
Les phobies plus complexes 217
Venir à bout de sa phobie grâce à l'hypnothérapie 217
Commencer par les choses élémentaires 218

Se préparer à la transanse....220
Imaginer sa vie sans la phobie....222
S'engager à affronter sa phobie....223

Quatrième partie : L'hypnothérapie dans la pratique 225

Chapitre 11 : Trouver un hypnothérapeute....227

Chercher un héros....227
Savoir quelle formation chercher....228
Croire ou ne pas croire les publicités....229
Naviguer sur les autoroutes de l'information....229
Le bouche à oreille....230
Sonder le héros en question....231
Rechercher par bouche à oreille....232
S'assurer de la qualification de l'hypnothérapeute....232
Parler à quelques thérapeutes....233
Poser les bonnes questions....233
Sélectionner son thérapeute....235

Chapitre 12 : Votre première séance d'hypnothérapie, de A à Z....237

L'arrivée au cabinet....238
L'argent, révélateur de votre motivation....238
Le nombre de séances....239
Chut, la séance commence !....240
Faire connaissance avec son hypnothérapeute....241
Créer une relation de travail....241
Faire équipe avec son hypnothérapeute....242
Parcours et antécédents du patient....243
Entrer en transe....244
L'induction....244
Vivre la transe....246
S'enfoncer dans la transe....247
Entrer dans le vif du sujet : la thérapie !....247
Choisir l'approche idéale par rapport à votre cas....248
Recevoir des suggestions post-hypnotiques....249
Renforcer son ego....250
Ajouter le bien-être....250
Soutenir un ego faible....251

Se réveiller 252
Sortir complètement de la transe 253
Poursuivre la thérapie une fois sorti de transe 254
Faire ses devoirs 255

Chapitre 13 : Pratiquer l'autohypnose 257

Établir la connexion avec son inconscient 258
Fixer son objectif 258
S'autohypnotiser 259
Induire sa propre transe 261
Approfondir la transe 263
Faire confiance à son inconscient pour formuler une suggestion 264
Renforcer son ego 264
Sortir tout seul de la transe 265
Autohypnose : étudier les arguments pour et contre 265
Quand l'autohypnose est conseillée 265
Créer ses propres scénarios 267
Pratiquer l'autohypnose 267
Favoriser l'efficacité de l'hypnose 268
Mettre en place une routine 268
Améliorer son efficacité 269

Cinquième partie : La partie des Dix 271

Chapitre 14 : Dix idées fausses répandues sur l'hypnothérapie 273

L'hypnose est magique et mystique 273
Vous êtes sous l'emprise de l'hypnothérapeute 274
L'hypnose est dangereuse 275
L'hypnose vous fait glousser comme une poule et perdre tout contrôle 275
Vous devez garder les yeux fermer et demeurer complètement immobile 276
L'hypnose est une thérapie 276
Vous pouvez ne pas parvenir à sortir de transe 277
Vous pouvez vous endormir pendant une séance d'hypnothérapie 277
Certaines personnes ne peuvent être hypnotisées, même si elles le souhaitent 278

Vous n'avez pas besoin d'hypnotiseur, vous pouvez vous hypnotiser tout seul 278

Chapitre 15 : Dix pionniers de l'hypnose 279

Franz Mesmer (1734-1815) 280
James Braid (1796-1860) 281
Hippolyte Bernheim (1837-1919) 282
James Esdaile (1808-1859) 282
Jean-Martin Charcot (1825-1893) 282
Pierre Janet (1859-1947) 283
Sigmund Freud (1856-1939) 284
Clark L. Hull (1884-1952) 285
Milton Erickson (1901-1980) 285
Ernest Rossi (1933) 286

Chapitre 16 : Dix conseils pour choisir un bon programme de formation à l'hypnothérapie 287

Vérifier que l'institut est accrédité 288
Se former à l'hypnose clinique, PAS à l'hypnose de spectacle ! 288
Contrôler la longueur de la formation 288
Passer l'étape de l'entretien avec succès 289
S'en tenir aux formations en présentiel 290
Vérifier l'expérience, le parcours et la diversité des enseignants 290
Bénéficier de l'aide d'un tuteur lors de travaux dirigés 290
S'entretenir avec des étudiants anciens ou actuels 291
Une offre de recyclages 291
Un soutien après la formation 291

Index 293

À propos des auteurs

Mike Bryant vit à Londres depuis 1984. Il est assistant social de service psychiatrique, conseiller socio-psychologique et hypnothérapeute. Il a également été responsable informatique et chef de projet.

Fort d'une grande expérience acquise à la fois aux États-Unis et au Royaume-Uni, Mike a inventé des programmes de santé mentale novateurs à Londres, mené à bien des missions consultatives axées sur le développement des services pour les NHS Mental Health Trusts en Angleterre, en Irlande, en Écosse et au pays de Galles. Il a également été consultant senior au sein du Sainsbury Centre for Mental Health (SCMH) et, à cette époque, il a publié divers articles et rapports sur des questions de santé mentale.

Mike vit actuellement à Londres avec sa famille et possède un cabinet de conseil socio-psychologique et d'hypnothérapie. Vous trouverez de plus amples informations sur ses activités à l'adresse suivante : www.londonhypno.com.

Peter Mabbutt est directeur d'études au London College of Clinical Hypnosis (LCCH). Il donne également des conférences dans tout le Royaume-Uni et à l'étranger, à la fois à des étudiants profanes et à des praticiens. Il est responsable de la conception des principaux modules d'enseignement du LCCH. Avec ses collègues, il a introduit de nouveaux sujets et techniques au sein du programme afin de veiller à répondre aux besoins de l'hypnothérapeute des temps modernes.

Doté d'une formation en psychopharmacologie, Peter a cosigné un grand nombre d'articles sur les tranquillisants, l'anxiété et le rôle de la mémoire dans l'apprentissage, avant de suivre une formation au LCCH pour devenir hypnothérapeute. Peter s'est spécialisé dans les liens corps/esprit, les problèmes de poids, le traitement des traumatismes et l'hypertension.

Introduction

Tout le monde a son opinion sur l'hypnose, mais peu de personnes ont réellement vécu l'expérience en question. Quant à l'hypnothérapie, c'est un sujet qui déconcerte souvent, voire laisse carrément perplexe. Quelle est donc *exactement* la différence entre l'hypnose et l'hypnothérapie ? C'est l'une des questions auxquelles répond ce livre.

Il est tout d'abord essentiel de comprendre que l'hypnose et l'hypnothérapie ne sont pas la même chose. L'hypnose existe depuis que l'être humain a commencé à parler et implique un état de transe. L'hypnothérapie utilise la transe hypnotique pour vous aider à atteindre un objectif, à créer un changement d'état d'esprit positif ou à résoudre un problème. Si l'hypnose a plusieurs siècles, l'hypnothérapie, à l'instar des autres thérapies par la parole, est relativement récente.

Ce livre va vous aider à comprendre comment fonctionne l'hypnose. Il aborde également les divers problèmes et symptômes qui peuvent être traités efficacement à l'aide de l'hypnothérapie. Il vous montre enfin comment vous pouvez utiliser l'hypnothérapie.

À propos de ce livre

L'Hypnothérapie pour les Nuls va vous permettre de saisir ce qu'est l'hypnose aussi bien d'un point de vue théorique que pratique, ces deux volets étant particulièrement utiles, selon la nature de vos attentes. Avec ce livre, vous pouvez par exemple simplement vous informer sur l'hypnose et avoir ainsi une idée plus précise des méthodes utilisées par les hypnothérapeutes avec leurs patients.

Mais, vous souhaitez peut-être aussi trouver un hypnothérapeute pour résoudre des problèmes ou atteindre vos objectifs. Si vous n'avez pas la moindre idée de l'utilité d'un hypnothérapeute, lisez ce livre et vous deviendrez un expert !

L'hypnothérapie permet de venir à bout d'un éventail étonnamment large d'habitudes, de problèmes émotionnels et de phobies. Elle peut également améliorer de manière spectaculaire les performances des étudiants qui se préparent pour un examen, des sportifs souhaitant progresser et des artistes désireux de parfaire leurs talents.

L'hypnothérapie ressemble à la consultation psychologique à plus d'un titre, mais constitue aussi une approche différente qui permet d'obtenir des changements beaucoup plus rapidement. Les hypnothérapeutes sont souvent capables de faire disparaître des phobies en quatre à six séances. Il est également prouvé que l'hypnothérapie est la méthode la plus efficace pour aider les gens à arrêter de fumer.

La plupart des personnes ne connaissent l'hypnose qu'à travers les numéros sur scène et les films, qui véhiculent souvent une mauvaise image de cette discipline. Ce livre explore les différents moyens de surmonter des problèmes et d'atteindre des objectifs grâce à l'hypnothérapie.

Les conventions utilisées dans ce livre

Pour faciliter la lecture de cet ouvrage, nous avons mis en place quelques conventions :

- L'*italique* sert à mettre l'accent sur de nouveaux mots ou à définir des termes.
- Le **gras** indique un concept important au sein d'une liste.

Nous (les auteurs, Mike et Peter) utilisons parfois le pronom « nous » pour faire référence à nous deux ou « je », suivi de « (Mike) » ou « (Peter) », en fonction de qui a écrit le paragraphe en question.

Hypothèses gratuites

Nous sommes partis du principe que vous avez ouvert *L'Hypnothérapie pour les Nuls* pour l'une des raisons suivantes :

- **Toutes les techniques de développement personnel vous intéressent**. Vous cherchez des moyens pour devenir la personne de vos rêves.

- **Vous souhaitez perdre une mauvaise habitude**. Vous savez que l'hypnothérapie a fait ses preuves dans le traitement des phobies, du tabac, des problèmes alimentaires et d'autres habitudes indésirables.
- **Les techniques telles que la psychothérapie, la programmation neurolinguistique (PNL), la consultation psychologique et l'hypnothérapie vous intéressent**. Vous pensez peut-être qu'elles reposent uniquement sur du jargon de psy et voulez voir en quoi elles peuvent aider.

  Ce livre parle des thérapies les plus proches de l'hypnothérapie et vous indique leurs points communs et différences.
- **Vous voulez des conseils pour choisir un bon hypnothérapeute**. Le chapitre 11 vous aide à choisir un hypnothérapeute qualifié.
- **Vous souhaitez devenir hypnothérapeute**. Ce livre s'apparente à un cours de présentation de l'hypnothérapie. Après sa lecture, il se peut que vous désiriez vous plonger dans son apprentissage. Dans ce cas, le chapitre 16 vous donne des conseils pour suivre une formation d'hypnothérapeute.
- **Vous ne faites que flâner**. « Ah, c'est un livre sur l'hypnose ? » Je pensais que c'était « *Le Nettoyage et le Détachage pour les Nuls* ! » Mauvaise pioche !

Pourquoi vous avez besoin de ce livre

Nous (Mike et Peter) sommes tous deux hypnothérapeutes. *L'Hypnothérapie pour les Nuls* met l'accent sur l'importance de faire appel à un hypnothérapeute pour atteindre ses objectifs. Pour obtenir des résultats positifs, il est essentiel de nouer de bonnes relations avec votre hypnothérapeute. Nous estimons que c'est en cela que ce livre se démarque des autres ouvrages de présentation de l'hypnothérapie. Nombre de ces derniers entrent dans l'une des deux catégories suivantes :

- **Des livres sur des sujets précis** destinés à ceux qui désirent résoudre un problème particulier. Ces ouvrages se penchent sur un problème particulier tel que l'utilisation de l'hypnose pour surveiller son poids, diminuer son anxiété, développer sa confiance, arrêter de fumer, etc.

- **Des livres constitués de scripts** destinés à vous présenter une méthode pour pratiquer vous-même l'hypnose. Les *scripts* regroupent les expressions que l'hypnothérapeute utilise pour conduire la thérapie une fois le client en transe. Ce type d'ouvrage vous enseigne des techniques pour vous hypnotiser vous-même ou les autres.

  Selon nous, avec cette approche axée sur l'autonomie du client, la transe et les techniques utilisées ne sont pas du même niveau que celles d'un bon hypnothérapeute. Dans notre cabinet, nous avons vu de nombreux clients dont l'expérience de l'hypnose provenait de la seule lecture de ces livres et qui n'avaient obtenu que des résultats négatifs ou nuls. Un hypnothérapeute qualifié a tout un éventail de techniques à sa disposition et choisit la plus adaptée pour traiter votre symptôme avec efficacité.

Nous jugeons cet ouvrage utile car, contrairement aux livres sur des sujets précis, il couvre de manière assez complète la théorie et la pratique de l'hypnothérapie, détaillant bon nombre des traitements existants.

Contrairement aux livres constitués de scripts, celui-ci recommande le recours à l'autohypnose *après* quelques séances chez un hypnothérapeute qualifié. Cela vous permet de comprendre le mécanisme de la transe avant de l'expérimenter. Un bon hypnothérapeute est plus en mesure de répondre précisément à vos besoins qu'un script d'ordre général glané dans un livre ou sur un enregistrement audio. Après avoir connu la transe profonde aux côtés d'un professionnel, vous êtes mieux à même de pratiquer l'autohypnose.

Pour résumer, ce livre va vous servir à juger si votre expérience de l'hypnothérapie est profondément bénéfique et positive !

Comment ce livre est organisé

L'immense avantage des ouvrages *pour les Nuls* est que vous n'avez pas besoin de les lire de la première à la dernière page. Vous pouvez simplement aller directement au thème qui vous intéresse et commencer la lecture n'importe où au sein d'un chapitre ou d'une section, voire vous rendre directement à un paragraphe.

Nous avons divisé ce livre en cinq parties, chacune composée de plusieurs chapitres. Le sommaire et l'index vous aident à localiser avec précision les différentes informations figurant dans l'ouvrage.

Première partie : Comprendre ce qu'est l'hypnothérapie

Cette section définit les termes employés dans le domaine de l'hypnothérapie et vous indique ce que l'hypnose peut vous apporter. Nous y expliquons également ce qu'est la transe hypnotique et les sensations qu'elle procure.

Nous décrivons également l'arsenal de techniques à la disposition de l'hypnothérapeute ainsi que le déroulement d'une séance type. Vous pourrez ainsi vous fixer des objectifs clairs et réalistes en toute connaissance de cause pour votre propre hypnothérapie.

Nous vous donnons des informations utiles et pratiques afin que l'hypnothérapie fonctionne bien pour vous.

Deuxième partie : L'hypnothérapie : une aide précieuse

Vous vous êtes déjà demandé quelle influence avait l'hypnothérapie sur le corps et l'esprit ? Les chapitres de cette partie vous disent comment l'hypnothérapie peut vous aider à faire disparaître des habitudes indésirables et à améliorer votre bien-être.

Nous ne nous prenons pas pour des magiciens, mais l'hypnothérapie peut contribuer à résoudre un très large éventail de problèmes physiques. Mais, juste au cas où vous estimeriez que l'hypnothérapie peut tout guérir, nous avons consacré un chapitre à tout ce qu'elle ne permet pas d'accomplir.

Troisième partie : D'autres applications de l'hypnothérapie

Cette partie est consacrée à des applications moins connues de l'hypnothérapie. Vous apprendrez peut-être avec surprise que les enfants sont naturellement et facilement hypnotisables. Cette partie aborde les techniques utilisées avec les enfants.

Nous expliquons également en détail le rôle de l'hypnothérapie pour venir à bout des phobies.

Quatrième partie : L'hypnothérapie dans la pratique

Cette partie de l'ouvrage va vous aider à choisir le bon hypnothérapeute ou à pratiquer l'autohypnose.

Le chapitre 12 vous explique ce que vous pouvez attendre de votre première séance et vous indique comment vous y préparer. Ne vous en faites pas, il suffit de fermer les yeux !

Cinquième partie : La partie des Dix

Il s'agit d'une sorte de Foire aux questions. Vous souhaiterez peut-être commencer par ces chapitres afin de faire tomber les mythes qui existent sur l'hypnothérapie, étudier l'œuvre des pionniers qui ont fait avancer cette discipline, ou découvrir comment vous former au métier d'hypnothérapeute.

Les icônes utilisées dans ce livre

Ce livre ne va pas vous inonder de questions, mais vous fera certainement réfléchir. Ces icônes mettent l'accent sur des points susceptibles de vous interpeler.

Vous trouverez là des anecdotes et exemples qui illustreront certains concepts ou des histoires vraies que nous souhaitons partager avec vous.

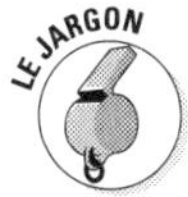

Cette icône fait ressortir des termes ou expressions associées à l'hypnose ou à l'hypnothérapie qui vous sont peut-être inconnues.

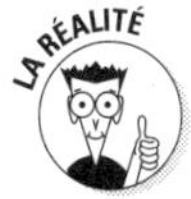

Le texte accompagnant cette icône essaie de corriger des raisonnements erronés ou des idées fausses.

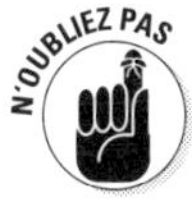

Cette icône attire votre attention sur un point important à garder à l'esprit.

Quand vous voyez cette icône, cela signifie que nous essayons de mettre l'accent sur des informations qui pourraient vous êtes utiles.

Cette icône signifie que vous abordez là une notion demandant une grande prudence.

Par où commencer ?

Vous n'avez pas besoin de commencer à la première page. Chaque chapitre de ce livre peut être lu individuellement, en fonction du thème qui vous intéresse. Jetez un œil au sommaire et rendez-vous directement au chapitre qui vous intéresse.

Par exemple, si vous souhaitez savoir comment l'hypnothérapie pourrait vous aider à arrêter de fumer, vous pouvez commencer par le chapitre 5. En revanche, si vous désirez comprendre comment un hypnothérapeute peut contribuer à vous débarrasser de vos phobies, le chapitre 10 est un excellent point de départ.

L'essentiel est que la lecture de ce livre vous apporte suffisamment de connaissances pour entamer un travail avec un hypnothérapeute et vous permette de vous rendre à votre première séance confiant et sûr du succès qui se trouve au bout de votre démarche.

Nous espérons que vous allez trouver des réponses à vos questions. Bonne chance !

Première partie

Comprendre ce qu'est l'hypnothérapie

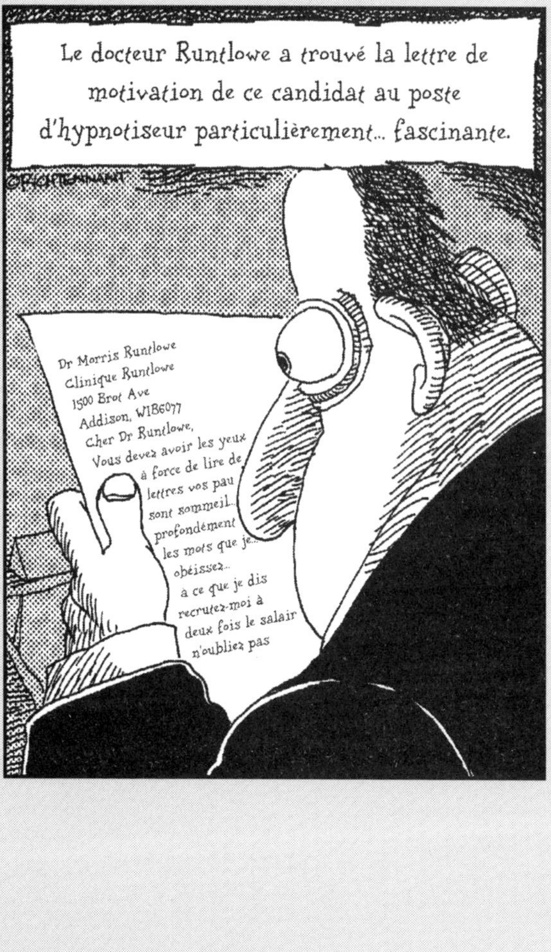
Dr Morris Runtlowe
Clinique Runtlowe
1500 Brot Ave
Addison, WIB6077
Cher Dr Runtlowe,
Vous devez avoir les yeux
à force de lire de
lettres vos pau
sont sommeil...
profondément
les mots que je...
obéissez...
à ce que je dis
recrutez-moi à
deux fois le salair
n'oubliez pas

Le docteur Runtlowe a trouvé la lettre de motivation de ce candidat au poste d'hypnotiseur particulièrement… fascinante.

Dans cette partie…

Cette partie vous donne des informations utiles pour comprendre le fonctionnement de l'hypnothérapie. Vous y trouverez également les termes utilisés en hypnothérapie, les bases de son mécanisme et son champ d'application. Il y figure même un bref historique de l'hypnose et de l'hypnothérapie.

Pour que vous sachiez exactement en quoi consiste une séance type chez un hypnothérapeute, nous décrivons les techniques et procédures utilisées. Cette partie est donc incontournable si vous ne connaissez pas l'hypnothérapie.

Chapitre 1

Tour d'horizon de l'hypnothérapie

Dans ce chapitre :

- Comprendre les termes utilisés
- Saisir l'évolution de l'hypnose
- Se tourner vers l'hypnose
- Identifier les aspects thérapeutiques

L'hypnose est une technique puissante capable de vous aider à modifier vos croyances néfastes, à atteindre vos objectifs, à régler vos problèmes émotionnels et à traiter tout un tas de symptômes.

Vous avez peut-être déjà appris qu'un collègue de travail était parvenu à arrêter de fumer en une seule séance ou que l'ami d'un ami, qui souffrait depuis toujours d'une phobie, s'en est définitivement débarrassé grâce à un hypnothérapeute. Ce praticien peut également vous montrer comment vous adonner à l'autohypnose afin de remplir des objectifs personnels de toutes natures.

Ce chapitre explique en quoi consistent l'hypnose et l'hypnothérapie, vous indique clairement et précisément leurs tenants et aboutissants, la différence entre l'hypnose et l'hypnothérapie et certains de leurs extraordinaires bienfaits.

Comprendre les éléments de base de l'hypnothérapie

Commençons par les choses importantes ! Nous tenons à vous rassurer sur un point : l'hypnose est sans danger.

L'état d'hypnose ne diffère guère du sommeil ou du rêve éveillé. Comme nous l'expliquons dans la sous-section « Entrer en transe », vous êtes probablement en transe chaque jour de votre vie. L'hypnothérapie n'est qu'une méthode permettant de résoudre des problèmes dans un état de transe.

Quand vous êtes en transe hypnotique, vous êtes parfaitement conscient des mots prononcés par votre hypnothérapeute. Si une alarme incendie se déclenche ou n'importe quelle autre menace physique se matérialise, vous êtes capable de sortir immédiatement et de vous-même de votre transe pour faire face à la situation.

À l'instar de toutes les thérapies et activités, l'hypnose comporte une part de risque. Mais, tant que vous faites appel à un hypnothérapeute qualifié respectant un code d'éthique (voir chapitre 11), vous n'avez rien à craindre.

Les sous-sections suivantes mettent à plat le jargon et les termes élémentaires employés en hypnothérapie.

Saisir les différences entre l'hypnose et l'hypnothérapie

La première distinction utile à faire est celle entre l'hypnose et l'hypnothérapie. Nous tenons vraiment à ce que vous compreniez qu'il existe une énorme différence entre le fait d'hypnotiser quelqu'un (hypnose) et les extraordinaires changements possibles grâce à l'aide d'un hypnothérapeute qualifié (hypnothérapie). Nous espérons qu'après avoir lu cette section, vous ne confondrez plus jamais un hypnotiseur de scène (la personne qui fait rire à la télévision) avec un hypnothérapeute (la personne qui vous aide à arrêter de fumer, à perdre du poids ou à faire disparaître une phobie que vous traînez depuis toujours).

- **L'hypnose** est un état d'esprit qui se caractérise par une profonde relaxation, une concentration très ciblée et une suggestibilité accrue. L'hypnose est un état intermédiaire entre le sommeil et l'éveil.

  L'hypnose s'apparente à l'état qui est le vôtre quand vous agissez de manière intuitive, sans réfléchir. Lorsque vous êtes en état d'hypnose, vous demandez à votre sergent instructeur intérieur de se mettre en retrait afin de faire venir au premier plan votre moi intelligent et artistique. Et, vous pouvez nous croire, tout un chacun possède ces deux éléments !
- **L'hypnothérapie** est l'utilisation de l'hypnose à des fins thérapeutiques. Cette technique emploie l'hypnose afin d'inciter votre inconscient à trouver des solutions à vos problèmes.

L'hypnose de scène n'est pas de l'hypnothérapie

L'hypnose de scène est une forme de divertissement et non un moyen de résoudre vos problèmes ou de répondre à vos aspirations. Nous vous conseillons de ne pas participer à des numéros d'hypnose de scène car vos besoins personnels n'y sont jamais pris en compte. Il s'agit d'un spectacle dont le but est essentiellement de faire rire, à vos dépens si vous montez sur scène !

Énormément de personnes participent à des événements d'hypnose de scène sans souffrir de séquelles. Mais, il est arrivé à certains individus de rencontrer des problèmes émotionnels par la suite. C'est un point qui fait beaucoup débat : ces personnes étaient-elles prédisposées aux problèmes émotionnels ou bien l'hypnose de scène a-t-elle eu une influence négative ?

N'OUBLIEZ PAS

L'hypnose est un état de conscience. L'hypnothérapie est une thérapie, ce que n'est pas l'hypnose. La partie thérapeutique d'une séance d'hypnothérapie intervient une fois la transe hypnotique atteinte. L'hypnothérapeute fait alors des suggestions afin d'aider votre inconscient à atteindre vos objectifs ou à remédier à vos problèmes. Tout comme il existe plusieurs chemins pour parvenir à l'hypnose, notamment l'autohypnose (voir section suivante), on compte de nombreuses techniques et applications en matière d'hypnothérapie. (Le chapitre 2 traite les différents outils d'hypnothérapie.)

Entrer en transe

La transe est un état d'esprit impliquant une focalisation de l'attention sur un élément bien précis. Vous êtes dans un état de transe naturelle plusieurs fois par jour, généralement quand vous vous détendez.

Voici des moments au cours desquels vous pouvez entrer en transe :

- vous êtes plongé dans la lecture d'un livre ;
- vous faites du lèche-vitrines dans vos endroits préférés ;
- l'anxiété ou la peur vous gagne à l'approche d'un événement ;
- vous êtes un enfant et vous jouez avec un ami imaginaire ;
- votre esprit vagabonde pendant que vous faites du sport ;
- vous fantasmez sur un ancien béguin.

Les états de transe se produisent naturellement et régulièrement. L'hypnose se sert de ces états pour accéder à votre inconscient (voir la prochaine section), de façon à faciliter l'atteinte de vos objectifs ou la résolution de votre problème.

Voici les principales transes qui existent ainsi que certaines caractéristiques propres aux sujets hypnotisés, pour chaque état, par ordre croissant de profondeur :

- **Transe légère** : yeux fermés, muscles du visage relâchés, respiration profonde.
- **Transe moyenne** : tête et corps lourds, conscience de l'environnement réduite, temps de réponse plus longs, approfondissement de la transe légère.
- **Transe profonde** : approfondissement de la transe moyenne, respiration abdominale plus profonde.
- **Somnambulisme** : transe très rare au cours de laquelle une personne hypnotisée ressent parfois les mêmes sensations que lorsqu'elle est éveillée. Cet état est contreproductif, car la personne est dans un état trop profond pour que sa mémoire consciente ou inconsciente puisse retenir les suggestions de l'hypnothérapeute.

Plus la transe est profonde, plus vous vous ouvrez à votre inconscient et vous êtes réceptif aux suggestions hypnotiques formulées par l'hypnothérapeute. Nous évoquons l'importance de ces suggestions hypnotiques tout au long de ce livre.

Étudier les différents états d'esprit

Conscience et inconscient sont des termes qui décrivent des aspects de votre esprit. Bien qu'impossible à prouver concrètement, ces concepts sont très largement acceptés dans le monde occidental. La conscience procède à un raisonnement quantitatif, logique et organisé à l'aide de mots et de nombres. En revanche, l'*inconscient* utilise les images, les souvenirs, les sentiments, l'intuition, les rêves. Sa « réflexion » est abstraite et non organisée.

Considérons votre esprit comme un spectre : à une extrémité figure votre état de vigilance maximal lorsque vous êtes effrayé ou excité, et à l'autre, le sommeil lent. La figure 1.1 montre ce spectre, de l'inconscient aux états de conscience. Au milieu se trouvent les différents états de vigilance rencontrés au quotidien au cours desquels vous êtes relativement concentré sur ce que vous faites. À la gauche de ce point, côté inconscient, se trouve la transe courante telle que le rêve éveillé.

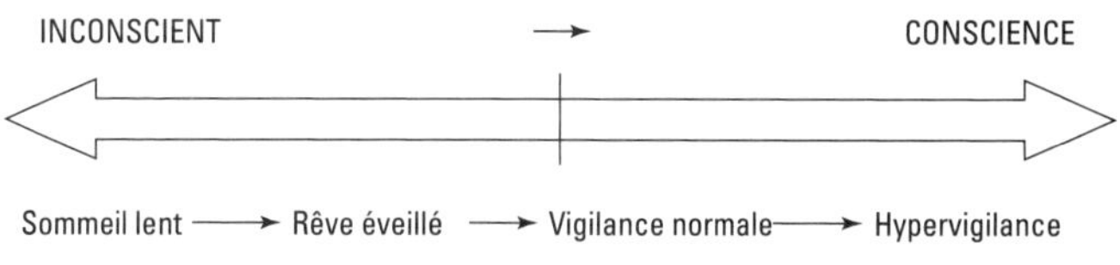

Figure 1.1 : Le spectre de votre esprit.

Chose intéressante, le mot « hypnose » vient du grec Hypnos, le dieu du Sommeil. Par conséquent, l'extrême gauche du spectre serait le coma, mais, nous ne souhaitons pas parler de choses morbides dans cet ouvrage !

Dans ce modèle certes simpliste de l'esprit humain, l'inconscient se situe quelque part entre le rêve éveillé et le sommeil lent, tandis que la conscience correspond à tout ce qui est à droite du centre.

Petit historique de l'hypnose

L'hypnose est nullement moderne puisqu'elle existe depuis des lustres. Des hiéroglyphes égyptiens décrivent l'utilisation de l'hypnose lors de rituels religieux. À ses débuts, l'hypnose était liée à la religion, à la magie et au surnaturel. Ces rituels étaient souvent destinés à guérir des maladies lors de la phase que l'on considérait à tort comme étant le sommeil, alors qu'il s'agissait en fait d'une transe hypnotique. Les prêtres égyptiens hypnotisaient leurs « paroissiens » pour les guérir de leurs maladies *via* des suggestions hypnotiques.

De même, en Grèce, à l'époque classique, les fidèles se rendaient au temple pour implorer le dieu du Sommeil Hypnos de les guérir et de leur permettre de faire des rêves prémonitoires. Il est établi que les gens venaient dormir au temple d'Aesculapius, le dieu grec de la Médecine. Pendant leur sommeil, des fidèles leur parlaient pour favoriser leur guérison.

Il est en fait impossible de définir l'exacte origine de l'hypnose. Les premières pratiques destinées à modifier la conscience, au cours desquelles le discours d'une personne provoquait un état de transe, remontent certainement aux temps où l'homme a commencé à développer une forme de langage. Dans nombre des toutes premières cultures, on fait état de l'utilisation d'un phénomène d'hypnose à des fins spirituelles et médicales.

À notre époque, on retrouve ces phénomènes d'hypnose tels que la transe dans les rassemblements au cours desquels des malades ont l'impression d'être « guéris » par la simple apposition de mains sur leur corps par un maître de cérémonie. Ce n'est pas le type d'hypnose dont il est question dans ce livre !

L'histoire de l'hypnose est un sujet fascinant. À travers les siècles, la littérature fait apparaître une perception de l'hypnose différente en fonction des cultures. Souvent jugée douteuse et empreinte d'un certain pouvoir jusqu'au XIXe siècle, en raison de la méconnaissance de l'inconscient, l'hypnose était alors assimilée à une pratique religieuse ou surnaturelle.

Ce modèle très simplifié ferait certainement bondir de nombreux scientifiques, mais il a au moins le mérite de vous aider à comprendre une chose essentielle : la conscience et l'inconscient sont les deux faces d'une même pièce. Il n'existe donc aucun antagonisme entre les deux, mais seulement des nuances.

Le tableau 1.1 vous donne un autre moyen de saisir les différences entre la conscience et l'inconscient.

Tableau 1.1 : Caractéristiques de la conscience et de l'inconscient

Conscience	*Inconscient*
Logique	Intuitif
Pensées organisées	Pensées aléatoires
Accède facilement aux souvenirs stockés dans la mémoire à court terme et à certains souvenirs conservés dans la mémoire à long terme	Est capable d'accéder à la plupart des souvenirs et expériences depuis l'enfance
Utilise des mots et des chiffres	Utilise des images et des sentiments
Analytique	Créatif

Ainsi, bien que vous estimiez pouvoir contrôler votre conscience la plupart du temps, votre hypnothérapeute peut accéder à votre inconscient afin de vous aider à modifier un raisonnement négatif ou à résoudre vos problèmes.

Pourquoi accéder à l'inconscient ? Car, bien qu'elle excelle dans les raisonnements logiques, organisés et analytiques, votre conscience est parfois très arrêtée et figée. Il lui arrive de développer des défenses indésirables afin de se protéger. L'inconscient est plus souple et peut facilement modifier de vieilles habitudes et défenses entretenues par votre conscience.

Aller au-delà de l'hypnose à l'ancienne

Vous avez sans doute déjà vu des exemples d'hypnose à l'ancienne dans des films. L'hypnotiseur y est un personnage quelque peu dominateur et le patient un personnage penaud et soumis, complètement incapable de résister aux ordres de l'hypnotiseur. Ce dernier provoque la transe de manière grossière et très dominatrice. Il (c'est toujours un homme) ordonne : « VOS PAUPIÈRES SONT LOURDES, VOUS PLONGEZ DANS LE SOMMEEEEIL… » Tout ce qu'il y a de plus grossier !

Ce scénario est certes particulièrement caricatural, mais pas si éloigné des méthodes utilisées autrefois par les hypnotiseurs de la vieille école. Les temps ont changé et les hypnothérapeutes travaillent différemment aujourd'hui. De nos jours, les médecins et praticiens ne sont plus vénérés pour leur savoir inaccessible. La plupart des gens ont maintenant accès aux connaissances médicales. À l'époque, les professionnels s'estimaient supérieurs au commun des mortels. Nombre d'hypnothérapeutes étaient alors médecin ou psychiatre. Aujourd'hui, la formation à l'hypnothérapie n'est plus le pré carré des professionnels de la santé, bien d'autres métiers sont impliqués.

Voici des caractéristiques de l'hypnose à l'ancienne :

- une approche et une présentation autoritaires des procédures au patient ;
- l'hypnothérapie ordonne au patient d'entrer en transe ;
- la transe est provoquée avec un discours très monotone, grossier et répétitif ;
- l'absence de relations thérapeutiques entre le thérapeute et le patient ;
- le médecin a la science infuse. Pas de discussion, le patient n'a pas son mot à dire.

L'ancienne approche se résumait ainsi : « Faites ce qu'on vous dit. » Aujourd'hui, les patients n'acceptent plus ce genre de comportement de la part d'un professionnel dont ils sollicitent l'aide. Ils recherchent le dialogue, souhaitent poser des questions et s'attendent à être traités avec respect. Il était donc clair que cette vieille école, au style autoritaire, avait vécu.

Comprendre la façon dont les hypnotiseurs *avaient l'habitude* de travailler est essentiel pour saisir la naissance de la théorie et de la pratique de l'hypnothérapie moderne.

LE JARGON

Milton Erickson, psychiatre américain qui a commencé à pratiquer l'hypnothérapie au début du XXe siècle, a contribué à la modernisation de la discipline. Il a inventé diverses techniques et développé une approche moins autoritaire appelée *hypnose permissive* qui se caractérise par :

- plus de respect, de gentillesse et de soutien envers le patient ;
- l'utilisation des croyances et du langage du patient pour provoquer la transe ;
- la sollicitation de l'inconscient du patient afin que ce dernier trouve lui-même la solution ;
- l'utilisation des métaphores. Erickson a développé l'improvisation d'histoires adaptées à la vie, aux centres d'intérêt et aux problèmes du patient afin d'aider l'inconscient de ce dernier à trouver lui-même la solution.

Le rôle d'Erickson a été primordial. À ce jour, aucun autre hypnothérapeute n'a autant influencé la pratique moderne de l'hypnothérapie. Non seulement, il n'a pas été avare de publications sur ses techniques, mais d'autres hypnothérapeutes ont également beaucoup écrit sur lui et analysé son style afin de créer de nouvelles formes de thérapies.

Choisir l'hypnose pour se faire aider

L'hypnothérapie peut vous apporter un large éventail de bienfaits :

- renforcer la confiance en soi ;
- modifier de mauvaises habitudes : fumer, se ronger les ongles, faire pipi au lit, etc. ;
- venir à bout de phobies ;
- soulager les douleurs ;
- améliorer les performances artistiques, scolaires et sportives ;
- perdre du poids et améliorer les habitudes alimentaires ;
- venir à bout de troubles de l'alimentation ;
- diminuer la consommation d'alcool.

Il s'agit là de quelques-uns des domaines d'application de l'hypnothérapie. Si vous souhaitez en savoir plus sur un problème non mentionné dans la liste précédente, un hypnothérapeute pourra vous dire si l'hypnothérapie peut y remédier.

Comprendre la partie thérapeutique de l'hypnothérapie

Nous vous faisons part avec enthousiasme de tout le changement que peut vous apporter l'hypnothérapie. Mais, si vous ne connaissez pas cette discipline, vous éprouvez probablement un peu de difficultés à comprendre comment ces changements interviennent lorsque vous êtes en transe, les yeux fermés, dans un état qui s'apparente à celui du rêve éveillé. Normal !

Pour saisir le fonctionnement de la thérapie lorsque vous êtes en transe, retenez ceci : pendant l'hypnose, votre corps est détendu mais vos idées sont très claires. Lors d'une séance d'hypnothérapie, votre capacité de concentration est supérieure et celle-ci est axée sur l'objet des suggestions du thérapeute. C'est là que débute le volet thérapeutique d'une séance. Si votre objectif est d'éviter les aliments sucrés qui font grossir, votre thérapeute suggérera des choses à votre inconscient afin que vous y parveniez très facilement. Si vous avez recours à l'hypnose pour arrêter de fumer, les suggestions de l'hypnothérapeute vous permettront de rompre vos associations à la cigarette, de façon à ce que vous n'ayez plus envie de fumer et pour que vous cessiez de vous considérer comme un fumeur ! Rendez-vous au chapitre 12 pour voir dans le détail le déroulement d'une séance d'hypnothérapie.

Hypnose + consultation psychologique

Les hypnothérapeutes empruntent souvent des techniques à divers modes de consultation psychologique. Il s'agit d'abord pour eux de bien écouter leurs patients afin de comprendre précisément ce qu'ils attendent de l'hypnothérapie. Depuis les temps jadis de l'hypnose autoritaire, les hypnothérapeutes ont appris à bâtir des relations avec leurs patients et à être compréhensifs.

Il existe un très large éventail de méthodes de consultation psychologique, et la base théorique peut varier d'un hypnothérapeute à l'autre. Ne vous attendez donc pas à ce qu'un praticien utilise une méthode en particulier. Un hypnothérapeute qualifié doit au moins savoir bien écouter et vous aider à avoir confiance dans la collaboration et le travail entamés ensemble.

Hypnose + psychothérapie

La psychothérapie ne s'attache généralement pas à un seul problème et consiste à explorer des sentiments. Au début d'une psychothérapie, on ne définit pas le nombre de séances nécessaires pour la mener à son terme. Les hypnothérapeutes tendent à fixer un nombre peu élevé de séances, généralement moins de six, à moins que d'autres problèmes soient révélés en cours de traitement.

Cependant, les hypnothérapeutes ayant besoin de remonter dans le passé pour se pencher sur des problèmes rencontrés par le patient, ils emploient parfois des techniques appartenant à la psychothérapie. Ceci dit, la plupart des hypnothérapeutes sont très orientés vers l'instant présent et, contrairement aux psychothérapeutes, ils ne se penchent généralement pas sur votre enfance. Cela dépend cependant du problème que vous souhaitez résoudre.

Chapitre 2

Techniques : les outils de l'hypnothérapeute

Dans ce chapitre :

- Explorer la trousse à outils de l'hypnothérapeute
- Suggérer des solutions
- Se voir sous un autre angle
- Modifier le temps
- Explorer d'autres méthodes

Votre esprit est un réseau de tuyaux complexe, chaque tuyau ayant une fonction bien précise. Certains sont reliés entre eux et d'autres sont parfaitement autonomes. Certains sont minuscules et d'autres parfaitement cachés. Pour que l'ensemble du réseau fonctionne bien, tous ces tuyaux doivent être en excellent état. Ils doivent donc être parfois astiqués, réparés voire remplacés. La plupart du temps, vous pouvez faire vous-même ces travaux de plomberie, en procédant de temps en temps à un nettoyage, pour que l'installation tourne à plein régime. Mais, il arrive que vous ne soyez pas qualifié pour réparer une panne. L'intervention d'un plombier s'impose alors, pour ne pas mettre en péril tout le réseau.

Ce plombier est votre hypnothérapeute. Sa mission est de s'assurer que la circulation est fluide dans votre tuyauterie psychologique. Pour ce faire, il nettoie et débouche les tuyaux qui en ont besoin, remplace parfois ceux qui sont usés et répare ceux qui fuient. Il est parfois nécessaire pour l'hypnothérapeute de rechercher un tuyau caché et difficile d'accès qui s'avère défectueux. Il se peut que l'hypnothérapeute doive réviser avec vous d'anciens plans de la tuyauterie ou vous aider à concevoir un nouveau circuit. Quelle que soit la mission, l'hypnothérapeute est là pour vous aider à rétablir le fonctionnement de l'installation, voire à l'améliorer. À l'instar du plombier, pour que l'intervention soit réussie, votre hypnothérapeute utilise un arsenal d'outils impressionnant.

Toutes les techniques dont nous parlons dans ce chapitre ne correspondent qu'à une partie des outils présents dans la trousse de l'hypnothérapeute. Il préfère en utiliser certains au détriment d'autres. Il y a fort à parier que tout au long de votre thérapie, il en emploie plusieurs simultanément afin de vous aider à obtenir le résultat souhaité.

Choisir un outil dans la trousse de l'hypnothérapeute

Quand vous consultez un hypnothérapeute, vous vous adressez à une personne formée pour mener à bien une mission bien précise, à l'instar d'un artisan. Comme tout bon artisan qui se respecte, l'hypnothérapeute possède un éventail d'outils pour exécuter n'importe quelle tâche avec efficacité. Certains sont destinés à prendre en compte vos antécédents, d'autres à vous mettre en transe, à vous faire atteindre un niveau de transe plus profond (le chapitre 4 vous en dit plus sur ces outils) et à appliquer la thérapie proprement dite.

Quels que soient les travaux à effectuer, votre hypnothérapeute sélectionne l'outil approprié et, en tant que praticien qualifié, il doit pouvoir puiser dans une trousse pleine de techniques qu'il maîtrise. Après tout, il ne vous viendrait pas à l'idée de faire appel à un plombier qui n'aurait qu'une clé dans sa trousse, n'est-ce pas ?

Un plombier sait ce qui l'attend lorsqu'il franchit le seuil de votre habitation, mais il ne peut avoir une idée précise des outils à employer tant qu'il n'a pas vu votre tuyauterie. C'est exactement la même chose avec l'hypnothérapeute. Quand vous appelez pour fixer la date de votre première séance, vous indiquez forcément au thérapeute la raison pour laquelle vous souhaitez suivre une thérapie. Mais, l'hypnothérapeute ne décidera probablement des techniques à utiliser qu'une fois qu'il vous aura rencontré.

En fait, de nombreux facteurs conditionnent le choix des techniques :

- **Votre symptôme** : il est prouvé que certaines techniques fonctionnent très bien avec certains symptômes.
- **Vos objectifs** : vous souhaitez peut-être connaître la raison de l'émergence de votre symptôme ou vous n'en avez rien à faire et souhaitez simplement qu'il disparaisse. Ce que vous attendez conditionne l'emploi de certaines techniques : celles qui permettent d'explorer votre passé, de travailler sur un objectif, afin de vous réserver un avenir plus sain.
- **Votre histoire** : cela peut paraître étrange, mais votre carrière, vos passe-temps, les choses que vous aimez et celles que vous détestez peuvent donner des indices sur la meilleure technique à utiliser. Par exemple, si vous aimez le jardinage, votre thérapeute peut employer des métaphores sur le jardinage afin de vous aider à déterrer votre problème et à planter les graines saines de la solution. Cependant, si vous souffrez du rhume des foins, votre hypnothérapeute n'utilisera pas la métaphore de l'allergie afin d'éviter que vous finissiez les yeux mouillés après avoir éternué pendant toute la séance.
- **Votre parcours thérapeutique et vos goûts personnels** : vous avez peut-être déjà consulté un hypnothérapeute qui utilisait une technique que vous trouviez particulièrement efficace. Dans ce cas, faites-en part à votre hypnothérapeute. Il sera peut-être en mesure de l'employer afin de vous permettre de venir à bout de votre problème actuel. Il se peut également que vous ayez déjà été confronté à une technique que vous détestiez ou bien il en est une qui vous inquiète (la régression par exemple). Là encore, dites-le à votre thérapeute de façon à ce qu'il ne l'emploie pas. Après tout, son souhait n'est pas de vous dégoûter de la thérapie !
- **Votre système de croyances** : vous pensez peut-être que votre problème vient d'un événement survenu dans une vie antérieure. Dans ce cas, votre thérapeute envisagera le recours à une technique de régression. En revanche, si vous êtes persuadé n'avoir eu aucune vie antérieure, emprunter cette voie ne sert pas à grand-chose.

- **Les préférences de votre hypnothérapeute** : tous les thérapeutes ont leurs techniques préférées. Le choix opéré par votre hypnothérapeute s'explique peut-être simplement par le fait qu'il apprécie une technique donnée, maîtrise parfaitement son utilisation et sait qu'elle porte ses fruits.
- **La formation de votre hypnothérapeute** : à l'instar de la très grande majorité des disciplines liées à la psychothérapie, les formations à l'hypnothérapie sont variées. Par exemple, votre hypnothérapeute a peut-être été formé *via* une approche analytique selon laquelle l'identification des raisons du développement d'un symptôme fait partie intégrante de la résolution du problème. Sa formation privilégie peut-être une approche axée sur les solutions mises en œuvre et qui résout les problèmes en faisant très peu, voire pas du tout, référence au passé. Mais il peut tout aussi bien privilégier une approche éclectique, sans doute la plus prisée aujourd'hui, qui englobe un large éventail de systèmes.

Votre hypnothérapeute peut changer de techniques au fil des séances, en fonction des aspects de votre problème traités. Même si changer un joint sur un robinet est une tâche relativement simple pour un plombier, il peut être amené à se servir de plusieurs outils. Il en va de même pour l'hypnothérapeute. Quelle que soit la complexité de la mission, il est parfois nécessaire d'employer plusieurs outils.

Enfin, votre hypnothérapeute tient à utiliser une technique qui vous convient. Si vous préférez une technique précise, mais qu'il vous dit souhaiter en employer une autre, il a probablement de bonnes raisons. Soyez prêt à en parler avec lui tout en le laissant vous expliquer les motifs de son choix.

Les suggestions directes et indirectes

Le plus vieil outil figurant dans la trousse de l'hypnothérapeute est peut-être la suggestion. En termes d'hypnothérapie, une *suggestion* est un énoncé fourni lors de la transe qui indique qu'une chose va se produire. Par exemple, votre hypnothérapeute peut vous suggérer les choses suivantes :

vous perdez toutes sensations au niveau d'une main, celle-ci s'engourdit totalement ou vous vous sentez complètement détendu en vous voyant traverser un pont.

En résumé, une suggestion est un outil vous aidant à reprogrammer votre esprit afin de répondre à quelque chose d'une manière plus salutaire. Une analogie très pertinente nous vient à l'esprit en écrivant ces lignes : nous écrivons ce qui nous paraît convenir le mieux, puis nous soumettons notre mouture à nos réviseurs qui peuvent alors suggérer que tel paragraphe sonnerait mieux s'il était rédigé de telle manière. Nous écoutons leurs suggestions et procédons aux modifications appropriées si elles nous semblent pertinentes. Si nous sommes en désaccord avec les changements suggérés, nous pouvons les rejeter. Après tout, c'est notre livre et c'est nous qui décidons ! Vous pouvez ainsi considérer l'hypnothérapeute comme le réviseur de votre esprit. Son rôle est de faire des commentaires et suggestions sur la façon dont vous écrivez les chapitres de votre vie. Vous avez le choix d'accepter ou de rejeter ses suggestions. Après tout, c'est votre esprit et vous en êtes maître.

LE JARGON

Une *suggestion post-hypnotique* est une suggestion énoncée lors de la transe vous amenant à faire quelque chose ultérieurement, une fois sorti de la transe.

EXEMPLE

À une personne ayant tendance à s'empiffrer de chocolat, on peut suggérer d'apprécier la sensation de contrôle de soi lorsqu'elle voit une tablette et choisit de ne pas la manger.

Comme toute discipline de psychothérapie, l'hypnothérapie s'est développée au fil des ans, et les techniques qu'elle englobe en ont fait autant. C'est flagrant lorsque l'on observe l'utilisation des suggestions. Au début, les suggestions, formulées de manière très directe, étaient parfois qualifiées d'*autoritaires*. Après l'entrée en scène de Milton Erickson (des éléments de sa biographie figurent au chapitre 15), l'hypnothérapeute a pu utiliser une nouvelle approche : la suggestion *indirecte* ou *permissive*. Les deux approches sont toujours utilisées avec efficacité et constituent les outils de base de l'hypnothérapeute.

Formuler des suggestions directes

Une *suggestion directe* (ou *autoritaire*) donne l'instruction explicite de faire quelque chose et ne laisse aucune alternative. Par exemple, « Arrêtez immédiatement de fumer » ou « Vous n'avez pas du tout envie de manger un gâteau au chocolat écœurant ». Il s'agit vraiment d'une forme de reprogrammation.

Votre hypnothérapeute utilise généralement des suggestions directes lorsque vous essayez d'abandonner une habitude ou vous souhaitez modifier un comportement donné.

L'usage veut que les suggestions directes soient employées par des personnes habituées à recevoir ou à donner des ordres (les soldats, enseignants et policiers par exemple) et par celles ayant un esprit très logique (scientifiques, mathématiciens, joueurs d'échecs, etc.). Mais il semble que cet usage se soit perdu car, de nos jours, nombre de thérapeutes utilisent les suggestions directes avec des individus de toutes sortes. Il incombe à votre thérapeute de décider le type de suggestion (directe ou indirecte) qui vous convient le mieux.

Jadis, les suggestions directes étaient pratiquement la seule approche utilisée en hypnothérapie. Aujourd'hui, face à l'émergence de nouvelles approches qui complètent et améliorent la technique, la plupart des thérapeutes jugent restrictive l'utilisation exclusive des suggestions directes.

Emprunter des chemins détournés

Une *suggestion indirecte* (ou *permissive*) permet à votre inconscient d'explorer diverses possibilités avant de fournir une réponse. Par exemple, « Je me demande le temps qu'il te faudra pour arrêter de manger du gâteau au chocolat écœurant et commencer à apprécier la cuisine équilibrée qui te permettra de perdre du poids. » Une suggestion indirecte induit l'attente d'un changement sans le formuler explicitement. Elle permet également à votre inconscient de procéder au changement en question d'une manière vous convenant parfaitement.

Alors, pourquoi préférer cette approche à celle de la suggestion directe ? La réponse est simple. Certaines personnes jugent l'approche directe intimidante tandis que d'autres réagissent mal à l'autorité, pour des raisons qui leur appartiennent. En outre, les enfants sont généralement plus réceptifs à l'approche indirecte (voir chapitre 9). Les suggestions indirectes sont jugées moins exigeantes et apparemment plus faciles à accepter.

Cette approche indirecte peut s'avérer restrictive et de nombreux thérapeutes prônent une approche mixte.

L'approche mixte directe-indirecte

Vous en êtes à la moitié de votre séance d'hypnothérapie et vous réalisez soudain que votre thérapeute est passé aux suggestions indirectes alors qu'il avait utilisé jusqu'à présent des suggestions directes. Pourquoi donc ? Eh bien, il s'est peut-être rendu compte que vous ne réagissiez pas très bien à l'approche autoritaire. Mais, il se sert plus probablement d'une approche bipolaire pour vous aider à résoudre votre problème.

En formulant des suggestions directes, il dit explicitement ce que vous voulez entendre, vous aidant ainsi à reprogrammer votre comportement. Dans le même temps, votre inconscient a la possibilité d'étudier tout un éventail d'options, stimulé par les suggestions indirectes.

N'OUBLIEZ PAS

Même quand vous êtes en transe, vous gardez le contrôle de vous-même tout au long de la séance d'hypnothérapie. Votre inconscient continue de vous protéger en permanence. Il n'est pas possible de vous programmer pour que vous acceptiez une suggestion allant à l'encontre de votre sens moral ou éthique.

Diviser son esprit en toute sécurité grâce à la dissociation

Vous est-il déjà arrivé de penser à deux choses à la fois, de passer sur pilote automatique quand vous faisiez quelque chose, presque pas conscient de la tâche à accomplir tant vous êtes concentré sur un autre élément ? Votre esprit semble alors divisé en plusieurs parties qui semblent toutes fonctionner indépendamment de l'ensemble. C'est ce que l'on appelle la dissociation.

Voici des exemples de dissociations au quotidien :

- vous repassez en toute sécurité tout en étant complètement absorbé par l'émission de télévision que vous regardez ;
- vous parlez à un ami dans un bar bondé et bruyant et vous occultez complètement le vacarme car vous êtes concentré sur la conversation (ou vous faites abstraction de votre ami car vous vous intéressez à la conversation plus intéressante d'autres personnes !) ;
- vous conduisez votre voiture machinalement, sans avoir besoin de penser à la façon de procéder ;
- vous rêvez éveillé en classe et ne prêtez pas attention au discours barbant du professeur.

La dissociation est un phénomène naturel que vous vivez au quotidien. Il aide votre fonctionnement d'ordre général et vous permet de faire face aux difficultés. Puisque vos problèmes font partie de votre existence, il est tout à fait naturel que la dissociation ait également un rôle dans leurs naissance et persistance.

Prêter attention à ses associations

Votre esprit s'apparente à un ordinateur. Tous vos comportements et pensées constituent le programme qu'est votre vie. À l'instar de tous les programmes informatiques, votre esprit comprend de nombreuses sous-routines ayant un rôle précis dans l'adoption de certains comportements. Vous pouvez dire que lorsque ces sous-routines sont exécutées, en toute indépendance vis-à-vis du reste du programme, votre esprit est alors dissocié.

Quand vous repassez, une sous-routine (ou partie dissociée de votre esprit) vous permet de réaliser automatiquement tous les gestes liés au repassage, vous évitant ainsi de vous concentrer sur ces derniers. Le fait d'exécuter cette sous-routine libère les autres parties de votre esprit (l'équivalent du module principal du programme informatique), leur permettant ainsi de regarder la télévision, d'écouter la radio, de dresser la liste des courses ou de planifier un projet.

Comme le sait tout bon programmeur qui se respecte, un programme ne tourne pas forcément harmonieusement la première fois que vous le lancez. C'est également valable pour notre esprit. Quand vous vous trouvez dans une situation habituelle, une sous-routine de votre esprit vous permet d'y répondre de manière appropriée. Nombre de ces sous-routines sont écrites, à mesure que vous progressez dans la vie, afin d'assimiler ce que vous apprenez et vivez. Certaines s'exécutent harmonieusement, tandis que d'autres présentent des défauts (parfois graves !).

Face à une situation nouvelle, votre esprit doit immédiatement créer une nouvelle sous-routine afin de vous aider à y faire face. Il copie parfois des éléments de sous-routines existantes ou doit écrire entièrement la nouvelle, de A à Z. Quelle que soit la façon de procéder de votre esprit, le résultat est ou n'est pas satisfaisant d'emblée. Votre vie suit parfois magnifiquement son cours ou vire carrément à la catastrophe.

Même lorsque tout marche comme sur des roulettes, il est possible que la nouvelle sous-routine corrompe voire efface carrément d'anciennes sous-routines.

Prenez la naissance de la phobie de l'avion. Vous avez déjà pris l'avion plusieurs fois sans aucun problème. Votre esprit dispose d'une sous-routine qui vous permet de vous détendre une fois à bord. Mais, un jour, votre vol essuie une turbulence exceptionnelle d'intensité. Votre esprit doit créer une nouvelle sous-routine afin de vous permettre de faire face à cette situation. Une partie de ce nouveau programme, à tort ou à raison, vous fait contracter vos muscles et vous rend craintif. La prochaine fois que vous prendrez l'avion, vous vous apercevrez peut-être que cette nouvelle sous-routine a corrompu ou complètement écrasé l'ancienne et que vous ressentez désormais une bonne vieille peur !

Associer hypnose et dissociation

Comme vous l'avez maintenant probablement compris, il existe un lien très étroit entre l'hypnose et la dissociation. Pour faire simple, quand vous dissociez, vous entrez dans un état de transe qui constitue la base de l'hypnose.

La capacité à dissocier nous est donc particulièrement utile à nous autres hypnothérapeutes, car c'est un moyen d'aider les patients à entrer en transe. Mais ce n'est pas le seul avantage de la dissociation, car c'est également un outil thérapeutique très puissant.

Avoir un point de vue plus objectif

L'une des principales caractéristiques de la dissociation est de permettre de laisser les sentiments, bons et mauvais, de côté. Et alors, pourquoi est-ce important ?

Vos sentiments colorient vos expériences. Votre état d'esprit peut conditionner votre réaction face à une situation donnée, laquelle peut à son tour influer sur la façon dont votre esprit gère cette situation. La prochaine fois que vous serez confronté, voire que vous penserez, à cette situation, les sentiments que vous éprouviez sur le coup pourront ressurgir et polluer la manière dont vous la vivrez cette fois-ci. Plus ce phénomène se produira, plus vous serez susceptible de générer une réponse automatique à cette situation, sous l'influence de votre inconscient. De par son caractère automatique, il se peut que vous ne compreniez pas les raisons de la réponse apportée, voire que vous ne soyez pas capable de vous contrôler.

Par exemple, quand vous rencontrez une personne que vous aimez ou que vous y pensez, vos sentiments influent sur votre comportement. Vous avez cet air bébête et enfantin et affichez un grand sourire. De même, quand vous rencontrez une personne que vous n'aimez pas, vos sentiments façonnent également votre comportement. Vous devenez tendu, utilisez un ton agressif, prenez une posture défensive ou offensive, etc.

L'utilisation de la dissociation dans l'hypnothérapie vous permet de séparer les sentiments éprouvés de l'événement proprement dit. Vous êtes ainsi en mesure d'étudier celui-ci de manière plus objective et donc de modifier la réponse que vous apportez.

Les mots *subjectif* et *objectif* ont diverses significations. Il est donc utile d'en connaître le sens dans le domaine de l'hypnothérapie :

- **Subjectif** : vos sentiments et émotions interfèrent et influent sur la façon dont vous évaluez une situation.
- **Objectif** : vos sentiments sont mis de côté et vous pouvez évaluer une situation sans être pollué par votre opinion personnelle.

L'utilisation de la dissociation en hypnothérapie peut vous aider à percevoir votre problème de manière plus objective, sans que vos émotions n'affectent votre jugement. Importante, cette séparation vous offre une vue plus claire de ce qui se passe.

Supposons que vous soyez très stressé au travail. Les tâches à effectuer s'accumulent et vous vous sentez complètement débordé. Quand vous essayez de réfléchir aux moyens de gérer votre charge de travail, le stress fait son apparition et obscurcit votre jugement. Vous ne voyez pas comment en venir à bout et votre stress augmente. Votre hypnothérapeute peut utiliser une technique pour vous dissocier de ces sentiments, ce qui vous permet de percevoir la situation stressante comme si elle était diffusée à la télévision. Vous voyez ce qui se déroule mais sans éprouver ces affreux sentiments éprouvants. Vous considérez désormais la situation en toute objectivité. Puisque ces sentiments n'interfèrent plus avec vos pensées, vous êtes maintenant en mesure d'affecter des priorités aux différentes tâches ou d'en déléguer certaines. Vous vous apercevez qu'en vous réservant des temps de repos, vous êtes capable de travailler plus efficacement. Résultat, votre niveau de stress chute !

Se voir de l'extérieur grâce à la « dissociation par étapes »

En matière d'hypnose, il existe différentes manières d'utiliser la dissociation. Votre hypnothérapeute peut l'employer comme méthode d'induction hypnotique et comme puissant outil thérapeutique. L'une des utilisations les plus courantes pourrait être qualifiée de *dissociation par étapes*. Pour faire simple, elle consiste à se voir mentalement : se voir assis sur une chaise, se voir profiter de vacances merveilleuses, se voir en train de lire ce livre, etc.

La dissociation est utile dans diverses situations liées à l'hypnothérapie :

- **Entrer en transe** : votre hypnothérapeute peut vous demander de vous imaginer en train de sortir de votre corps ou de flotter au-dessus de celui-ci et, par exemple, de vous voir vous rendre dans l'un de vos lieux préférés. Il peut même vous demander de vous imaginer en train de sortir de votre corps et de vous voir passer les merveilleuses vacances que vous allez bientôt prendre. En d'autres termes, votre hypnothérapeute vous encourage à rêver éveillé (et sans vous faire gronder !).
- **Comme outil thérapeutique** : votre hypnothérapeute peut vous demander de visualiser une scène projetée sur un écran. Par exemple, il vous demande de vous voir en train de gérer une situation d'une manière bien précise. Étant dissocié de l'image (puisque vous la regardez), vous pouvez la percevoir plus objectivement, avec peu de sentiments indésirables, voire aucun.

La *dissociation* ne sert pas qu'à cela, loin de là ! Une autre utilisation très puissante est la *thérapie des parties* (*parts therapy* en anglais).

Ajouter la somme de ses parties : la thérapie des parties

Combien de fois vous êtes-vous déjà dit « Il y a une partie de moi qui… » ou « Je veux arrêter de… mais le rebelle qui est en moi ne me laissera jamais faire » ou « quelque chose me fait carrément dégoupiller quand… » ? Quand vous dites cela, vous admettez simplement qu'un aspect de votre esprit est responsable d'un comportement ou d'un sentiment particulier ou vous empêche de faire certaines choses. En tant qu'hypnothérapeutes, lorsque nous entendons des patients faire de telles déclarations, cela nous indique clairement la technique thérapeutique à employer : la thérapie des parties.

Avec la *thérapie des parties*, le thérapeute isole la sous-routine liée au comportement ou à une réponse émotionnelle donnée et y applique la thérapie. Concrètement, cela consiste à séparer la partie de l'esprit à l'origine du problème. Pourquoi ? Parce que c'est la partie de l'esprit devant faire l'objet d'une correction, celle qui motive votre démarche de consultation d'un thérapeute, celle à l'origine de vos tracas.

Mais, une minute ! Vous disposez également d'une partie responsable de la confiance, d'une partie qui vous permet de vous concentrer lorsque vous étudiez, d'une partie chargée de votre capacité à être courageux, etc. Vous, ou votre hypnothérapeute, pouvez également souhaiter travailler sur plusieurs parties. Par exemple, vous avez décidé d'aller voir un thérapeute en raison d'une perte de confiance en vous au volant. Votre hypnothérapeute souhaitera peut-être vous aider à vous centrer sur la partie de votre esprit responsable de votre confiance afin de la renforcer ou simplement de lui faire renouer le contact avec l'ensemble de votre esprit pour vous permettre de retrouver le plaisir de conduire (en toute sécurité !).

Communiquer et négocier avec une partie de vous

Alors, comment vous et votre thérapeute procédez-vous pour travailler sur vos différentes parties ? En un mot, vous isolez la partie incriminée pour tout simplement lui parler. Voici le processus de base :

1. **Identifiez la partie incriminée.**

   Votre hypnothérapeute peut vous demander d'identifier la partie, par exemple en vous incitant à sortir de votre corps et à flotter au-dessus ou de regarder la paume de votre main et d'imaginer que la partie en question est placée dedans. Il vous demandera peut-être de décrire à quoi ressemble cette partie. Ne vous inquiétez pas si elle a un air étrange, par exemple un morceau de charbon ou un joli petit lapin. C'est votre perception qui compte !

   En imaginant la partie ainsi, vous la dissociez, à savoir que vous la séparez du reste de votre esprit. De cette façon, vous pouvez éliminer tout sentiment indésirable qui l'accompagne.

2. **Découvrez ce que la partie essaie de faire pour vous.**

   Dans le jargon de l'hypnothérapie, on appelle cela *découvrir l'intention positive*, c'est-à-dire trouver à quoi sert cette partie dans votre vie et pourquoi elle existe.

   Le moyen le plus simple de découvrir l'intention positive est de demander à cette partie quel est son objectif et pourquoi elle agit ainsi et d'écouter ensuite ce qu'elle a à dire pour sa défense.

   Non, nous n'avons pas abandonné nos sens et sombré dans l'ésotérisme. L'objectif est de vous aider à révéler le dessein de cette petite partie de vous si agaçante. Il est intéressant de noter qu'une fois que vous découvrez le pot aux roses, vous prenez le pas sur votre symptôme et celui-ci commence à disparaître.

3. **Remerciez cette partie de ce qu'elle fait pour vous.**

   « Quoi ? La remercier ! Elle me fait souffrir depuis tout ce temps et il faudrait encore que je la remercie ? » Mais, si ! À la base, elle essayait d'agir pour votre bien. Quel que soit l'avantage en question, il a disparu depuis longtemps, mais il est important que vous conserviez un état d'esprit positif pour le restant de la procédure. Fulminer contre cette partie ne vous aidera pas à positiver, n'est-ce pas ?

4. **Négociez avec la partie afin qu'elle se fasse une joie de changer.**

   Votre hypnothérapeute peut vous suggérer d'expliquer à la partie que ce qu'elle faisait pour vous n'est plus utile. Ensuite, vous pouvez lui demander si elle souhaite changer et faire quelque chose de plus salutaire pour vous deux. Il se peut qu'elle dise « oui » immédiatement ou qu'une aide extérieure s'avère nécessaire.

   Si la partie a besoin d'aide, votre hypnothérapeute vous demandera alors de découvrir la ressource nécessaire (par exemple, plus de confiance) et de dissocier la partie de votre esprit responsable de cette ressource, comme pour l'étape 1.

   Une fois cet ajustement effectué, vous devrez fournir cette ressource à la partie dissociée, par exemple en imaginant que la ressource en question flotte vers la partie et fusionne avec elle.

5. **Transformez la partie pour qu'elle ait un rôle utile.**

   La partie a finalement accepté de changer et dispose désormais des ressources pour cela. Et maintenant ? Votre hypnothérapeute va vous demander de remercier la partie d'avoir consenti à réaliser le changement, ce qui vous permettra de conserver un état d'esprit positif. Pour renforcer ce dernier, votre hypnothérapeute vous demandera également de rendre plus agréable l'image que vous avez de la partie, par exemple en lui donnant un visage souriant, en modifiant sa couleur, l'impression qu'elle vous donne ou *via* un autre moyen.

   La partie accepte le changement et la modification de son image que vous allez entreprendre déclenche un processus inconscient lui permettant d'assumer un nouveau rôle plus fonctionnel. Ce dernier vous permet de continuer de vivre votre vie *sans* le problème qui vous avait conduit dans le cabinet de votre hypnothérapeute.

6. **Faites rentrer la partie en vous.**

   Vous en avez presque terminé ! La dernière étape consiste à faire rentrer la partie en vous. Il n'est pas bon de penser « Oh, il suffit que je balance cette partie inutile. » N'oubliez pas qu'il s'agit d'une partie de *vous !* Elle a peut-être été involontairement vilaine, perturbatrice ou que sais-je encore, mais elle a changé d'attitude et joue désormais un rôle positif et fonctionnel dans votre vie. Agissez avec vos parties errantes comme ces parents qui envoient dans leur chambre leur vilaine progéniture puis l'étreignent et la réintègrent dans la famille une fois qu'elle s'est repentie. Accueillez de nouveau vos parties et laissez-les reprendre leur place dans la famille de votre esprit.

   Pour procéder à la réintégration, votre hypnothérapeute peut vous demander d'imaginer la nouvelle partie améliorée flotter vers votre corps puis le rejoindre et devenir une partie totalement fonctionnelle de votre univers intérieur. Sinon, il se peut qu'il vous demande de la tirer vers vous avec vos mains pour l'accueillir de nouveau en vous. Quelle que soit la méthode employée, il est important que vous fassiez rentrer la partie en vous. La section suivante vous explique pourquoi.

Rassembler de nouveau toutes les parties : l'importance de la réintégration

Mais, que se passera-t-il si vous ne faites pas rentrer la partie manquante ou, comme l'aiment à le dire les hypnothérapeutes, si vous ne la réintégrez pas ? Souvenez-vous que votre esprit a été divisé et ouvert en grand. Si vous ne réintégrez pas la partie écartée, vous allez vous sentir comme défoncé, pour parler franchement. Au bout d'un moment, vous allez vous sentir de nouveau normal mais, en attendant, une chose aussi mauvaise pourrait prendre la place de la partie manquante. Alors, pourquoi prendre ce risque ? Accueillez cette partie métamorphosée à bras ouverts.

N'OUBLIEZ PAS

Si vous vous sentez un peu défoncé après une séance de dissociation, dites-le à votre hypnothérapeute. Une autre partie peut avoir été dissociée sans que vous ne vous en soyez rendu compte. Il suffit peut-être de réintégrer cette partie d'une manière très simple.

Voyager dans le temps

La musique du générique de la série télé *Docteur Who* vous viendra peut-être à l'esprit en lisant cette section. Comme pour le bon Docteur Who, qui voyage dans le temps, le temps peut jouer un rôle crucial dans votre lutte contre vos adversaires. Contrairement au docteur, vos adversaires ne sont pas les Daleks et les Cybermen (mais la section suivante sur la métaphore pourrait très bien prendre le contre-pied de cette affirmation). Vos ennemis apparaissent plutôt sous les traits de phobies, d'anxiétés, etc. Et au fait, il vaut mieux savoir que vous ne les ferez pas disparaître en vous cachant derrière votre canapé !

Votre perception du temps joue un rôle essentiel à la fois dans le développement et la persistance de vos symptômes. La façon dont vous percevez le passé, le futur, voire le temps qui passe, influe sur votre gestion des problèmes auxquels vous êtes confronté dans votre vie. Mais votre hypnothérapeute, toujours plein de ressources, dispose de toute une palette d'outils pour vous aider à modifier votre perception du temps : vous ramener dans le passé, vous projeter dans le futur ou vous aider à modifier votre perception du temps qui passe.

Retourner dans le passé : les techniques de régression

Commençons par mettre fin à un mythe : le succès de l'hypnothérapie ne passe pas obligatoirement par la régression ! Malgré ce que vous pouvez entendre, il n'est pas nécessaire d'effectuer un voyage dans le passé pour venir à bout de votre problème. La régression n'est qu'un outil parmi tous ceux qui figurent dans la trousse de l'hypnothérapeute. Il peut être très efficace s'il est utilisé correctement et au moment opportun.

Cette mise au point effectuée, parlons de ce qu'est la régression. La *régression* est simplement une technique avec laquelle votre hypnothérapeute vous fait revenir mentalement sur un événement qui s'est réellement déroulé ou que vous avez imaginé.

Les raisons de procéder à une régression

Pourquoi un hypnothérapeute envisage-t-il la régression ? Pour diverses raisons :

- **Vous souhaitez découvrir l'origine de votre symptôme**. Vous avez ce symptôme depuis longtemps, vous ne vous souvenez pas comment, pourquoi ou quand il a fait son apparition et vous souhaitez faire la lumière sur cette histoire.

  Votre thérapeute peut vous suggérer de découvrir l'origine de votre symptôme parce qu'il est persuadé que cela vous aidera beaucoup à le faire disparaître.

  Associés, plusieurs événements, modestes en apparence, ont très bien pu enfanter le symptôme dont vous souffrez aujourd'hui. Votre thérapeute peut vous suggérer de travailler séparément sur chaque élément afin d'éliminer votre symptôme.

- **Vous souhaitez modifier votre perception d'un événement passé**. Vous avez vécu un événement par le passé et, lorsque vous y repensez, cela vous perturbe :

vous vous sentez déresponsabilisé, nerveux, vous n'avez plus confiance en vous, etc. Votre hypnothérapeute peut vous faire

régresser à l'instant où l'événement s'est déroulé et vous permettre de modifier le souvenir que vous en avez ou votre réaction face à lui.

Par exemple, vous vous souvenez qu'étant enfant, vous aviez très peur d'un dentiste particulièrement bougon qui était méchant avec vous lorsque vous criiez à cause de la piqûre qu'il vous faisait. Le sentiment d'impuissance que vous éprouviez y est pour beaucoup dans la phobie du dentiste dont vous souffrez aujourd'hui. Le thérapeute peut vous faire régresser dans votre enfance. Il a la possibilité de vous permettre de vous souvenir de cet épisode, mais cette fois, vous allez être en mesure de dire franchement au dentiste ce que vous pensez de lui. Vous allez ensuite bénéficier dans le présent de ce sentiment de force retrouvé pour venir à bout d'un élément essentiel de votre phobie.

- **Vous voulez vous souvenir d'un événement passé**. Vous avez peut-être caché un bijou très précieux en lieu sûr et il est si bien dissimulé que vous ne parvenez pas à vous souvenir où vous l'avez mis !

  Vous vous êtes peut-être empêché d'éprouver une émotion liée à un événement passé tel qu'un deuil. Malheureusement, cette émotion est emprisonnée en vous et elle alimente votre symptôme actuel. Votre hypnothérapeute peut se servir d'une technique de régression pour vous permettre de revivre l'événement et faire sortir cette émotion en toute sécurité. Une fois celle-ci libérée, votre symptôme ne sera plus alimenté et finira par disparaître.

- **Vous souhaitez accéder à un sentiment agréable appartenant à votre passé**. Jusque dernièrement, vous étiez extrêmement concentré lorsque vous jouiez au tennis. Mais, votre jeu s'est récemment beaucoup dégradé pour une raison ou pour une autre. Grâce à la régression, votre hypnothérapeute va vous ramener à l'époque où votre concentration sur le court était optimale. Vous allez ainsi retrouver ce sentiment agréable, le ramener dans le présent et de nouveau en profiter.

La régression permet d'avoir un aperçu d'événements passés qui s'accompagne d'un contrôle du symptôme incriminé. Une fois le contrôle obtenu, il est relativement simple de progresser pour finalement aboutir à l'élimination du symptôme.

LE JARGON

Définitions

Il est utile de définir certains termes associés au voyage dans le passé :

- **Régression** : revenir dans le passé mais en ayant votre regard d'adulte sur les événements passés. Avec la régression, c'est comme si vous vous regardiez en train de vivre l'événement passé. C'est une forme de dissociation (voir la section « Diviser son esprit en toute sécurité grâce à la dissociation », plus haut dans ce chapitre).
- **Revivification** : revenir dans le passé et revivre un événement comme s'il se produisait maintenant. Vous perdez toute référence au présent et vous agissez et pensez comme vous le faisiez au moment de l'événement, en éprouvant les mêmes sentiments.
- **Régression dans les vies antérieures** : très intéressant ! Il s'agit de revenir dans une vie vécue avant celle qui est la vôtre actuellement.

Si vous lisez des ouvrages sur l'hypnothérapie, vous pouvez constater que les termes *régression* et *revivification* sont souvent employés de façon interchangeable. Très souvent, les auteurs ne s'embêtent pas à employer le terme « revivification » et s'en tiennent à la « régression ». Nous nous sommes souvent demandés pourquoi et nous en avons conclu que c'était dû au fait que, outre une simple paresse de la part des auteurs, « revivification » était plus difficile à écrire que « régression » !

Étudier les différentes techniques

C'est le bon moment et vous avez décidé de procéder à une régression. Comment va s'y prendre votre hypnothérapeute ? Il a plusieurs méthodes à sa disposition :

- **Vous faire revenir en arrière, année par année**. Votre hypnothérapeute peut employer une approche formelle, en procédant à un compte à rebours année par année à mesure que votre esprit retourne dans le passé.

Votre hypnothérapeute a également la possibilité d'employer une technique vous permettant de parcourir les années afin de trouver les moments ayant contribué à l'apparition de votre problème. Vous demandez à votre inconscient de lever un doigt à chaque fois qu'il identifie un événement. L'hypnothérapeute peut alors utiliser une des différentes approches pour vous transporter dans les différentes époques.

- **Laisser votre inconscient aller où il veut**. On donne pour mission à votre inconscient de vous ramener vers un événement passé impliqué dans le développement de votre problème.
- **Vous demander de vous souvenir d'un moment précis de votre passé**. Cette technique est simple et géniale. Si vous savez quand l'événement s'est déroulé et, en gros, ce qui s'est passé, votre hypnothérapeute peut tout simplement vous demander de commencer à vous souvenir de ce moment. À mesure que vous replongerez dans cet événement, votre souvenir deviendra plus précis.
- **Être créatif**. Vous, ou votre hypnothérapeute, pouvez faire preuve de créativité et vous faire régresser en vous imaginant en train de feuilleter les pages de votre biographie. Lorsque vous atteignez le chapitre

  décrivant les événements à l'origine de la naissance de votre symptôme, on peut vous demander de vous plonger dans les pages du livre et de revivre les événements en question.

  Et pour les adeptes de la science-fiction, vous pouvez toujours vous imaginer en train de retourner dans le passé à bord du Tardis, la machine à voyager dans le temps du Docteur Who !

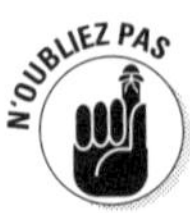

Si vous n'y tenez pas, vous n'êtes pas obligé de régresser. De toute façon, même si vous êtes d'accord, votre hypnothérapeute s'assure toujours que la régression est sans danger pour vous.

Aller dans le futur : les techniques de progression en âge

Si vous pouvez revenir mentalement dans le passé, il n'y a aucune raison que vous ne parveniez pas à vous rendre dans le futur, n'est-ce pas ? Vous vous demandez peut-être comment vous pouvez évoluer dans un futur qui, par définition, ne s'est pas encore déroulé, alors qu'il est logique d'avoir des souvenirs d'événements passés.

Eh bien, à vrai dire, vous vous projetez en avant en permanence. Quand vous commencez à penser avec envie à un événement à venir, vous voyagez mentalement dans le futur. Quand vous planifiez un événement ou prenez rendez-vous, vous vous projetez dans le futur. Votre hypnothérapeute peut se servir de cette faculté dans son arsenal pour vous aider à venir à bout de vos symptômes.

Votre esprit est orienté vers des objectifs (les objectifs sont traités dans le chapitre 3). Cela signifie que vous vous préparez, consciemment ou non, à accomplir des choses, bonnes ou mauvaises !

Lorsque vous pensez à un futur événement, votre esprit imagine toujours différents scénarios et crée par exemple des images prédisant pratiquement votre apparence ou comportement. Vous donnez également naissance à toutes sortes d'affirmations personnelles décrivant votre attitude lors de cet événement. En réalité, vous vous fixez des objectifs influant sur l'approche que vous avez de l'événement car ils modifient légèrement vos sentiments et comportements.

LE JARGON

Les *affirmations personnelles* sont ces petites choses que nous nous disons et qui confirment notre attitude face à un événement, une personne ou une situation. Elles peuvent être positives, par exemple « Je peux le faire » ou « J'aime ça », ou négatives, par exemple « Je ne suis pas capable de le faire » ou « Je suis gros. »

EXEMPLE

Par exemple, si l'exposé que vous devez faire très prochainement vous fait peur, la façon dont vous le voyez se dérouler conditionne vos sentiments actuels. Vous vous imaginez peut-être nerveux, en train de bafouiller et de paniquer. Cette vision vous rend anxieux et influe peut-être sur votre comportement. Par exemple, vous devenez cassant avec votre entourage. En outre, vos affirmations personnelles sont négatives : « Mon exposé va être lamentable » ou « Je vais être extrêmement nerveux quand je serai sur l'estrade. » Le moment venu, il est très probable que vous viviez l'expérience négative que vous aviez visualisée. Vous aurez ainsi atteint votre objectif négatif.

En revanche, si vous pensez à votre exposé de façon plus optimiste, vous allez créer des objectifs positifs. Vous pouvez vous imaginer en train de vous diriger vers l'estrade d'un pas confiant et de faire votre exposé avec une excellente élocution. Les affirmations personnelles que vous créez sont positives : « Je vais être bon » ou « J'aurai confiance en moi une fois sur l'estrade. » Vous vous sentez bien avant et, une fois sur l'estrade, vous serez performant car vous vous serez concentré sur un objectif positif qui a légèrement modifié vos sentiments et comportements de manière bénéfique.

Votre hypnothérapeute peut se servir de façon très salutaire de cette technique de projection dans l'avenir et vous aider à créer des images très claires du résultat que vous voulez obtenir. Ainsi, vous démantelez les objectifs négatifs inconsciemment mis en place et qui faisaient persister votre symptôme. En changeant votre vision de l'avenir, vous modifiez les sentiments et comportements négatifs qui sont les vôtres actuellement et vous commencez à avancer consciemment et inconsciemment vers ce nouvel objectif positif.

Mais comment votre hypnothérapeute vous envoie-t-il dans le futur ? C'est très simple ! Il emploie une technique de régression (présentée dans la section précédente, intitulée « Retourner dans le passé : les techniques de régression »), mais en vous envoyant dans la direction opposée. Au lieu de laisser votre inconscient décider de retourner vers un élément du passé, il le laisse décider du point à rejoindre dans le futur.

LE JARGON

On emploie souvent le terme de *pseudo-orientation dans le temps* pour parler des techniques de progression en âge.

Modifier le temps : les techniques de distorsion du temps

« Nous préparons le déploiement du simulateur de déphasage afin de déformer le *continuum* espace-temps ! » Euh, non, ça ne marche pas comme ça, mais c'est vrai que ce serait amusant. Par distorsion du temps, nous n'entendons pas la modification du temps proprement dit (ça, c'est du domaine de la science-fiction), mais la perception qu'ont les êtres humains du temps qui passe.

Il existe deux types de temps :

- **Le temps universel** : il est constant et n'est pas affecté par notre opinion ou nos pensées car il est déterminé par un instrument tel qu'une horloge (à moins que vous ne disposiez d'un simulateur de déphasage !).
- **Le temps subjectif** : il s'agit de votre perception personnelle du temps qui passe, influencée par votre ressenti et donc variable.

Alors, pourquoi votre hypnothérapeute souhaite vous aider à modifier votre temps subjectif ? Parce que le temps subjectif influe sur ce que vous pensez de quelque chose et vice versa.

Le temps vous semble parfois filer quand vous appréciez quelque chose et traîner en longueur quand vous vous barbez (nous espérons que vous ne le voyez pas passer en lisant ce livre). Le plaisir et l'ennui ne sont pas les seuls facteurs susceptibles d'affecter votre perception du temps qui passe. De nombreux sentiments et émotions (l'anxiété, la dépression, la douleur, la tristesse, le stress, l'allégresse, l'intérêt) et les effets associés conditionnent votre perception des situations et événements de votre vie.

Si votre hypnothérapeute décide d'employer une technique de distorsion du temps avec vous, il rappellera sans doute à votre souvenir, une fois que vous serez en transe, des épisodes heureux de votre passé au cours desquels le temps semblait accélérer ou ralentir. Il associera ensuite ces expériences à l'événement pour lequel vous souhaitez modifier votre perception en procédant à des suggestions directes.

Prenez le joueur de tennis qui a le sentiment de ne jamais avoir assez de temps pour bien se placer et la personne atteinte d'une phobie de l'avion pour laquelle une heure de vol en paraît dix. Dans ces deux exemples, le temps manipule les sentiments. Pour le joueur de tennis, la perception du temps qui passe est tellement source d'anxiété et de stress qu'elle nuit à son jeu. Pour le phobique de l'avion, la lenteur avec laquelle le temps passe renforce son sentiment de peur. Avec l'hypnothérapie, on peut suggérer au joueur de tennis que le temps ralentit lorsqu'il va sur la balle, comme c'était le cas lorsqu'il attendait le moment de partir pour des vacances de rêve. Ainsi, il dispose de tout le temps dont il a besoin pour bien se placer avant d'exécuter ses coups. En modifiant sa perception du temps, ses sentiments changent également et sa frappe de balle s'améliore. Concernant le phobique de l'avion, on peut lui suggérer qu'à peine installé à bord, le temps passe à toute vitesse comme lorsqu'il avait ces merveilleux cadeaux à Noël étant enfant. Cela l'incite à avoir l'impression que chaque minute du vol passe en une seconde et qu'il aura atteint sa destination avant d'avoir dit ouf. Le fait de réduire sa perception du temps contribue à éliminer sa peur et lui permet d'être plus à l'aise pendant le vol.

Les techniques de distorsion du temps modifient votre *perception* d'événements passés et à venir ainsi que la façon dont vous ressentez le temps qui passe. Vous avez des souvenirs d'événements qui ont eu lieu et des espoirs concernant ce qui va arriver. En travaillant sur ces souvenirs et espoirs, vous pouvez changer de manière positive votre façon de vivre l'instant présent.

Étudier d'autres techniques couramment utilisées

Jusqu'à présent, nous avons parlé des principaux outils de l'hypnothérapeute, mais cela ne signifie pas que ce sont les seuls à figurer dans sa trousse. Loin de là. Votre hypnothérapeute a plein d'autres outils à sa disposition, certains plus connus que d'autres. Les sections suivantes passent en revue les plus couramment employés.

Visualiser, imaginer ou simuler le changement

Le changement intervenant toujours d'abord dans votre esprit, votre hypnothérapeute peut vous suggérer de « visualiser, imaginer ou simuler » le plaisir éprouvé face au changement souhaité. Si vous voulez aborder l'examen à venir avec confiance, il peut vous demander de vous imaginer parfaitement reposé, minutieusement préparé et désireux de faire jaillir les réponses de votre esprit pour les coucher sur le papier ! Tout le monde ou presque a la faculté de visualiser, d'imaginer ou de simuler. Tous ces systèmes de représentation permettent d'atteindre un objectif.

Le *système de représentation* décrit la façon d'utiliser ses sens pour matérialiser des choses dans son esprit.

Quand vous pensez, vous n'utilisez pas que des mots. La pensée est une expérience créative qui mobilise vos cinq sens : la vue, l'ouïe, le toucher, le goût et l'odorat. Votre esprit se sert de ces sens pour développer et améliorer le processus de pensée :

- **La vue** : quand vous pensez, vous voyez des images.
- **L'ouïe** : quand vous pensez, vous entendez des sons.
- **Le toucher** : quand vous pensez, vous avez des sensations.
- **Le goût** : quand vous pensez, vous ressentez des goûts.
- **L'odorat** : quand vous pensez, vous sentez des odeurs.

La plupart des gens ont donc un système de représentation primaire qui privilégie un sens (généralement, la vue, l'ouïe ou le toucher). Ils sollicitent donc moins les quatre autres, leurs systèmes de représentation secondaires. Cela ne signifie pas que vous utilisez un seul système. Par exemple, si on demande d'imaginer un beau jardin, certaines personnes le voient très clairement dans leur esprit (le système primaire est visuel), mais ils sont également capables d'entendre les oiseaux et les abeilles (le système secondaire est auditif). Ces systèmes de représentation colorent vos pensées et vous aident à leur donner un sens et à les matérialiser.

Essayez de penser à votre meilleur ami.

- Comment savez-vous que vous pensez à votre meilleur ami ?
- Quels éléments vous venant à l'esprit vous indiquent à qui vous pensez ?

Quelles que soient vos réponses, elles prouvent que vous êtes capable de visualiser ou d'imaginer ! Vous vous représentez mentalement votre meilleur ami.

Ce processus est utilisé de diverses manières en hypnothérapie. Il est systématiquement employé par les techniques de régression en âge et de progression en âge (voir la section « Voyager dans le temps », plus haut dans ce chapitre) car vous devez vous imaginer dans le passé ou dans le futur. On peut également vous demander de visualiser et d'engager la conversation avec un sage qui a les réponses à toutes vos questions ou de simuler l'arrachage de mauvaises herbes dans un beau jardin, cette action représentant l'élimination de votre problème.

Cette sollicitation de votre esprit est un outil puissant vous permettant de vous représenter en détail tout ce que votre hypnothérapeute vous demande de faire. Vous vous apercevrez que cette technique tient une place de choix dans sa trousse à outils.

Apprendre à oublier

Que nous apprêtions-nous à dire sur l'oubli ? Nous avons oublié ! Bon, d'accord, cette blague est vieille comme le monde. Mais votre faculté d'oublier les choses peut jouer un rôle primordial dans votre thérapie. Votre manière de vous souvenir de votre passé peut polluer la façon dont vous allez vivre de futurs événements similaires.

EXEMPLE

Une personne devant subir régulièrement un examen médical douloureux se souvient de la douleur ressentie par le passé. Ce souvenir conditionne la façon dont elle pense aux examens programmés et elle prédit qu'ils seront tout aussi pénibles voire plus que les précédents. Résultat, elle vivra le prochain examen comme un événement désagréable et douloureux !

Cependant, si elle parvient à oublier la douleur passée, elle ne se préparera pas forcément d'une manière négative et pourra vivre le prochain examen avec moins de désagréments.

Si votre hypnothérapeute décide qu'il vous serait utile d'oublier quelque chose, pour ce faire, il vous suggérera probablement de l'oublier. Comme vous affichez la motivation nécessaire pour y parvenir, votre inconscient consent que cela se produise. C'est comme si vous appuyiez sur le bouton Supprimer de la partie concernée de votre mémoire. En fait, votre hypnothérapeute peut vous demander de vous imaginer en train de faire cela.

Il se peut que vous souhaitiez oublier un événement précis de votre passé. S'attaquer aux émotions liées à ce souvenir est bien plus sain que d'oublier l'événement dans son intégralité. Ce faisant, vous pouvez vous remémorer ce souvenir sans ressentir aucune douleur ou subir de désagréments. Même si vous oubliez consciemment l'événement, vos émotions le concernant demeurent ancrées dans votre inconscient, en train de couver et peut-être prêtes à donner naissance à une nouvelle série de symptômes.

L'oubli peut également se manifester lorsque vous sortez de transe et n'êtes pas capable de vous souvenir de ce qui s'est passé pendant la séance. Voici des causes possibles :

- c'est une réponse naturelle après avoir été plongé dans une transe très profonde ;
- votre hypnothérapeute vous a demandé d'oublier ce qui s'est passé pendant la transe.

Il peut vous sembler bizarre que votre hypnothérapeute vous demande d'oublier des événements liés à la transe. Vous êtes en droit de vous demander s'il essaie de vous cacher quelque chose. La réponse est non. Si vous êtes une personne qui, à peine sortie de transe, commence à analyser tout ce qui s'est passé pendant, votre hypnothérapeute n'a pas envie que vous annuliez tous les bienfaits de la séance.

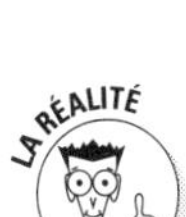

Même s'il est probable que vous oubliiez tout ce qui vous a été suggéré d'oublier, vos souvenirs finiront par revenir, mais votre perception de ces souvenirs sera alors beaucoup plus positive.

On ne peut pas vous obliger à oublier une chose que vous ne souhaitez pas oublier. Si vous avez établi un bon rapport avec votre thérapeute, vous êtes motivé pour oublier un événement parce que vous savez que cela va vous aider à atteindre l'objectif fixé en début de thérapie. Résultat, votre inconscient sera dans de bien meilleures dispositions pour vous permettre de chasser l'événement de votre esprit.

Remplacer un souvenir

Si vous pouvez oublier quelque chose, vous pouvez combler le vide laissé dans votre mémoire par autre chose, n'est-ce pas ? Tout à fait. Vous avez la faculté de modifier la façon dont vous vous remémorez les événements passés.

Si vous demandez à un groupe de personnes de se souvenir d'un événement dont elles ont toutes été témoins, vous obtiendrez autant de versions de l'histoire qu'il y a de personnes dans le groupe. Ce n'est pas en raison de leur inattention et de leur incapacité à bien se souvenir des choses, mais cela tient au fonctionnement de la mémoire.

Lorsqu'un signal de télévision numérique est envoyé, seules les parties importantes sont transmises. C'est le téléviseur qui comble les espaces manquants et crée une représentation de l'image. Votre mémoire s'apparente un peu aux signaux de télévision numériques. Très peu de personnes ont des souvenirs complets à 100 %. Cela signifie que la plupart d'entre nous stockent uniquement des fragments d'un souvenir. Lorsque vous vous remémorez un souvenir, vous récupérez simplement les parties stockées dans votre cerveau. Ce dernier se comporte un peu comme un téléviseur et rajoute les parties manquantes du puzzle afin que votre souvenir soit relativement précis.

Votre hypnothérapeute peut exploiter cette capacité de votre cerveau à recréer des fragments de souvenir pour résoudre votre problème. En prenant le souvenir original et en mettant de côté certains éléments, votre thérapeute dispose d'une toile de fond, support qui vous aide à créer un souvenir plus acceptable grâce à la suggestion et à la visualisation. Ne vous inquiétez pas, votre thérapeute ne modifiera pas votre souvenir pour faire comme il l'entend. Il discutera au préalable de la procédure avec vous et vous demandera ce dont vous souhaitez vous souvenir, à savoir l'image qu'il vous aide à peindre sur la toile.

Remplacez un vieux souvenir par un autre entièrement neuf est très difficile. Cette technique fonctionne le mieux quand il s'agit de modifier légèrement un vieux souvenir.

Une personne ayant la phobie de l'avion, à la suite de grosses turbulences vécues lors d'un vol, peut souhaiter modifier le souvenir de ce vol et se revoir calme, détendue et maîtrisant la situation. Cela va avoir des répercussions sur le présent et l'aider à se sentir à l'aise lorsqu'elle prend l'avion, car la référence négative au souvenir original ne vient plus polluer ses nouvelles expériences dans les airs.

Il est probable que vous conserviez le souvenir original une fois le remplacement opéré. Mais, dans la mesure où vous l'aurez retourné dans votre tête de manière positive, votre perception de ce souvenir aura radicalement changé.

Le remplacement de souvenirs ne se fait qu'avec votre consentement. On ne va jamais contre votre volonté.

Raconter des histoires

Écouter des histoires est peut-être la plus vieille forme d'apprentissage. Vous enseignez à vos enfants d'importantes vérités sociales et morales à travers les contes de fées et les histoires issues de textes religieux que vous leur racontez. En grandissant, vous apprenez d'autres vérités via les histoires racontées dans les journaux (humm, des vérités ?), les magazines, les livres, à la télévision et dans les films.

Ingénieuse, la communauté des psychothérapeutes a admis que les histoires offrent une méthode d'apprentissage indirecte et commencé à utiliser le concept dans ses diverses disciplines dont l'hypnothérapie. En prêtant attention à l'histoire, la personne crée des associations entre son contenu et des éléments déjà stockés dans son esprit. Cela l'aide à façonner et à modifier ses perceptions et sa façon, optimiste et pessimiste, de voir le monde en général, en fonction de l'histoire.

Ainsi, une histoire positive peut être utilisée dans le cadre d'une thérapie pour vous aider à résoudre vos problèmes.

En psychothérapie, une histoire correspondant à une chose importante pour la personne qui l'écoute s'appelle une *métaphore*.

Votre hypnothérapeute peut se servir d'une métaphore lorsque vous êtes ou non en transe hypnotique. Il peut vous raconter une histoire ou vous relater la façon dont un de ses patients a traité un symptôme similaire au vôtre. Votre thérapeute peut vous livrer plusieurs métaphores en même temps, imbriquées les unes dans les autres, afin de vous offrir plusieurs moyens de venir à bout de votre symptôme.

Votre thérapeute peut également utiliser une métaphore pour créer une représentation métaphorique de quelque chose. Par exemple, pour une personne souffrant d'éjaculation précoce, un thérapeute peut employer une version de la métaphore suivante :

> « *Vous vous souvenez peut-être qu'étant enfant, il vous arrivait d'avoir faim, très envie de manger. Vous vous précipitiez à table et engloutissiez votre assiette, ne pensant qu'à satisfaire instantanément votre faim. Mais aujourd'hui, en tant qu'adulte, vous appréciez différemment la faim. Vous vous mettez calmement à table, vous regardez le festin servi, vous faites des compliments au cuisinier avant de commencer à manger. Vous pouvez lentement satisfaire votre faim en savourant chaque bouchée, en faisant des pauses de temps en temps, afin d'apprécier les saveurs et arômes des mets délicatement préparés à votre intention. Lentement, progressivement, vous prolongez votre plaisir et le plaisir des autres convives en apprenant à apprécier et à contrôler, de manière adulte, la satisfaction de votre faim.* »

Le message contenu dans cette métaphore est de mieux apprécier sa ou son partenaire en ralentissant et en prenant son temps pendant l'amour. Dans le même temps, il est ici conseillé d'adopter une approche plus adulte des rapports sexuels.

Les métaphores peuvent être littéralement disséminées tout au long de vos séances d'hypnothérapie (et nous en avons joyeusement semé dans tout cet ouvrage !). Elles peuvent vous inspirer car elles racontent des histoires sur des personnes ayant surmonté l'adversité, vous aider à comprendre quelque chose (comme nous l'avons fait au début de ce chapitre en comparant l'esprit à une tuyauterie), vous responsabiliser en vous incitant à imaginer, par exemple, que votre système immunitaire est un stimulateur de déphasage pulvérisant les cellules cancéreuses. Les métaphores peuvent vous aider à surmonter tout un éventail de difficultés et de sujets d'inquiétude. Quelle que soit la façon dont elles sont employées, elles constituent une forme de thérapie douce et efficace.

Chapitre 3

Se préparer à l'hypnothérapie

Dans ce chapitre :

- Définir son problème
- Fixer l'objectif de la thérapie
- Être raisonnable en matière d'attentes
- Se préparer à la séance d'hypnothérapie

Vous vous êtes enfin décidé à consulter un hypnothérapeute pour résoudre ce problème qui vous embête depuis si longtemps. Rien de plus simple : vous appelez pour prendre rendez-vous puis vous filez voir votre hypnothérapeute au jour et à l'heure indiqués, sans avoir à trop vous soucier des raisons pour lesquelles vous vous rendez dans son cabinet. Après tout, il va tout arranger, n'est-ce pas ? Bon, soyons réalistes. De nombreuses personnes abordent l'hypnothérapie de cette manière, mais, puisque vous souhaitez tirer le meilleur parti de séances qui vous coûtent assez cher, un peu de préparation et d'anticipation vous feront le plus grand bien. Ah, au fait, si vous êtes persuadé que votre thérapeute va se charger de tout à votre place, vous feriez mieux d'aller tout de suite au chapitre 12, qui décrit une séance type d'hypnothérapie.

Garder à l'esprit l'unicité de sa personne

La préparation a son importance. En fait, le premier objectif que vous pouvez vous fixer avant votre séance est de préparer des informations utiles. Votre hypnothérapeute souhaitera en savoir un maximum sur la façon dont vous vivez votre problème. Et, comme l'hypnothérapie repose sur l'obtention de réponses et la création et mise en œuvre de solutions, le praticien doit savoir ce que vous attendez de la thérapie. Les réponses peuvent sembler évidentes : « Je vis mon problème comme tout le monde » et « Je veux me débarrasser complètement de mon problème. » Votre thérapeute pourra répondre sans conviction mais avec compassion « Vraiment ? » Il affichera ce scepticisme car, bien qu'il ait sans nul doute traité de nombreuses personnes souffrant du même symptôme que vous, chacun vit son problème à sa façon. À chacun son rapport à la cigarette, sa façon de se ronger les ongles, de réagir à la vue d'une araignée. Par exemple, si vous et votre meilleur ami avez peur des araignées, vous vivez différemment votre phobie. Il se peut que vous restiez figé sur place quand vous en voyez une, tandis que votre ami s'enfuie peut-être de la pièce en hurlant. Vous n'avez peut-être pas peur des petites araignées alors que votre ami se met à trembler comme une feuille quand il en voit passer une à toute vitesse.

Vous retrouvez également cette unicité dans l'attente des gens en matière de thérapie. Concernant la phobie des araignées par exemple, vous souhaitez être capable d'en faire monter une sur un papier pour la jeter par la fenêtre alors que votre ami voudra simplement avoir le courage de l'ignorer et de la laisser vivre sa vie de misérable petite bête.

En fait, votre objectif thérapeutique est aussi personnel que votre réponse au problème pour lequel vous consultez. Voici des facteurs qui vous aideront à façonner votre objectif :

- **Votre personnalité et votre attitude** : êtes-vous optimiste ou pessimiste ? Si vous êtes du genre optimiste, vous pourriez fort bien vous fixer un objectif qu'un pessimiste considérerait comme impossible à atteindre. Si vous êtes plutôt pessimiste, un optimiste pourrait juger que votre objectif manque d'ambition.

  Si vous êtes du genre fonceur, vous croyez peut-être pouvoir décrocher la lune et êtes donc plus susceptible de vous fixer un objectif beaucoup plus élevé qu'un individu ayant l'habitude de prendre beaucoup de précautions.

- **Vos autres objectifs** : avez-vous d'autres buts dans la vie qui pourraient influer sur votre objectif thérapeutique ? Par exemple, vous avez la phobie de l'avion et votre but suprême est de partir en vacances à l'autre bout du monde. Vu votre envie de vacances, votre objectif thérapeutique doit être de vous sentir à l'aise à bord d'un avion. Mais, si votre but suprême est d'être capable de rencontrer des amis, de la famille ou des collègues de travail dans un aéroport, votre objectif thérapeutique devra alors être de vous sentir bien dans un environnement aéroportuaire sans pour autant monter à bord d'un avion.

Quel que soit votre objectif, pour que votre thérapie porte ses fruits, il est particulièrement important que votre hypnothérapeute dispose de tous les tenants et aboutissants directement liés à votre problème et à votre objectif thérapeutique.

Identifier son problème

Pourquoi allez-vous voir un hypnothérapeute ? Est-ce pour une raison particulière ou pour quelque chose que vous ne pouvez pas vraiment définir ? Plusieurs raisons peuvent vous avoir poussé à prendre le taureau par les cornes et à mettre de l'ordre dans votre vie. Quelle que soit la raison, nous vous conseillons de réfléchir à quelques points avant d'aller à votre premier rendez-vous.

Bien sûr, vous n'avez peut-être pas les réponses à toutes les questions posées dans les sous-sections suivantes. Ne vous en faites pas. L'essentiel est de réfléchir au(x) problème(s) et de les avoir clairement à l'esprit. Ce faisant, vous gagnerez du temps et accélérerez le processus thérapeutique. Le simple fait de penser à vos problèmes constitue un premier pas vers leur résolution.

Écrivez vos réflexions et réponses aux questions des sous-sections suivantes. Le fait de les mettre par écrit peut vous aider à avoir un regard plus objectif et à voir votre problème sous un autre angle. Votre thérapeute appréciera vraiment vos efforts et vos notes constitueront à la fois un point de référence très utile et un support de discussion. En outre, tout le processus s'en trouvera accéléré.

« Je ne suis pas certain de bien connaître mon problème »

L'incapacité à mettre le doigt sur le problème est plus courante que vous ne le pensez. Nombre de personnes savent que des problèmes leur pourrissent la vie mais sans être vraiment capables de les décrire précisément.

Pas d'inquiétude, votre hypnothérapeute est là pour vous aider. Grâce aux questions et au travail effectué sous transe hypnotique, vous serez en mesure de définir ensemble et avec précision la nature de votre problème.

Pour favoriser la réussite du processus, réfléchissez aux questions suivantes avant votre première séance :

- **Qu'y a-t-il de pénible dans votre vie ?** Si vous deviez donner une brève définition de votre vie, quelle serait-elle ?
- **En quoi cela touche-t-il votre vie ?** Réfléchissez à votre vie au quotidien. Quel est l'impact sur votre vie de famille ? Votre vie professionnelle ? Votre vie sociale ? Cela vous empêche-t-il de faire ce que vous voulez et d'aller où vous voulez ?
- **Quelles sont vos pensées tout au long de la journée ?** Quelles sont ces petites pensées obsédantes qui semblent constamment vous freiner ? Quand vous dénigrez-vous ? Que vous dites-vous au travail, à la maison et en société ?
- **Quels sont les éléments satisfaisants de votre vie ?** Il n'est pas sain de se focaliser uniquement sur les aspects négatifs. Pensez donc aux choses positives qui vous arrivent. C'est essentiel pour que vous ayez conscience que vos problèmes ne polluent pas constamment votre vie.
- **Quand avez-vous commencé à ressentir cela ?** Que se passait-il dans votre vie au moment de l'apparition de votre problème ?

En répondant à ces questions et avec l'aide de votre hypnothérapeute, vous serez en mesure de matérialiser votre problème et donc de travailler dessus.

« Je connais mon problème mais je ne suis pas capable de le résoudre »

Vous savez peut-être parfaitement quel est votre problème, mais sa résolution est source de frustration pour vous. Vous savez qu'il existe une solution, mais vous ne voyez pas comment vous y prendre pour vous en débarrasser. Dans ce cas, posez-vous les questions suivantes avant de consulter un hypnothérapeute :

- **Quelles solutions avez-vous déjà tenté de mettre en œuvre ?** Pourquoi les avez-vous choisies ?
- **Quelles solutions ont présenté quelques effets bénéfiques et quelles autres ont carrément conduit au désastre ?** À quoi sont dues ces différences de résultat ?
- **Pourquoi une solution que vous estimiez efficace n'a soudain plus marché ?** Qu'est-ce qui a fait réapparaître le problème ? Comment avez-vous réagi à cela ?
- **Quelle opinion avez-vous de la résolution de ce problème ?** Quand vous pensez à la résolution de votre problème, qu'est-ce qui vous vient à l'esprit ? À quoi vous attendez-vous ? Que vous dites-vous ?

« Je n'ai pas qu'un seul problème »

Il n'est pas rare d'avoir plusieurs problèmes. Posez-vous les questions suivantes avant de suivre une thérapie :

- **Vos problèmes sont-ils liés ?** Existe-t-il des liens entre vos problèmes ou sont-ils tous indépendants ?
- **Quand vos problèmes ont-ils commencé à devenir gênants ?** Avez-vous toujours connu ces problèmes ou sont-ils apparus avec d'autres ?

Parler de son problème

Pour tirer le meilleur parti de vos séances d'hypnothérapie, vous devez indiquer à votre hypnothérapeute la raison pour laquelle vous faites appel à lui. Vous avez un ou plusieurs problèmes ? Quel que soit leur nombre, vous devez dire à votre hypnothérapeute de quoi il s'agit.

Autre chose utile à faire : fournir à votre hypnothérapeute un maximum d'informations sur votre ou vos problèmes. Cette démarche favorise le bon déroulement de la thérapie. Les sections suivantes vont vous aider à y parvenir.

L'hypnothérapie n'a rien de magique. Un hypnothérapeute ne va pas résoudre vos problèmes d'un coup de baguette magique. Vous devez aussi y mettre du vôtre, en commençant par exemple par bien préparer votre séance.

Classer ses problèmes par ordre d'importance

Procédez par ordre ! Vous ne pouvez pas tout faire en même temps. Quels que soient le talent de votre hypnothérapeute et votre motivation, vous devez choisir ce sur quoi vous souhaitez travailler et l'ordre dans lequel vous allez procéder. Bien entendu, si vous n'avez qu'un problème, les choses sont simples. Mais, si vos problèmes sont multiples, quelques décisions s'imposent.

Pourquoi ne pas faire tout d'un coup ? La réponse est simple. En essayant de tout faire en même temps, vous allez nuire à l'efficacité de la thérapie. Il est préférable de se pencher sur un problème à la fois car cela vous permet, à vous et à votre hypnothérapeute, d'orienter vos efforts dans une direction bien précise et de multiplier ainsi vos chances de succès. Bien entendu, si vos problèmes sont liés, par exemple si vous souffrez de stress et d'un problème de poids dû à une compensation par la nourriture, s'atteler à résoudre un problème a des répercussions positives sur l'autre.

Alors, par où commencer ? Posez-vous d'abord les questions suivantes :

- **Quel problème souhaitez-vous le plus résoudre ?** Parmi l'ensemble de vos problèmes, quel est le plus important à éradiquer ?
- **Souhaitez-vous foncer tête baissée et vous atteler à résoudre le problème le plus important ?** C'est tentant, mais est-ce une bonne stratégie ? Essayez-vous d'en faire trop et trop tôt ? Que ressentirez-vous si les choses ne se déroulent pas comme vous l'aviez prévu ?

TRUC

- **Voulez-vous commencer par une chose simple et vous intéresser ensuite aux problèmes plus complexes ?** Le succès obtenu dans un domaine de la thérapie conduit souvent à la réussite dans un autre domaine. Il est peut-être préférable de s'attaquer d'abord aux problèmes simples. Une fois le premier problème résolu, votre confiance dans votre capacité à changer va se renforcer. Il en résultera une augmentation des probabilités de réussite avec les autres problèmes.
- **Parmi vos problèmes, quel est celui que vous estimez être le plus à même de résoudre ?**

Après avoir réfléchi à ces questions et parlé avec votre thérapeute des priorités à mettre en place, vous disposerez d'un plan d'action thérapeutique qui répond parfaitement à vos besoins et vous offre des chances de succès maximales.

Fournir un maximum d'informations

Votre hypnothérapeute ne peut œuvrer qu'à partir des informations que vous lui donnez, et toute votre thérapie repose sur ces éléments. Contrairement aux idées reçues, votre hypnothérapeute ne lit pas dans les pensées. Il est donc essentiel que vous lui fournissiez le plus d'informations possible sur votre problème et votre objectif thérapeutiques. Votre thérapeute peut bien entendu vous aider en posant de nombreuses questions pendant que vous révélez vos antécédents (voir chapitre 12), mais, l'un et l'autre, gardez bien une chose à l'esprit : ne laissez pas la part belle aux suppositions. Elles sont une source d'erreurs qui augmentent les risques de voir la thérapie échouer. Par conséquent, pour éviter au maximum les désenchantements, fournissez à votre thérapeute les réponses aux questions suivantes :

- **Quand est apparu votre problème ?** À quel moment avez-vous pris conscience de votre problème ?
- **Quand votre problème a-t-il commencé à devenir gênant pour vous ?** Votre problème était-il gérable dans un premier temps pour devenir ensuite difficile à vivre ? À quoi est-ce dû selon vous ?

- **Que se passait-il dans votre vie lorsque votre problème est apparu ?** Étiez-vous en train de vivre des changements dans votre vie lorsque le problème est apparu ou devenu vraiment gênant ?
- **Quelles sont les répercussions de votre problème sur votre vie ?** Comment votre problème se manifeste-t-il au quotidien ? Que vous empêche-t-il de faire ? Quelles choses inutiles vous incite-t-il à faire ?
- **Quelles sont les répercussions de votre problème sur la vie de votre entourage ?** Votre problème affecte-t-il vos collègues de travail, votre famille ou vos connaissances ? Si oui, quels sont les effets de cette nuisance ?
- **Qu'est-ce qui fait empirer votre problème ?** Avez-vous remarqué des situations dans lesquelles votre problème s'est aggravé ? Si oui, que se passait-il dans votre vie à ce moment-là ?
- **Qu'est-ce qui atténue votre problème ?** Avez-vous remarqué des situations dans lesquelles une amélioration était manifeste ? Si oui, que se passait-il dans votre vie à ce moment-là ?
- **Quels sentiments et émotions peuvent vous aider à résoudre votre problème ?** De quels outils psychologiques avez-vous besoin pour vous aider (par exemple plus de confiance, une meilleure concentration, etc.) ?
- **Comment saurez-vous que votre problème a disparu ?** Quels changements dans votre vie vous montreront (et montreront peut-être aux autres) que vous avez résolu votre problème ?
- **Comment souhaitez-vous être une fois votre problème résolu ?** Quels actes souhaitez-vous effectuer et quels pensées et sentiments souhaitez-vous afficher une fois votre problème résolu ?
- **À quel point tenez-vous à résoudre votre problème ?** Quels efforts êtes-vous prêt à fournir pour parvenir à vos fins ?

En fournissant un maximum d'informations claires, vous offrez des bases solides sur lesquelles faire reposer le processus de changement.

Se fixer des objectifs SMART et vérifier sa motivation

Réfléchir au problème et le définir ne vous conduisent qu'à mi-chemin du parcours vers sa résolution. Vous n'allez probablement pas voir votre hypnothérapeute simplement pour parler de votre problème, mais aussi pour qu'il vous aide à trouver une solution. Il vous faut prendre en compte votre motivation pour suivre une thérapie ainsi que réfléchir au résultat que vous souhaitez obtenir. S'il est important de bien identifier votre problème, il est tout aussi essentiel de fixer avec précision votre objectif thérapeutique car vous ne tenez bien sûr pas à récolter des fruits que vous ne souhaitiez pas au départ !

Il ne suffit pas de penser « Oh, je veux simplement me débarrasser de mon problème ! ». Que vous le vouliez ou non, votre problème fait désormais partie de votre vie, probablement pour un bon bout de temps. Se contenter de faire disparaître un problème peut générer un vide, mais la nature a horreur du vide et essaiera toujours de le combler. La nature étant ce qu'elle est, avec son sens de l'humour plein de malice, souvent, elle comble malheureusement ce vide avec une chose pire que celle occupant auparavant la place vacante. Cela signifie que si vous envisagez de supprimer un élément (votre problème), vous devez le remplacer par quelque chose de mieux (votre objectif thérapeutique). Vous devez donc réfléchir à ce que vous attendez.

Votre esprit est orienté vers un objectif. Cela signifie que si vous vous concentrez sur une chose particulièrement difficile, vous avez tendance à la transformer en réalité. La persistance de vos ennuis est peut-être due au fait que vous prêtez plus attention au problème qu'aux solutions potentielles. Ainsi, vous finissez par vous fixer un objectif négatif et votre problème demeure non résolu.

Maintenant, vous pensez peut-être « Haha ! Il me suffit de penser de manière positive et, hop, tous mes problèmes disparaîtront ! » Ce n'est malheureusement pas aussi simple que cela. La pensée positive est sans nul doute très bénéfique. Il vaut mieux être optimiste que pessimiste ! Cependant, le processus de l'hypnothérapie implique la création d'objectifs clairs et atteignables, ainsi que la modification de pensées indésirables. Dans le même temps, votre hypnothérapeute peut vous aider à accéder à des ressources psychologiques que vous ne pensiez pas avoir et de les intégrer à tous les processus et techniques pendant votre cheminement thérapeutique.

Penser SMART pour se fixer des objectifs

Comment se fixer un objectif réaliste ? Plus l'objectif est simple, plus il est facile à atteindre. Voici un acronyme capable de vous aider à vous fixer un objectif : **SMART** : **S**pécifique, **M**esurable, **A**tteignable, **R**éaliste, **T**emporel.

Faites en sorte que votre objectif soit :

- **Spécifique** : votre objectif doit déboucher sur un résultat précis. Penser simplement « Je veux peut-être ceci » ou « Je veux peut-être cela » ne sert à rien car le « peut-être » n'a rien de spécifique et vous mènera nulle part. Même penser « Je veux me sentir mieux » n'est pas assez précis. Que signifie « mieux » ? Cela peut signifier une chose pour une personne et carrément autre chose pour une autre. De plus, vous devez vous demander dans quel domaine vous voulez vous sentir mieux.

  Mais, si vous pouvez vous dire « Je veux vraiment tel résultat », vous avez fait un premier pas vers la réalisation de cet objectif.

- **Mesurable** : votre objectif doit être tangible, quelque chose que vous pouvez évaluer au quotidien. Vous voulez peut-être assumer vos responsabilités professionnelles, être capable de faire face à une araignée qui court dans votre salon ou vous sentir à l'aise dans ce pantalon moulant que vous avez conservé dans votre garde-robe parce que vous l'adorez.
- **Atteignable** : gagner à la loterie est certes une perspective agréable mais il est très improbable que cela se produise (quel dommage !). Dans tous les cas, y penser ne vous donnera pas plus de chances d'y parvenir. En revanche, perdre douze kilos est un objectif raisonnable.

- **Réaliste** : votre objectif doit reposer sur la réalité. Par exemple, « Je veux être heureux tout le temps » n'est pas un objectif réaliste. Ce serait merveilleux, mais la vie est telle que des événements malheureux existent bel et bien et vous n'auriez rien d'humain si vous passiez vos journées comme un zombie tout sourire ! Un objectif plus empreint de véracité et réaliste serait « Je veux être plus heureux au quotidien. »
- **Temporel** : votre objectif doit être atteignable dans un délai précis. L'omission, consciente ou non, du caractère temporel de votre objectif éloigne celui-ci de vous. Une partie de votre esprit pense « Oh, je peux faire ça demain » et, comme vous le savez, demain n'arrive jamais. Dotez votre objectif de ce caractère temporel et cette paresse sera remplacée par un sens de l'urgence positif qui permettra à la fois à votre conscience et à votre inconscient de progresser vers la réalisation du but en question.

  Quand vous réfléchissez à l'aspect temporel, n'oubliez pas d'être *réaliste*. Si votre délai n'est pas réaliste, votre objectif risque de ne pas être atteint. Un jour, un patient est venu consulter Peter afin de perdre douze kilos, objectif très réaliste. Mais son projet est tombé à l'eau lorsqu'il a dit vouloir perdre ce poids « d'ici à fin de la semaine ! ». Cet objectif était d'évidence inatteignable et de surcroît dangereux, sauf si Peter avait été un spécialiste de la liposuccion.

Il faut tenir compte de deux autres notions lorsque vous vous fixez des objectifs : les tâches immédiates et les tâches sur la durée :

- **Les tâches immédiates** sont celles que vous pouvez exécuter tout de suite afin de vous mettre sur la voie de la réalisation de votre objectif. Par exemple, vider votre frigo de toute la nourriture malsaine et la remplacer par des aliments plus sains qui favoriseront la réalisation de votre objectif de perte de poids.
- **Les tâches sur la durée** sont celles que vous faites au quotidien et qui vous rapprochent de l'accomplissement de votre objectif. Par exemple, penser à marcher un peu plus vite et un peu plus longtemps chaque jour pour favoriser la perte de poids.

Exploiter le pouvoir d'objectifs réalistes

Votre esprit étant orienté vers les objectifs, si vous vous en fixez un qui soit SMART, vous progressez à la fois consciemment et inconsciemment vers sa réalisation. Choisissez-en un qui soit tangible, atteignable, réaliste et limité dans le temps. Votre esprit l'acceptera et progressera facilement vers sa réalisation.

Avec l'aide de l'hypnothérapie, vous commencez à remarquer de légers changements dans votre comportement, votre façon de penser et votre motivation lorsque vous centrez plus votre attention sur l'objectif final. Le fait d'apprécier ces changements renforce votre motivation et vous finissez par atteindre votre objectif sans vous en apercevoir.

Aggraver ses problèmes à cause d'objectifs irréalistes

Si votre objectif ne répond pas aux critères SMART, vous pourriez être assailli par des problèmes, dont le moins grave serait de ne pas atteindre le but fixé. En fait, vous pouvez finir par vous créer un problème encore plus sérieux. La personne s'étant fixé comme objectif de gagner à la loterie peut se retrouver accro au jeu. Celle souhaitant perdre trop de poids sur une courte période peut développer une anorexie mentale.

Mais, ne vous inquiétez pas, votre hypnothérapeute est là pour vous aider et s'assurer que vous progressez sans danger dans la bonne direction.

Étudier sa motivation

Éprouvez-vous le vrai désir intérieur d'améliorer votre qualité de vie ou suivez-vous une thérapie à la demande de votre partenaire, d'un proche, de votre enfant, de votre patron, de votre médecin, désireux de vous voir changer pour des raisons qui lui appartiennent, même si vous êtes heureux comme ça et ne souhaitez pas changer ?

Si vous êtes à la base de votre motivation, la probabilité que vous atteigniez votre objectif est élevée tant que vous demeurez SMART. En revanche, si votre motivation vient d'une autre personne, vous réduisez considérablement vos chances de succès. Pourquoi ? Parce que vous ne tenez pas vraiment à changer !

Avec une motivation inadaptée, la démarche thérapeutique peut vous déplaire et vous mettre des bâtons dans les roues. Comme le dit le vieil adage, « On ne peut pas forcer les gens. » En d'autres termes, vous pouvez orienter un patient vers l'hypnothérapie mais pas l'obliger à suivre une thérapie car, si la personne est réticente, la thérapie ne peut porter pleinement ses fruits.

Vous pouvez avoir besoin de changer pour des raisons de santé, par exemple arrêter la cigarette ou perdre du poids en raison d'une maladie de cœur. Une partie de vous est consciente de la situation et la comprend mais une autre, plus forte, veut continuer de fumer ou de trop manger parce que vous aimez ça. Parlez de ce dilemme avec votre hypnothérapeute. Il peut vous aider à opter pour la bonne motivation. Après tout, votre santé passe avant tout.

Par conséquent, lorsque vous pensez à ce qui vous pousse à changer, prenez en compte les éléments suivants :

- **Qu'est-ce qui me pousse à changer ?**
- **D'où provient ma motivation ?**
- **Quels sentiments et émotions sont nécessaires pour renforcer ma motivation ?**

TRUC

Quand vous pensez à votre motivation, tâchez d'être positif. Par exemple, « Je veux arrêter de fumer car, sinon, je vais mourir d'un cancer » n'est pas une bonne source de motivation, car elle est très négative. Soyez plutôt positif : « Je veux arrêter de fumer pour vivre longtemps et en bonne santé. » Pensez au point positif souhaité (la vie) et non à l'aspect négatif redouté (la mort).

Négocier ses objectifs avec son hypnothérapeute

Si votre hypnothérapeute souhaite que vous décriviez en détail votre problème, il veut également connaître le résultat que vous visez. Il est primordial que vous lui disiez exactement ce que vous attendez de la thérapie. Faites en sorte que votre description soit la plus complète possible. Plus vous lui donnerez d'informations, plus votre thérapie sera précise et personnalisée. Indiquez les éléments suivants à votre thérapeute :

- **votre objectif ;**
- **le délai que vous vous donnez pour atteindre l'objectif ;**
- **les choses que vous pouvez faire immédiatement pour vous mettre sur la voie de la réussite ;**
- **ce que vous devez faire au quotidien pour rester sur les bons rails ;**
- **en quoi votre vie sera différente une fois votre objectif atteint ;**
- **les obstacles que vous rencontrerez en cours de route ;**
- **ce que vous devez faire pour pérenniser les bienfaits de votre succès une fois l'objectif atteint.**

Bien entendu, il se peut que certains éléments ne coulent pas de source immédiatement. C'est là que les talents d'interrogateur de votre thérapeute peuvent vous aider à formuler des réponses à vos questions. Il arrive parfois que ces réponses ne soient accessibles que sous hypnose. Encore une fois, la compétence de votre hypnothérapeute va vous aider à les découvrir.

Vous pouvez avoir le choix entre divers objectifs et ne pas savoir quel est le plus adapté. Les discussions et le travail sous transe hypnotique vont vous permettre de choisir l'objectif le plus approprié.

La mission de votre thérapeute est également de s'assurer que votre objectif convient. Ne soyez donc pas surpris s'il vous pose des questions sur les caractéristiques de votre but. Il veille uniquement à bien vous orienter au cours de la thérapie.

Décomposer les gros objectifs

Dans certains cas, votre hypnothérapeute peut diviser votre objectif en plusieurs buts plus petits afin que vous n'ayez pas un trop grand pas à effectuer vers votre objectif. Vous pourriez trébucher et ne jamais vous relever.

Quand un bébé apprend à marcher, il ne passe pas directement de la station à quatre pattes à la marche à grandes enjambées. C'est certes son objectif, mais il doit d'abord atteindre plusieurs buts plus modestes : se tenir debout, marcher en se tenant à quelque chose, marcher tout seul sur quelques mètres, avant de finalement traverser correctement toute une pièce sur ses deux jambes.

La résolution de vos problèmes passe par un processus similaire. Si votre objectif est de perdre vingt-cinq kilos, il peut paraître effrayant à première vue. Le diviser en plusieurs objectifs plus petits, disons cinq kilos, rend la tâche plus réalisable, moins effrayante et meilleure pour la motivation au fur et à mesure de la réalisation des objectifs intermédiaires.

Remporter le jeu du but

Se lancer dans l'hypnothérapie revient un peu à jouer à un jeu au cours duquel vous êtes le capitaine et votre thérapeute un équipier modèle. Vous aspirez à jouer du mieux que vous pouvez et l'objectif de votre thérapeute est de vous aider à remporter la victoire. Pour gagner, vous devez marquer le but de la victoire.

Viser : choisir un but à la fois

N'essayez pas d'en faire trop à la fois, sous peine de perdre. Visez une direction et ayez un seul objectif bien précis, sinon vous pourriez être désorienté, marquer contre votre camp et vous retrouver au point de départ.

Un autre moyen qui mène droit à l'échec est d'essayer d'atteindre plein d'objectifs à la fois. Cette façon de procéder édulcore les effets salutaires de la thérapie et vous mène nulle part. Vous pouvez même faire plusieurs pas en arrière.

En centrant votre attention dans une direction avec une cible en tête, vous vous préparez à presser fermement la détente pour envoyer la balle thérapeutique dans le mille. Remportez une manche, puis préparez-vous pour la suivante et ainsi de suite.

Tirer : développer un état d'esprit de vainqueur

L'hypnothérapie vous permet de développer l'état d'esprit de vainqueur qui va vous permettre de venir à bout de votre problème, de créer et conserver la motivation qui va vous inciter à atteindre votre objectif thérapeutique. Cela ne veut pas dire que vous allez emprunter un chemin et rester dessus quoi qu'il advienne. En effet, vous vous comporteriez alors comme un robot qui avance automatiquement, certes susceptible d'atteindre son objectif mais également de se heurter aux obstacles rencontrés en cours de route. En persistant à avancer, vous pourriez vous heurter sans cesse au même obstacle et finir par vous arrêter brusquement, incapable d'aller plus loin.

L'état d'esprit de vainqueur vous permet d'avancer, mais aussi de faire un pas en arrière pour emprunter un autre chemin et contourner les obstacles rencontrés. Avec cet état d'esprit, vous êtes capable d'identifier et d'éviter les obstacles, quitte à prendre carrément un autre itinéraire. Au premier abord, cette attitude peut sembler un peu pessimiste mais, en fait, elle est optimiste car réaliste. Prévoir les obstacles éventuels permet de trouver à l'avance les moyens de les franchir.

Vous voulez perdre du poids, vous apprenez à manger sainement, mais savez que se profile à l'horizon une situation dans laquelle vous serez tenté d'abuser des bonnes choses. Vous en parlez à votre thérapeute, vous pouvez ainsi définir une stratégie et la mettre en place sous hypnose afin de vous aider à bien vivre l'événement redouté.

Si un objectif est mauvais, il est important de pouvoir l'abandonner et opter pour une chose plus appropriée. Mais, si vous vous apercevez que vous ne cessez de changer d'objectifs et n'en atteignez jamais aucun, vous devez vraiment retourner à la case départ et tout recommencer de zéro. Un élément a été mal défini au départ.

Avec un état d'esprit de vainqueur, vous admettez que les objectifs peuvent changer lorsque vous êtes sur le point de les atteindre. Ce qui était une bonne idée au départ peut vous paraître inadapté quand vous êtes près de la concrétiser. Cela n'a rien de désastreux. L'état d'esprit de vainqueur permet d'admettre qu'il est important de modifier l'objectif car vous souhaitez vraiment tendre vers quelque chose qui vous tient à cœur. Même les efforts fournis précédemment n'auront pas été vains car ils vous aideront encore à atteindre votre nouvel objectif.

N'OUBLIEZ PAS

Votre hypnothérapeute est là pour vous aider tout au long de votre thérapie. En discutant de vos objectifs en début de thérapie, puis en les révisant par la suite, vous finirez par afficher un état d'esprit de vainqueur qui vous permettra de monter sur la première marche du podium et de brandir avec fierté la coupe du champion !

Deuxième partie

L'hypnothérapie : une aide précieuse

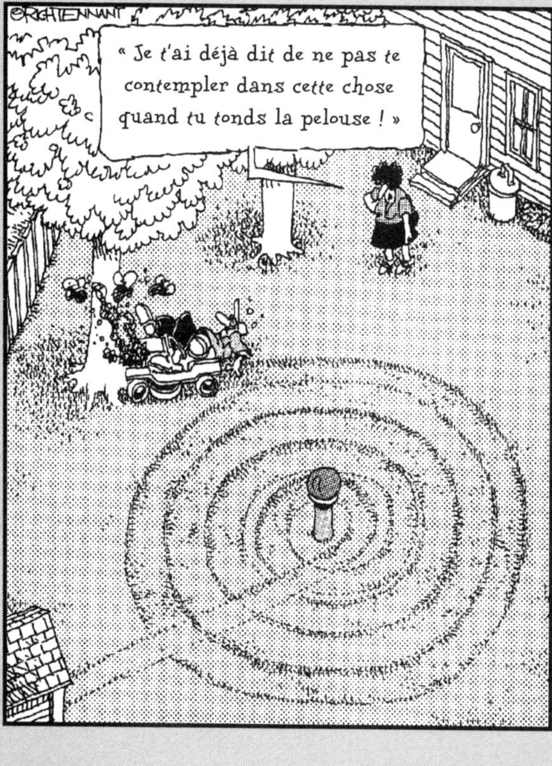

©RICHTENNANT
« Je t'ai déjà dit de ne pas te contempler dans cette chose quand tu tonds la pelouse ! »

Dans cette partie…

L'hypnothérapie est une thérapie très puissante, surtout parce qu'elle touche à la fois l'esprit et le corps. Cette double action peut provoquer des changements rapides et durables pour soigner de nombreux maux. En lisant cette partie, vous serez peut-être étonné du large éventail de domaines d'application de l'hypnothérapie, par exemple abandonner des habitudes de longue date ou traiter des phobies profondément ancrées en vous.

Chapitre 4

Établir le lien entre l'esprit et le corps

Dans ce chapitre :

- La communication entre l'esprit et le corps
- Vos émotions et votre corps
- Pourquoi il existe une anxiété bénéfique et une anxiété néfaste
- L'hypnotisation de l'esprit entraîne une hypnotisation du corps
- La lévitation des doigts et des mains

L'hypnose n'existe pas et les cobayes que l'on voit font semblant d'être en transe. Attendez une minute ! Avant d'écrire à notre éditeur pour exiger qu'il vous rembourse l'achat de ce livre, prenez la peine de poursuivre votre lecture ! Cela fait des années que l'on entend cette affirmation sous diverses formes. C'est l'un des points de désaccord utilisés avec entêtement par les détracteurs de l'hypnothérapie pour essayer de discréditer notre profession. Eh bien, nous avons des nouvelles à leur donner : l'hypnose existe bel et bien et les patients sont vraiment en transe !

LE JARGON

Ces dernières années, une nouvelle discipline scientifique a fait irruption : la *psychoneuroimmunologie*. (Essayez de prononcer correctement ce mot après un ou deux verres de vin !) Cette discipline prouve qu'il existe un véritable lien entre ce qui se passe dans votre esprit et dans votre corps. Dans ce chapitre, nous mettons l'accent sur les preuves de l'existence de l'hypnose et de la transe apportées par des recherches en psychoneuroimmunologie menées conjointement dans d'autres domaines. Détracteurs de l'hypnothérapie, vous avez du mauvais sang à vous faire !

Comprendre le lien entre l'esprit et le corps

Il y a longtemps, le grand mathématicien et philosophe René Descartes a avancé une théorie, le *dualisme cartésien*, selon laquelle l'esprit et le corps étaient des entités complètement séparées sans influence l'une sur l'autre. Malheureusement, les mondes médical et scientifique ont adhéré à cette idée, ignorant ou rejetant le principe selon lequel l'esprit influe sur le fonctionnement du corps et vice versa.

Heureusement, quelques esprits intrépides, animés d'une foi inébranlable, ont entamé des recherches et fini par publier des articles convaincants ayant incité les univers scientifique et médical à ouvrir les yeux. Les recherches montrent que le système immunitaire, chargé de vous protéger contre les infections et maladies, influe également sur l'humeur. En outre, les études prouvent que les neurotransmetteurs situés dans le système nerveux contribuent à protéger le corps contre les maladies.

Ces découvertes ont révolutionné les traitements médicaux. Au lieu de traiter exclusivement les symptômes, les professionnels de la santé ont maintenant une approche plus holistique prenant en compte l'état psychologique du patient.

Le système nerveux

Pour comprendre comment l'esprit et le corps peuvent œuvrer conjointement, il est utile de connaître un peu le système nerveux. Considérez-le comme un circuit très complexe contrôlé par un superordinateur. Ce circuit est divisé en deux parties :

- **Le système nerveux central** : il est constitué du cerveau (vous savez, cette bouillie visqueuse dans votre tête) et de la moelle épinière (extension de la bouillie visqueuse située dans la colonne vertébrale).
- **Le système nerveux périphérique** : il est constitué des nerfs crâniens (sortes de câbles qui sortent de votre cerveau), des nerfs rachidiens (câbles qui sortent de votre colonne vertébrale) et du système nerveux autonome (système qui contrôle toutes les fonctions automatiques du corps).

Le fonctionnement conjoint des systèmes nerveux central et périphérique vous permet de vivre au quotidien. Voyons comment certaines de leurs parties fonctionnent :

- **Le cerveau**. C'est cette matière grise extrêmement complexe qui dirige la manœuvre. Si vous regardez le cerveau de plus près, vous vous apercevrez qu'il est divisé en plusieurs parties, chacune ayant une fonction bien précise. Certaines sont très primitives (en termes d'évolution de notre espèce), par exemple l'amygdale, impliquée dans l'émotion et l'agression. D'autres sont bien plus complexes et modernes (là encore en termes d'évolution), par exemple le cortex cérébral, responsable de la conscience, de la mémoire et de la pensée.

  C'est grâce au cerveau que vous disposez d'un intellect, d'émotions, de souvenirs, etc.

- **La moelle épinière**. C'est la seconde partie du système nerveux central. Elle pend depuis l'arrière de votre cerveau et descend dans le centre de la colonne vertébrale. À l'instar du cerveau, la moelle épinière est constituée de plusieurs morceaux qui font passer des messages dans les deux sens entre votre cerveau et le reste de votre système nerveux.

  À eux deux, le cerveau et la moelle épinière contrôlent toutes les fonctions corporelles.

- **Le système nerveux autonome**. Présent dans tout votre corps, ce système contrôle toutes les fonctions automatiques de celui-ci, par exemple les battements de votre cœur et la respiration. Chose intéressante, le système nerveux autonome est divisé en deux parties antagonistes :

  - **Le système nerveux sympathique**. Cette partie du système nerveux autonome est responsable de votre activité. Parmi ses fonctions, il réagit au danger et est en partie responsable des effets du stress et de la peur (par exemple, une augmentation des fréquences cardiaque et respiratoire).

  - **Le système nerveux parasympathique**. Opposé du système nerveux sympathique, il est responsable des effets de l'état de calme et de tranquillité (fréquence cardiaque lente, respiration profonde et calme).

Pour fonctionner correctement, les systèmes nerveux sympathique et parasympathique doivent collaborer.

- **Les nerfs**. Ils transportent des messages dans tout votre corps, vers et en provenance du cerveau et de la moelle épinière. Ils relient vos organes, vos muscles et votre peau au superordinateur qu'est votre cerveau, soit directement grâce aux nerfs crâniens, soit via les nerfs rachidiens grâce à la moelle épinière.

Les systèmes nerveux central et périphérique fonctionnent de concert. Certaines fonctions sont exécutées consciemment et d'autres sont apparemment automatiques. Par exemple, si vous voulez vous lever de votre chaise et marcher dans la pièce, votre cerveau prend la décision de manière consciente. Il envoie des messages, via votre moelle épinière et tout un réseau de nerfs, à vos muscles qui se contractent alors pour vous permettre de vous lever. Ensuite, votre système nerveux autonome se met en branle et vous commencez à marcher. Votre système nerveux sympathique fait se contracter certains de ces muscles (par exemple au niveau des cuisses et des mollets), pour vous faire avancer en poussant sur une jambe. Votre système nerveux parasympathique fait se relâcher certains muscles quand la jambe se lève (par exemple vos mollets, parce qu'ils ne sont plus sollicités pendant quelques instants).

N'OUBLIEZ PAS

La marche est commandée par votre système nerveux périphérique et votre moelle épinière, tandis que la décision de commencer à marcher ou de s'arrêter de marcher est prise par votre cerveau.

Un processus similaire gère les émotions. Votre système nerveux périphérique enregistre les informations de l'environnement extérieur fournies par vos yeux, oreilles, nez et peau. Ces messages sont relayés à votre cerveau grâce aux nerfs et à votre moelle épinière. Votre cerveau procède alors à l'interprétation de ces messages.

Par exemple, votre cerveau détecte un élément effrayant. L'amygdale, cette partie primitive du cerveau en partie responsable des émotions telles que la peur, s'active alors et vous ressentez de la peur. Des messages sont envoyés par l'intermédiaire de votre moelle épinière, et le système nerveux sympathique entre en action, provoquant la contraction de vos muscles, l'augmentation de vos fréquences cardiaque et respiratoire. Lorsque votre cerveau enregistre la disparition de l'élément effrayant, des messages sont envoyés à votre cerveau et interprétés de façon à vous informer de ne pas avoir peur. L'amygdale se désactive. Des messages sont envoyés, là aussi via votre moelle épinière, le système nerveux parasympathique entre en scène et vos muscles se détendent, vos fréquences cardiaque et respiratoire ralentissent et, ô miracle, vous vous sentez de nouveau calme.

Le lien avec l'hypnose

L'hypnose se déroule dans le cerveau, ça ne fait aucun doute. Des études ont montré que l'activité cérébrale d'une personne en transe est très différente de celle d'une personne éveillée, endormie ou faisant semblant d'être en transe.

Les *ondes cérébrales* sont la mesure de l'activité électrique du cerveau, laquelle varie fortement selon que vous dormez, vous êtes éveillé ou en transe. Pour ceux qui aiment les mots savants, le tracé de ces ondes cérébrales est un électroencéphalogramme, les autres peuvent dire simplement EEG !

De nombreuses études ont confirmé que les ondes cérébrales présentent une forme différente lorsque vous êtes en transe. Les ondes opèrent à différentes fréquences selon que vous êtes éveillé, endormi ou en transe.

Ce phénomène est confirmé par les études menées à l'aide de la tomographie par émission de positrons (TEP). Cette technique très intéressante permet aux scientifiques d'observer votre cerveau et d'identifier les parties actives lorsque vous vivez quelque chose. Et devinez quoi ? L'activité du cerveau d'une personne sous hypnose est différente de celle d'un individu éveillé ou endormi.

Une étude a été menée sur la façon dont le cerveau réagit lorsque la douleur est contrôlée par l'hypnose (pour en savoir plus sur l'hypnose et le contrôle de la douleur, voir chapitre 6). Chez une personne non hypnotisée recevant un stimulus douloureux, deux zones « s'allumaient » : le *cortex somatosensoriel*, nom plutôt chic désignant la partie du cerveau qui traite les stimuli douloureux, et le *cortex cingulaire antérieur*, nom encore plus sophistiqué donné à la partie du cerveau impliquée dans votre perception de la souffrance. Chez une personne hypnotisée recevant un stimulus douloureux, les chercheurs ont remarqué que le cortex somatosensoriel « s'allumait » également, contrairement au cortex cingulaire antérieur. Autrement dit, le stimulus de la douleur était traité mais le cerveau ne percevait aucune souffrance, preuve formelle que l'hypnose agit directement sur le cerveau.

Lorsque vous êtes éveillé et alerte, votre système nerveux sympathique est très actif. Il vous aide à marcher, à parler, à faire de l'exercice et parfois à vous sentir stressé. En revanche, lorsque vous entrez en transe, le bon vieux système nerveux parasympathique se manifeste en éteignant le système nerveux sympathique, ce qui vous permet d'entrer dans un état de détente et de repos.

Pour résumer, lorsque vous entrez en transe, vos ondes cérébrales changent d'aspect, l'activité de diverses zones de votre cerveau est modifiée et le système nerveux parasympathique devient dominant. Il n'est guère étonnant que de nombreux patients disent se sentir merveilleusement détendus lors des séances d'hypnothérapie.

L'influence des émotions

Tout le monde ressent des émotions. Celles-ci sont générées par votre cerveau. Il s'agit d'états mentaux et, à ce titre, ils prouvent que votre cerveau favorise leur apparition. Si votre cerveau est actif, le restant de votre système nerveux l'est aussi. Cela signifie que lorsque vous ressentez une émotion de n'importe quel type, elle a des répercussions sur votre système nerveux et, par extension, sur les autres parties de votre personne (souvenez-vous que le système nerveux contrôle tout votre corps).

Si cette émotion a des répercussions sur votre corps, est-ce une bonne ou une mauvaise chose ? Les deux mon Général ! Cela dépend du type d'émotion. Les bonnes émotions, telles que le bonheur, l'allégresse et la joie, ont des effets salutaires sur votre corps car elles vous aident à être détendu et contribuent à ce que votre système immunitaire fonctionne correctement, etc. Les émotions positives accélèrent votre guérison lorsque vous êtes malade en renforçant votre système immunitaire. En revanche, les émotions négatives comme l'anxiété, le stress et la dépression nuisent à votre système immunitaire.

Votre corps est très résistant et peut supporter une bonne dose de punitions avant de commencer à donner des signes de défaillance. Pour le pousser à bout, il faut qu'il endure toutes sortes d'épreuves telles que des chocs physiques, l'influence de l'environnement et des émotions négatives. Entre ces séries d'attaques, il lui faut se reposer et récupérer. Si vous ne lui donnez pas le temps de le faire, la pression va augmenter de plus en plus, et, si vous ne prenez pas garde, votre corps finira par avoir une défaillance. Le rôle des facteurs physiques et environnementaux semble évident, mais quelle est l'implication des émotions ? Vous allez voir.

Diminuer les effets d'un moral défaillant

Lorsque vous êtes de bonne humeur, votre corps présente un équilibre d'un point de vue biochimique. Ces substances biochimiques ont chacune leurs fonctions, contribuant à maintenir votre corps dans d'excellentes conditions de fonctionnement.

Lorsque vous êtes déprimé, votre esprit est dans un état de forme très négatif. Des sentiments néfastes finissent par parcourir tout votre corps, ce qui provoque un déséquilibre hormonal et biochimique. Résultat, votre corps ne fonctionne plus comme il le devrait.

Pour bon nombre de gens, ces baisses de moral sont provisoires. Vous remontez la pente et votre corps n'est pas touché. Mais, parfois, cet état de déséquilibre persiste et votre corps ne bénéficie pas de moments de répit, ce qui finit par donner naissance à une spirale négative conduisant vers une altération de la santé. En fait, des études ont montré que les personnes souffrant d'une baisse de moral prolongée (de dépression par exemple) sont plus susceptibles de tomber malades que les autres. Que c'est déprimant ! C'est dû au fait que le déséquilibre affectant votre corps a des effets négatifs sur votre système immunitaire, la partie de votre organisme chargée de vous préserver des infections et maladies.

Les conséquences de la peur et de l'anxiété

Même les individus les plus zen ressentent de temps à autre un peu d'anxiété, humeur gênante à laquelle personne n'échappe dans sa vie.

Dans ce chapitre, nous employons les termes *stress* et *anxiété* pour décrire la façon dont votre corps et votre esprit répondent à un événement que vous percevez comme menaçant pour votre santé physique. Vous appelez peut-être cela de la *peur*, nous préférons pour notre part les termes stress et anxiété.

Quel que soit le terme employé, votre corps réagit à cet état en libérant tout un tas de substances biochimiques habituellement présentes de manière équilibrée. C'est la quantité libérée qui détermine l'intensité avec laquelle s'expriment ces sentiments. Plus la quantité est importante, plus le sentiment est fort. Dans un monde idéal, cette réponse, de légère à intense, doit seulement durer peu de temps. Cependant, nous ne vivons pas dans un monde idéal, c'est d'ailleurs bien dommage, et cette réponse dure souvent très longtemps chez beaucoup de gens.

Une anxiété modérée est salutaire. Sans elle, la race humaine n'existerait probablement pas. Non, nous n'avons pas perdu notre objectif de vue. Nous disons juste que l'anxiété joue un rôle très fonctionnel dans votre vie. Elle vous aide à rester concentré sur des choses de votre vie que vous ne pouvez occulter. Le seul moment où il faut vraiment s'en inquiéter est lorsque son niveau est trop élevé et qu'elle se manifeste trop longtemps. Elle peut alors vraiment devenir un sujet d'inquiétude, car le risque de crise cardiaque ou d'un affaiblissement de votre système immunitaire augmente, vous rendant ainsi plus vulnérable aux maladies.

Votre corps renferme un large éventail de systèmes d'alarme pour veiller sur votre sécurité et vous mettre à l'abri des dommages. L'anxiété en fait partie. Elle vous avertit de l'existence d'une menace potentielle pour votre sécurité, vous permet d'être sur vos gardes et vous protège. Si vous décidez d'explorer plus avant l'élément potentiellement dangereux, l'anxiété vous fait évoluer avec prudence. Nous parlons là de ce que l'anxiété est *censée* faire dans votre cas et de ce qu'elle a *vraiment* fait pour vos ancêtres. Vous allez comprendre dans quelques instants pourquoi nous remontons ainsi dans le passé.

Combattre ou fuir : votre réponse face à une peur

L'anxiété, le stress ou la peur sont également connus sous le nom de réponse de *combat* ou de *fuite*.

Plusieurs choses se passent lorsque vous êtes anxieux :

- sur-activation de votre système nerveux sympathique ;
- augmentation de votre fréquence cardiaque ;
- augmentation de votre fréquence respiratoire ;
- contraction des muscles ;
- détournement du flux sanguin vers les muscles de vos bras et jambes ;
- ralentissement ou arrêt de la digestion.

Ces réponses physiques se manifestent lorsque vous vous retrouvez face à un ours ou simplement un patron bestial vous prévenant que vous risquez de perdre votre boulot.

Malheureusement, les substances biochimiques vous aidant à prendre la fuite et à vous battre finissent également par endommager votre corps et votre système immunitaire si elles demeurent longtemps actives. Si vous ne déconnectez pas votre système d'alarme, les effets de votre réponse de combat ou de fuite peuvent causer des dégâts physiques : un système nerveux sympathique hyperactif peut entraîner des tremblements, l'augmentation de la fréquence cardiaque use le cœur, l'augmentation de la fréquence respiratoire peut se transformer en hyperventilation, laquelle peut à son tour déclencher une attaque de panique, les tensions musculaires peuvent entraîner des céphalées de tension et des douleurs musculaires, le détournement du flux sanguin peut provoquer des bouffées de chaleur et le ralentissement de la digestion peut générer de nombreux problèmes intestinaux.

Rester en vie aux temps des cavernes

Cette réponse s'est avérée très utile à nos ancêtres ! Elle les a empêchés de se faire dévorer par des prédateurs, évitant ainsi l'extinction de la race humaine. Imaginez l'un de vos ancêtres en train de se balader nonchalamment dans une forêt. Soudain, un tigre à dents de sabre bondit devant lui avec l'intention de s'offrir un homme des cavernes pour le déjeuner. Sa réponse de combat ou de fuite est activée comme réaction à la perception d'une menace personnelle. Diverses substances chimiques affluent dans tout son corps, le préparant ainsi à passer à l'action. Une fois sa vie sauvée (et, du même coup, s'être peut-être offert la tête d'un tigre à dents de sabre), sa réponse de combat ou de fuite est désactivée et le fonctionnement de son corps revient à la normale.

Imaginez une minute si l'être humain avait évolué sans générer cette anxiété en guise de réponse. Ah, le nirvana ! Vraiment ? Imaginez notre homme des cavernes partant chaque jour en quête d'un animal susceptible de finir rôti. En progressant dans la forêt, il entend derrière lui des branches craquer. Sans l'anxiété, il se retourne tranquillement et se dirige avec assurance vers la source du bruit pour en connaître l'origine. Avant même d'avoir pu découvrir le fin mot de l'histoire, des griffes acérées et de grandes dents jaillissent des sous-bois et le font passer de vie à trépas.

Moralité, pas d'anxiété = pas de prudence = fin de la vie ! Ajoutez l'anxiété à cette équation et la morale de l'histoire change : anxiété = prudence = rester en vie (avec, en prime, un bon déjeuner !).

N'OUBLIEZ PAS

En période de réel danger, votre stress peut vous sauver la vie en vous donnant l'énergie nécessaire pour vous défendre ou prendre la poudre d'escampette.

Survivre dans la jungle moderne

Aujourd'hui, les occasions de tomber sur un tigre à dents de sabre sont plutôt rares, mais vous devez faire face à des patrons tenaces, à des tyrans menaçants, à des ennuis financiers inquiétants, etc., qui sont les équivalents modernes des menaces préhistoriques. Dans notre société moderne, vous réagissez très rarement à vos anxiétés par le combat ou la fuite (à moins d'être dans un endroit en guerre ou, en ville, dans un quartier dangereux). En fait, vous avez plutôt tendance à laisser vos sentiments prendre de plus en plus d'ampleur, ce qui n'est pas bon car votre corps est prêt à passer à l'action mais il demeure inactif.

Lorsque votre corps passe en mode combat ou fuite, il se prépare à devenir actif de manière explosive. Aujourd'hui, vous vous battez rarement et ne fuyez pas non plus très souvent. Votre corps est alors dans la position de la voiture dont le conducteur appuie sur l'accélérateur avec le pied droit et sur le frein avec le pied gauche. Votre moteur s'emballe mais la voiture n'avance pas. Résultat ? C'est la panne !

Toutes ces réponses reviennent à emballer le moteur de votre voiture. Relâchez la pédale de frein et la voiture avance. De nos jours, vous avez tendance à garder le pied bien appuyé sur le frein et vous risquez d'endommager la mécanique.

Intégrer l'hypnose à la relation esprit-corps

Votre esprit peut influer sur le fonctionnement de votre corps. L'hypnothérapie peut influer sur le fonctionnement de votre esprit. Alors, il n'y a aucune raison pour que l'hypnothérapie n'influe pas sur les réponses apportées par votre corps. L'utilisation de l'hypnothérapie pour modifier votre façon de penser et de réagir à des situations et événements affectant votre vie peut changer les réactions de votre corps. Il peut s'agir d'une conséquence indirecte de la thérapie ou d'une réponse activement recherchée. Par exemple, si vous vous lancez dans une thérapie pour diminuer votre niveau de stress, une amélioration de votre santé pourra être une conséquence indirecte. Si votre objectif est de mieux gérer et diminuer les douleurs que vous avez, vous recherchez activement à modifier la réponse apportée par votre corps à ce qui provoque ces douleurs (le chapitre 6 vous en dit plus sur la gestion de la douleur via l'hypnothérapie).

Quel que soit votre objectif thérapeutique, le processus de l'hypnothérapie produit divers changements positifs au niveau corporel. Les sections suivantes mettent l'accent sur certains.

LA RÉALITÉ

L'hypnothérapie ne soigne pas les maladies et elle ne doit jamais être promue pour ses vertus curatives. L'hypnothérapie aide bel et bien à modifier la façon dont vous pensez, dont vous ressentez les choses et dont votre corps réagit dans certaines situations. L'évacuation du stress peut à lui seul réduire ou éradiquer les affections liées au stress comme les maux de tête, les ulcères et les éruptions cutanées. Mais n'importe quel effet sur une maladie n'est que la conséquence indirecte heureuse, attribuable ou non à la thérapie, et ne peut jamais être garanti à l'avance.

Se détendre mentalement et physiquement grâce à l'hypnose

Le fait de ne pas savoir comment gérer le stress, l'anxiété ou la peur ne signifie pas que la situation est inéluctable. Inspirez-vous de nos ancêtres. Après une activité dynamique due à une réponse de combat ou de fuite (voir la section intitulée « Combattre ou fuir : votre réponse face à une peur » plus haut dans ce chapitre), notre homme des cavernes recherchait probablement un endroit sûr et tranquille et prenait le temps de se reposer, de dormir et peut-être d'entrer dans une sorte d'état de transe. Cela lui permettait d'apaiser son esprit en communiquant avec son corps. Ses tensions musculaires disparaissaient, réduisant ainsi la libération de substances biochimiques provoquée par la réponse de combat ou de fuite. C'est ainsi qu'il se détendait.

N'OUBLIEZ PAS

Pour combattre cet excès d'anxiété, de stress ou de peur, la clé est de se détendre. Lorsque vous entrez en transe hypnotique, votre corps est dans le même état que lorsque vous vous détendez. Voici les réponses corporelles les plus couramment observées :

- votre fréquence cardiaque ralentit ;
- votre respiration devient lente et profonde ;
- tous vos muscles se détendent ;
- votre système digestif fonctionne avec efficacité ;
- vos pensées deviennent plus abstraites et plus orientées vers les images et les sensations.

Bien entendu, vous aurez toujours des périodes d'anxiété. C'est la façon dont vous gérez cette anxiété qui est importante.

Si vous êtes capable de faire régulièrement de la relaxation et de l'exercice, vous minimiserez les effets néfastes de l'anxiété à long terme. Il est également utile de préciser que si vous arrêtez de fumer, vous mangez équilibré et vous diminuez votre consommation d'alcool et de boissons à base de caféine, vous serez dans des conditions optimales pour battre cette anxiété à plate couture.

Faire transparaître l'esprit à travers le corps

Nombre de nos mouvements sont le résultat de décisions prises consciemment : lever le bras pour prendre quelque chose, fermer les yeux pour éviter une vision désagréable. Mais de nombreux mouvements, tels que la marche, sont inconscients (voir la section intitulée « Le système nerveux », plus haut dans ce chapitre). Vous prenez consciemment la décision de marcher mais le mouvement proprement dit est généré par votre inconscient. Vous n'avez pas besoin de vous concentrer sur la mécanique de la marche (lever un pied, puis l'autre).

Cette réponse inconsciente est très utile en hypnothérapie, car elle permet d'induire ou d'approfondir l'hypnose ou peut servir lors de l'exécution du protocole thérapeutique. Les suggestions formulées par votre thérapeute créent des idées dans votre inconscient, lesquelles stimulent le lien avec votre corps, lien qui agit sur les suggestions formulées.

Dans les sections suivantes, nous parlons de fermer les yeux, lever des doigts et bouger le bras ou la jambe. Toutes ces actions peuvent être exécutées consciemment. Mais, ce sont des exemples de lien esprit-corps, car elles sont automatiques et sont le résultat d'idées suggérées à votre inconscient. Autrement dit, les mouvements ne sont pas commandés par votre conscience.

Faire abstraction de l'environnement extérieur en fermant les yeux

Quand vous entrez en transe, vos yeux deviennent généralement lourds et ont tendance à se fermer suite aux suggestions formulées par votre thérapeute. Cela prouve que vous entrez dans un état réceptif de détente.

Lorsque vous fermez les yeux, vous vous mettez un peu en retrait du monde extérieur. Vous continuez certes d'entendre et de ressentir des choses, mais le fait de déconnecter le sens de la vue vous incite à vous recentrer sur votre monde intérieur. Essayez de le faire. Posez ce livre, fermez les yeux et respirez plusieurs fois lentement et profondément. Vous éprouverez probablement une légère sensation (agréable avec un peu de chance) à mesure que vous vous recentrez sur vous. C'est la première étape vers un état de transe, qui naît simplement en fermant les yeux.

Le moyen le plus simple de faire fermer les yeux à un patient est de lui demander de le faire ! Mais nous autres hypnothérapeutes utilisons également tout un tas de méthodes pour cela. En voici deux :

- **Fixer longuement un point précis** : si vous fixez intensément un point pendant un certain temps, vos paupières commencent à fatiguer et veulent se fermer. Quand votre thérapeute vous ordonne de le faire, vous ressentez du soulagement et une certaine détente qui vous conduisent vers un état de transe.
- **Faire rouler ses yeux** : lever les yeux sans bouger la tête provoque une gêne et une tension au niveau des paupières. Lorsque votre hypnothérapeute vous demande ensuite de vous détendre et de fermer les yeux, le soulagement et la détente qui s'installent vous conduisent vers un état de transe.

Vos yeux sont fermés et vous êtes bien, détendu. Comment vous empêcher de vous endormir ? De notre expérience, il est rare qu'une personne s'endorme pendant une séance d'hypnose. En modifiant le volume et le ton de sa voix, votre hypnothérapeute fait en sorte que votre inconscient demeure suffisamment intéressé pour vous empêcher de vous laisser gagner par le sommeil !

Laisser ses doigts faire la conversation : la réaction idéomotrice

Pendant une séance, votre hypnothérapeute peut avoir besoin de communiquer avec vous et donc vous poser des questions auxquelles vous répondrez par « oui » ou par « non ». Votre traitement peut demander que ces questions vous soient posées à un niveau inconscient afin d'éviter trop de réflexion, d'intellectualisation ou d'anticipation des réponses.

Alors, comment communiquer au niveau inconscient quand vous êtes en transe ? Bien qu'il soit parfaitement possible d'avoir un dialogue verbal tout en étant hypnotisé (certaines personnes ont toutefois toutes les peines du monde à rester en transe pendant qu'elles parlent), une meilleure solution consiste à employer les réactions idéomotrices.

Définition de la réaction idéomotrice

LE JARGON

Littéralement, *réaction idéomotrice* signifie réaction physique (motrice) à une idée (idéo). Pendant une séance d'hypnothérapie, une réaction idéomotrice est un mouvement lent, hésitant, saccadé, commandé par votre inconscient, de n'importe quel membre ou muscle de votre corps. La réaction idéomotrice est utilisée pour signaler une réponse à une question fermée (oui/non).

La réaction idéomotrice peut également servir à confirmer que vous êtes hypnotisé. La simple réaction de vos doigts, en apparence indépendante de votre conscience, consolide votre croyance dans l'état de transe, et approfondit celui-ci.

Plier les doigts

Comment fonctionne exactement une réaction idéomotrice ? Votre hypnothérapeute indique à votre inconscient de lever différents doigts pour fournir différentes réponses.

Par exemple, alors que vous êtes en transe, votre hypnothérapeute peut vous suggérer de lever l'index de votre main gauche pour répondre « non » à une question et celui de la main droite pour répondre « oui ».

Les autres doigts peuvent être mobilisés pour donner d'autres réponses, par exemple le majeur pour dire « Je ne sais pas », l'annulaire pour dire « Je ne veux pas répondre » et préserver ainsi votre intimité. Cependant, la plupart des hypnothérapeutes choisissent de faire simple en ne choisissant qu'un doigt pour le « oui » et un doigt pour le « non ». Dans ce cas, si vous ne voulez vraiment pas répondre, les deux doigts se lèvent ou aucun ne se manifeste !

Communiquer sans parler

Avez-vous déjà regardé une partie de cartes où les mises sont très importantes ? Un joueur professionnel peut facilement repérer un joueur inexpérimenté ou médiocre. Ce dernier révélera inconsciemment le type de main qu'il détient. Un observateur chevronné peut lire dans son jeu comme dans un livre ouvert et le plumer facilement. Le néophyte donne invariablement de manière inconsciente des indications à travers l'expression de son visage, les mouvements de ses mains et d'autres mouvements générés inconsciemment. Il communique sans s'en rendre compte des indices au joueur professionnel.

Vous observez probablement des situations de ce genre au quotidien. Les mouvements inconscients effectués par les autres donnent beaucoup d'informations sur leur compte : comment ils se sentent, leurs pensées, etc. Combien de fois avez-vous déjà entendu une personne dire « Je vais bien ! » alors que vous savez pertinemment que c'est loin d'être le cas ? Vous êtes au courant de son état, car vous avez repéré des indicateurs physiques fournis par l'inconscient de cette personne, comme une tension musculaire ou un air malheureux. Bien qu'elle tienne à afficher une mine réjouie, son inconscient sait parfaitement que ce n'est pas la joie. Son système nerveux autonome répond à cette réalité inconsciente en produisant automatiquement les facteurs physiques sur lesquels vous vous basez.

Traiter à l'aide de réactions idéomotrices

Votre hypnothérapeute peut se servir de réactions idéomotrices pour mettre en place une communication inconsciente avec vous lorsque vous êtes en transe. Voici quelques exemples d'utilisation des réactions idéomotrices :

- **Traitement des phobies** : les réactions idéomotrices peuvent servir à indiquer si vous vous sentez à l'aise ou non lorsque vous visualisez une scène potentiellement source d'anxiété liée à votre phobie. Le chapitre 10 vous en dit plus sur le traitement des phobies.

- **Régression** : cela implique que votre hypnothérapeute vous pose un certain nombre de questions fermées (oui/non) pendant que vous êtes hypnotisé. Il peut utiliser les réactions idéomotrices pour garantir une communication satisfaisante.
- **Remplacer un symptôme par un élément plus acceptable** : se contenter d'aider quelqu'un à éliminer un symptôme n'est pas judicieux, car on laisse alors un vide dans la vie de la personne, vide qu'il faut combler avec quelque chose. Les réactions idéomotrices peuvent être utilisées dans le cadre du processus de « remplissage » du vide. Votre thérapeute peut demander à votre inconscient de trouver une alternative salutaire à votre symptôme indésirable et d'indiquer que cette mission est accomplie à l'aide d'une réaction idéomotrice signifiant « oui ».

Lever la main

Vous savez peut-être grâce à l'hypnose de spectacle qu'il est possible d'hypnotiser un individu de façon à ce que sa main entre inconsciemment en « lévitation ». Il ne s'agit pas seulement d'une technique pour les spectacles, car elle est également utilisée à des fins thérapeutiques.

La lévitation de la main, ou parfois du bras, est avant tout un moyen d'induire ou d'approfondir la transe, le bras de la personne se levant sans qu'elle en ait conscience.

Voici deux exemples de ce qu'un hypnothérapeute peut dire pour faire se lever une main chez un patient pas encore hypnotisé.

- **La technique du « Je ne sais pas quelle main se lèvera en premier » :** « *Maintenant, quand je vous le dirai, j'aimerais que vous leviez délibérément et consciemment votre main gauche ou droite…mais votre inconscient peut lever l'autre main…avant de commencer, j'aimerais que vous regardiez vos deux mains, puis je vais vous poser une question…vous ne connaissez pas la réponse à cette question mais votre inconscient la connaît…vous aurez donc simplement à attendre de voir quelle est la réponse…je vais vous demander quelle main votre inconscient va lever en premier…la main droite ou la main gauche ?…vous n'en savez vraiment rien…mais votre inconscient connaît la réponse.* »

- **La technique du ballon :** « *Imaginez un ballon rempli d'hélium attaché au poignet de votre main gauche. Ressentez le contact de la ficelle sur votre poignet. Maintenant, disons que ce ballon produit une forte traction lorsqu'il s'élève. Il tire vraiment sur votre poignet, levant, levant encore votre main. Imaginez maintenant le ballon en train de tirer sur votre main de plus en plus haut.* »

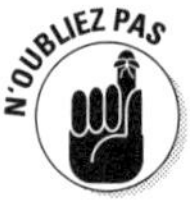

À quoi sert donc cet exercice de lévitation de la main ? En quoi aide-t-il sur le plan thérapeutique ? L'objectif est de provoquer un mouvement *inconscient* de la main et du bras.

Activer votre inconscient, voilà en quoi consiste l'hypnose. Le processus de lévitation de la main active également la partie de vous chargée de la respiration, du rythme cardiaque et de toutes les autres activités corporelles *inconscientes*. Plus votre transe est profonde, mieux l'hypnothérapie fonctionne, car vous mettez votre conscience en veille et réveillez votre inconscient. Vous êtes alors mieux à même d'assimiler les suggestions thérapeutiques formulées par votre hypnothérapeute et adhérez ainsi parfaitement à votre thérapie.

La lévitation de la main peut servir à traiter des problèmes impliquant l'utilisation de la main :

- fumer ;
- se ronger les ongles ;
- se tortiller les cheveux ;
- des troubles de l'alimentation tels que la boulimie et l'hyperphagie.

L'utilisation de la lévitation de la main s'explique car avec ces problèmes, la conscience se « met en veille » et les mouvements de la main deviennent inconscients. En mimant ces mouvements inconscients lors de la thérapie, via la lévitation de la main, vous contribuez à prendre conscience du comportement indésirable et cela vous aide ensuite à le faire disparaître. Ingénieux, hein ?

Chapitre 5

Faire disparaître de vieilles habitudes

Dans ce chapitre :

- Comprendre l'habitude et avoir conscience de la difficulté à s'en débarrasser
- Lutter contre la nicotine et la nourriture
- Passer une bonne nuit de sommeil
- Parler avec confiance
- Arrêter de se ronger les ongles

Nous avons tous des habitudes, certaines bonnes, d'autres moins, voire carrément dangereuses pour la santé. Vos habitudes contribuent à former ce que vous êtes, font partie de votre personnalité, de ces petites choses originales qui vous rendent attirant ou repoussant aux yeux des autres. Dans l'ensemble, vous vivez sans problème avec vos habitudes… jusqu'à ce que ces habitudes deviennent mauvaises ! Dans ce chapitre, nous parlons des mauvaises habitudes les plus courantes et vous disons comment l'hypnothérapie peut vous aider à les changer.

Étudier les habitudes et apprendre à les changer

LE JARGON

Une habitude n'est pas une dépendance. Souffrir d'une dépendance signifie ne pouvoir se passer d'une forme de drogue, telle que la nicotine, l'alcool ou la cocaïne, pour pouvoir vivre au quotidien. Quand vous êtes dépendant d'une drogue, votre corps en a besoin, sous peine que vous vous sentiez vraiment mal, phénomène connu sous le nom d'état de manque. Pour vous sentir de nouveau bien, il vous faut prendre la substance qui est l'objet de votre dépendance.

Les habitudes peuvent bien sûr faire partie d'une dépendance. Prenez simplement le fumeur qui allume toujours une cigarette lorsqu'il est au téléphone ou prend son paquet dès qu'il quitte son bureau. Son corps est dépendant de la nicotine et il a également des habitudes qui entretiennent cette dépendance.

L'hypnothérapie est un moyen très efficace de vous aider à éliminer ces mauvaises habitudes gênantes qui vous pourrissent la vie. Même des habitudes liées à des dépendances peuvent être traitées avec efficacité. Il est cependant important d'avoir conscience que certaines habitudes/dépendances (le tabac par exemple) peuvent être soignées à l'aide de l'hypnothérapie, tandis que d'autres (l'héroïne, la cocaïne et l'alcool par exemple) nécessitent la consultation d'un médecin. Bien entendu, l'hypnothérapie peut grandement contribuer à ne pas rechuter une fois la dépendance vaincue.

D'où viennent les habitudes ? En général, vous adoptez un modèle de comportement pour une raison ou pour une autre et, au bout d'un moment, il est si enraciné dans votre esprit que vous l'appliquez presque inconsciemment. Haha ! *Inconsciemment !* Ce mot devrait vous donner un excellent indice sur la raison pour laquelle l'hypnothérapie est si efficace pour traiter les habitudes. Si ces dernières sont stockées dans votre inconscient et que l'hypnothérapie peut vous aider à modifier les éléments figurant dans votre inconscient, il va sans dire que l'hypnothérapie peut contribuer à changer des habitudes.

Alors, pourquoi vouloir changer vos habitudes ? Après tout, elles font partie de votre personnalité, n'est-ce pas ? Bien sûr, mais tous les aspects de votre personnalité ne vous conviennent pas forcément. Et, par extension, cela ne signifie certainement pas que les habitudes nuisant à votre santé ou rendant votre vie moins agréable vous ravissent.

« Très bien, mon habitude ne me plaît pas, je vais donc la changer. Simple ! » Pour certaines personnes, le processus de changement est aussi simple que cela. Elles prennent la décision puis procèdent au changement. Mais, pour beaucoup de gens, c'est une autre paire de manches. L'habitude fait partie intégrante de votre vie, c'est une chose que vous faites quotidiennement. Changer une habitude signifie supprimer un élément à part entière de votre vie.

Votre habitude peut vous manquer, énormément ! Vous associez peut-être certaines activités à l'habitude en question et vous vous sentez perdu sans celle-ci. Vous liez peut-être à tort l'habitude à un processus de diminution du stress et vous vous sentez encore plus anxieux quand vous êtes sous pression car vous ne pouvez pas vous raccrocher à votre habitude. Vous finissez par vous abandonner à vos sentiments et l'habitude fait soudain un retour en force.

Lorsque vous abandonnez une mauvaise habitude, vous devez la remplacer par une nouvelle habitude saine ou une stratégie adaptée pour gérer efficacement la disparition de l'ancienne habitude.

Au bout d'un moment, la nouvelle habitude ou la stratégie fait partie intégrante de votre caractère et l'ancienne appartient désormais bel et bien au passé. C'est pour la mise en œuvre de ce processus que l'hypnothérapie peut jouer un rôle important.

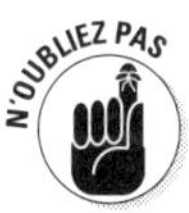

Vos habitudes sont des choses acquises. Si vous êtes capable de prendre de mauvaises habitudes, vous pouvez certainement en prendre de bonnes.

Arrêter de fumer

Fumer est mauvais pour votre santé. Parlons franchement, vous en êtes conscient et vous savez ce que cela peut vous faire à long terme : vous rendre gravement malade et vous tuer. Alors, pourquoi fume-t-on ? Pourquoi, en sachant cela, les gens continuent-ils de tirer sur leur sèche ? Probablement parce que :

- **Fumer crée une dépendance**. La nicotine est une drogue qui crée une dépendance corporelle. Cela signifie qu'au bout d'un moment, votre corps est tellement habitué à ce que la nicotine circule dans vos veines et envahisse votre système nerveux qu'il ressent un besoin quand vous l'en privez qui débouche sur une sorte de crise appelée état de manque. Pour vous sentir mieux, vous sortez une autre cigarette de votre paquet, l'allumez et tirez une longue taffe et hop, le tour est joué (vous toussez, crachez et respirez bruyamment) ! Vous donnez à votre corps ce qu'il réclamait et, à l'instar de l'enfant capricieux, la colère se calme.

- **Fumer est une habitude**. Bigre ! C'est une habitude ! Tous les fumeurs le savent car ils associent l'acte de fumer à diverses activités menées au cours d'une journée. Ce n'est pas qu'ils aient à ce point besoin d'une cigarette, mais il se trouve qu'ils en grillent toujours une quand : ils sont au téléphone, ils prennent un café, ils marchent pour se rendre à la gare, ils lisent un livre, ils sont aux toilettes, ils regardent la télévision, etc. La liste est infinie. Ils fument en ces occasions parce qu'ils l'ont toujours fait à ces moments précis. C'est une habitude. Et s'ils ne le font pas, ils sont mal à l'aise car il leur manque quelque chose. Ils ne savent pas quoi faire de leurs mains, etc. Pour combler ce vide ou s'occuper les mains, ils allument une cigarette.

  Si vous demandez à un fumeur de quelles cigarettes il ne peut se passer durant la journée en raison de sa dépendance, vous vous apercevrez qu'elles sont très peu nombreuses. Toutes les autres cigarettes sont liées à une habitude.

Se préparer à arrêter : quoi faire avant de se rendre chez son hypnothérapeute

Bon, alors comme ça, vous voulez arrêter de fumer et vous avez choisi l'hypnothérapie pour y parvenir. Voici quelques précieux conseils :

Choisir le bon moment. Choisissez le meilleur moment pour arrêter, à savoir une période de stabilité dans votre vie, sans événement important à venir dans les deux mois qui suivent tels qu'un mariage, des fêtes d'anniversaire, des examens, des périodes de vacances comme Noël, etc. En revanche, nombreux sont ceux qui trouvent idéal d'arrêter juste avant de partir en vacances, car le changement d'environnement et la disparition de tous les éléments familiers déclencheurs peuvent renforcer la nouvelle habitude consistant à ne pas fumer. Prenez rendez-vous avec votre hypnothérapeute et notez-le dans votre agenda. Oh, et n'oubliez pas la date !

- **Dites aux personnes d'un grand soutien que vous avez décidé d'arrêter**. Il est toujours agréable de se sentir soutenu et encouragé. C'est le genre de personnes vers lesquelles vous pouvez vous tourner si votre résolution chancèle ou qui vous gratifieront d'encouragements si besoin est. Évitez à tout prix celles qui se réjouiraient de vous voir échouer !
- **Débarrassez-vous de tout votre attirail de fumeur juste avant votre séance d'hypnothérapie**. Jetez vos cendriers, vos briquets et videz la cachette où est entreposé votre stock de cigarettes. Vous n'en aurez plus besoin. Une fois ce ménage effectué, vous ne serez plus tenté de vous écarter du droit chemin. Et veillez à ce que votre habitation devienne une zone entièrement non-fumeur.
- **Faites une chose qui renforcera votre motivation d'arrêter de fumer**. Vous êtes certes motivé, mais que pouvez-vous faire d'autre pour renforcer cette motivation ? Remplissez à moitié d'eau un pot de confiture et plongez-y votre mégot après chaque cigarette fumée. Secouez-le de temps en temps et sentez la mixture. Ça sent bon hein ? C'est ce qui se passe dans votre corps à chaque fois que vous fumez. Ou bien prenez un autre pot de confiture et à chaque fois que vous achetez un paquet de cigarettes, mettez-y la somme d'argent correspondant au prix du paquet. À la fin de chaque semaine, faites les comptes et voyez combien vous dépensez pour vous ruiner la santé. Pensez ensuite à toutes les économies que vous ferez quand vous aurez arrêté. Envisagez de faire quelque chose de sympa avec tout cet argent.

Lors de votre première séance, votre hypnothérapeute vous posera bien entendu des questions sur vos habitudes de fumeur. Il peut être utile d'y penser à l'avance :

- Pourquoi voulez-vous arrêter ?
- Combien de cigarettes fumez-vous par jour ?
- Quelles sont les cigarettes dont vous avez besoin chaque jour ?
- Quelles sont les cigarettes que vous fumez par habitude ?
- Quelles sont les influences négatives de la cigarette sur vous ?
- Quels sont à vos yeux les avantages à devenir non-fumeur ?
- À quel âge avez-vous commencé à fumer ?
- Pourquoi vous êtes-vous mis à fumer ?
- Pourquoi n'avez-vous pas déjà arrêté ?
- Si vous avez déjà arrêté, pourquoi avez-vous recommencé à fumer ?
- Quel est votre budget cigarettes par semaine et qu'allez-vous faire de tout l'argent économisé quand vous aurez arrêté ?
- Quelles peurs génère en vous la perspective d'arrêter de fumer ?

Cette dernière question est souvent centrale quand il s'agit d'aider les gens à arrêter de fumer.

Traiter ses peurs d'arrêter de fumer

L'hypnothérapie ne vous aide pas seulement à arrêter de fumer. Après tout, vous arrêtez après chaque cigarette. Non, l'objectif est de vous aider à conserver votre statut de non-fumeur. Cela signifie que l'hypnothérapie doit non seulement vous permettre d'arrêter et de tenir mais également de s'attaquer à vos éventuelles peurs de ce qui peut se produire une fois la cigarette abandonnée. Ce sont souvent ces peurs et inquiétudes qui poussent une personne à s'écarter du droit chemin et à reprendre la cigarette. Il est donc primordial de bien parler de toutes vos peurs ou inquiétudes avec votre hypnothérapeute afin qu'il puisse élaborer des stratégies susceptibles de vous aider à les surmonter.

Voici certaines peurs et les méthodes correspondantes que votre hypnothérapeute peut employer pour vous aider à les vaincre :

- « **J'ai peur de prendre du poids.** » C'est peut-être la peur la plus courante. Il est indéniable que certaines personnes prennent du poids quand elles arrêtent de fumer. Mais, attendez, cela ne veut pas dire que c'est inévitable ! Cela signifie simplement que ces personnes ont remplacé une mauvaise habitude, fumer, par une autre, manger. Ce n'est pas grave, votre thérapeute peut formuler des suggestions destinées à vous aider à mieux contrôler vos habitudes alimentaires. En fait, vous allez découvrir que vous remplacez simplement l'habitude de fumer par la merveilleuse habitude de vivre sainement !
- « **Fumer m'aide à gérer le stress. Comment vais-je faire une fois que j'aurai arrêté ?** » Toujours le même refrain ! Si c'est l'une de vos peurs, réfléchissez : la nicotine génère les effets physiques du stress. Elle augmente votre fréquence cardiaque, votre tension et pousse votre système nerveux à libérer diverses hormones de stress telles que l'adrénaline.

  Alors, pourquoi croit-on que la cigarette permet de diminuer le stress ? Probablement parce que lorsqu'un fumeur stressé allume une cigarette, il détourne son attention du stress et la reporte sur l'acte d'allumer puis de fumer sa cigarette. En étant parfois obligé d'aller fumer dehors, il quitte l'environnement dans lequel son stress se produit.

  Si vous utilisez la cigarette comme un outil de gestion du stress, parlez-en avec votre hypnothérapeute. Il peut vous aider à gérer bien plus sainement votre stress via un processus de suggestions et de renforcement de votre ego (le chapitre 12 traite le renforcement de l'ego). Et vous souhaiterez peut-être aussi vous offrir une séance de gestion du stress avec lui ! (Le chapitre 7 aborde le stress.)

  « **Que faire de mes mains quand je suis dans un bar ?** » C'est une peur très répandue chez les fumeurs désireux d'arrêter. Imaginez : vous êtes dans un bar, un verre à la main. Qu'avez-vous dans l'autre main ? Une cigarette ! Elle fait autant partie du comportement consistant à siroter une boisson que l'action de porter le verre à ses lèvres. Supprimez la cigarette et vous amputez une partie du comportement consistant à boire. Cela peut faire naître un sentiment de perte, l'impression qu'il vous manque quelque chose et même générer une sorte de malaise. Vous pouvez devenir un peu anxieux parce que vous ne savez pas quoi faire de votre main libre. L'hypnothérapie peut facilement résoudre ce problème grâce aux suggestions : vous faire oublier votre main et vous inciter à vous concentrer sur ce que vous faites, les personnes auxquelles vous parlez et celles qui vous entourent. Votre attention est ainsi détournée de votre main libre. Si vous remarquez votre main libre, une autre suggestion peut également consister à remplacer cette pensée par la fierté d'être devenu non-fumeur et de ne plus avoir des doigts qui empestent le tabac froid.

- **« J'ai du mal à refuser quand on me propose une cigarette. Comment faire ? »** Répondez « Non merci, je ne fume pas » Votre hypnothérapeute vous fera des suggestions qui vous permettront de répondre de la sorte et d'en être fier ! Il vous aidera en même temps à construire la volonté de résister grâce à toutes sortes de suggestions.
- **« Je ne sais pas si je peux faire face aux symptômes du sevrage. »** Certaines personnes arrêtent de fumer sans avoir aucun manque, tandis que d'autres en bavent vraiment. Pourquoi donc ? C'est probablement dû aux ressources psychologiques dont dispose la personne au moment où elle arrête la cigarette. Qu'entendons-nous par ressources psychologiques ? Eh bien, des choses telles que les croyances (être persuadé que vous ne serez pas en manque) ou des sentiments positifs (une grosse confiance en soi sur le fait de pouvoir arrêter immédiatement). Quelle que soit votre tendance en la matière, votre hypnothérapeute fera son maximum pour essayer de diminuer ces symptômes de sevrage en renforçant vos ressources psychologiques grâce à l'utilisation de la suggestion directe et d'autres techniques.

Vous avez décidé d'arrêter de fumer. Cela signifie TOUT ce qui se fume. Vous ne pouvez pas arrêter la cigarette et vous mettre à la pipe ou au cigare, car vous serez toujours fumeur et reviendrez à la cigarette en un rien de temps. Cela englobe également les… « plantes » illégales !

Utiliser l'hypnose pour devenir non-fumeur

Combien de séances va-t-il vous falloir pour devenir non-fumeur ? Eh bien, l'hypnothérapie peut vous aider à arrêter en une seule séance.

À l'instar de la médecine, il existe diverses méthodes pour arrêter le tabac. L'approche choisie par votre thérapeute peut être conditionnée par la formation qu'il a suivie. Certaines écoles prônent l'arrêt du tabac en une seule séance. Avec d'autres méthodes, il faut trois ou quatre séances. Chaque séance est alors consacrée à l'une de vos habitudes de fumeur. Chaque méthode a ses avantages bien que nous penchions de notre côté pour la séance unique, car elle est immédiate et tient compte du fait que votre motivation est peut-être maximale lors de la première séance.

Alors, à quoi vous attendre pendant votre séance d'hypnothérapie ? Tout d'abord, votre thérapeute va faire le tour complet de vos antécédents (voir chapitre 12) et vous poser des questions afin de bien comprendre vos habitudes de fumeur. À partir des réponses que vous lui fournirez, il sera alors en mesure de bâtir une ou plusieurs séances personnalisées qui vous permettront de contrôler votre habitude tout en rompant les associations que vous faites au quotidien avec la cigarette.

Que se passe-t-il si, au bout des séances programmées, vous avez toujours beaucoup envie de fumer ? Ne vous inquiétez pas, décrochez votre téléphone et appelez votre hypnothérapeute… au lieu de vous en griller une. Tout bon thérapeute vous donnera un rendez-vous dans les plus brefs délais afin de vous aider à surmonter cette crise.

Avant de vous rendre à votre séance d'hypnothérapie, prenez votre dernière cigarette. Appréciez-la car, avec un peu de chance, ce pourrait être la dernière à vous faire envie.

L'efficacité de l'hypnothérapie pour arrêter de fumer n'a rien de magique et repose beaucoup sur votre volonté. Si vous entrez dans le cabinet de votre hypnothérapeute avec une motivation adéquate et un réel désir d'arrêter de fumer, l'hypnothérapie s'avérera un outil extrêmement efficace qui vous aidera à devenir et demeurer non-fumeur.

Ne pensez jamais que le fait d'avoir réussi à arrêter de fumer et à vous contrôler grâce à l'hypnothérapie vous autorise à en griller une de temps en temps en toute impunité. Pardon, mais cela ne fonctionne pas comme cela. Une cigarette en entraîne une autre (après tout, vous contrôlez n'est-ce pas ?), puis une autre (alors, le contrôle est déjà moins évident, hein ?), puis encore une autre (ho ! là ! vous ne contrôlez plus rien) et, vous vous retrouvez au point de départ (à casquer pour une autre séance chez votre hypnothérapeute) avant de vous en être aperçu.

Les suggestions d'arrêt

En général, l'hypnothérapeute vous aide à abandonner la cigarette en formulant des suggestions qui lient votre désir d'arrêter aux différents moments de la journée. Par exemple, il peut suggérer ceci : « *Vous n'avez aucune envie de fumer quand vous vous réveillez le matin* » ou « *Vous n'avez aucune envie de fumer après un repas.* »

Ça a l'air trop facile, n'est-ce pas ? Eh bien, vous avez raison, ce n'est pas si simple. Votre thérapeute vous aide en fait à procéder à une sorte de reprogrammation. En associant ces moments de la journée à l'absence de désir de fumer, les suggestions brisent les anciennes associations inconscientes que vous faites avec la cigarette et vous reprogramment donc. Vous pouvez vous retrouver à passer votre journée en oubliant la cigarette pendant de longues périodes grâce aux suggestions. Pourquoi ? Parce que votre esprit n'est plus focalisé sur votre comportement de fumeur. L'association entre divers points de la journée et l'acte de fumer a disparu.

Bien entendu, le besoin maladif et l'état de manque sont également pris en compte. Beaucoup de personnes ayant arrêté de fumer grâce à l'hypnothérapie disent ressentir très peu le besoin de fumer et les symptômes du sevrage. Cela ne veut pas dire que tout le monde abandonne la cigarette si facilement. Votre hypnothérapeute vous donnera des suggestions pour vous aider à faire face au besoin maladif de fumer ressenti (après tout, ces épisodes durent très peu de temps) et vous doter de la volonté nécessaire pour surmonter un éventuel état de manque.

Les associations au sentiment d'aversion

Certains thérapeutes vous soumettent à une cure de dégoût, vous rappelant tout le mal que fait la cigarette à votre corps ou associant l'odeur et le goût du tabac à des crottes de chien par exemple afin d'essayer de vous faire peur ou de vous dégoûter de votre habitude.

Votre hypnothérapeute peut également employer une technique de progression en âge (voir chapitre 2) pour vous montrer d'abord comment la cigarette vous détruira à long terme si vous continuez de fumer, puis comme la vie est fantastique dans la peau d'un non-fumeur. Quelle merveilleuse source de motivation !

Les techniques d'analyse

Quelques thérapeutes (de plus en plus minoritaires) utilisent des techniques d'analyse telles que la dissociation et la régression (traitées au chapitre 2) pour découvrir pourquoi vous êtes devenu fumeur, puis faire disparaître cette habitude. Ils estiment que comprendre pourquoi vous vous êtes mis à fumer est essentiel pour que vous deveniez non-fumeur. Nous pensons pour notre part que ce n'est pas nécessaire. La plupart des fumeurs savent pourquoi ils ont commencé (pression des pairs, rébellion) et sont parfaitement satisfaits de simplement se réserver un avenir plus sain.

Contrôler son poids

Le monde occidental connaît un gros problème d'obésité. Ainsi, de plus en plus de personnes cherchent une méthode efficace pour perdre du poids. Ils sautent sur les régimes à la mode, perdent des kilos puis les reprennent et essayent donc ensuite le dernier remède miracle qui ne leur réussit pas et passent ainsi leur temps à faire le yo-yo. Ça vous rappelle quelqu'un ?

De nombreux régimes ne font guère plus qu'enrichir leur inventeur. La majorité des régimes s'évertuent exclusivement à limiter l'absorption et c'est tout le problème, car ils n'apprennent absolument pas à manger sainement, ni à changer de mode de vie. Ainsi, dès que vous avez fini votre régime, vous reprenez vos anciennes habitudes alimentaires et tous les kilos perdus font leur réapparition. En fait, des études montrent qu'environ 95 % des gens qui perdent du poids en faisant tout seul un régime reprennent leurs kilos perdus ! Mauvaise nouvelle !

Dans ce cas, à quoi bon maigrir ? Eh bien, pour votre santé. Les personnes en surpoids courent plus le risque de développer les choses suivantes :

- maladie de cœur ;
- diabète de type 2 ;
- attaque ;
- problèmes d'articulations ;
- difficultés respiratoires ;
- hypertension.

Il vaut donc bien mieux perdre ses kilos superflus !

Emprunter une voie sans danger vers le corps de ses rêves

Alors, comment perdre du poids en toute sécurité et avec efficacité (cela signifie ne pas reprendre les kilos perdus) ? Vous devez bien entendu surveiller votre alimentation et les quantités consommées mais, pour perdre durablement du poids, il ne faut pas seulement se limiter. Un contrôle efficace de son poids doit présenter les caractéristiques suivantes :

- **Ce ne doit pas être difficile**. Il n'y a rien de pire que de se forcer à faire quelque chose, car cela peut devenir une vraie corvée. Au bout d'un moment, il est beaucoup plus facile et agréable de reprendre vos mauvaises habitudes et les kilos perdus se réinstallent. N'oubliez pas que vous avez choisi de perdre du poids et qu'il vous faut donc fournir quelques efforts pour y parvenir. Mais, grâce à l'aide de l'hypnothérapie, cette démarche peut devenir agréable.

- **Faire preuve de souplesse**. Ne soyez pas rigide. Ce n'est pas parce que le chocolat est susceptible de vous faire grossir qu'il faut vous en passer complètement. Modérez simplement la quantité mais ne le bannissez pas. L'interdiction fait naître le désir et si ce dernier grandit, vous pouvez perdre le contrôle et finir par vous empiffrer de chocolat.
- **Le nombre de kilos à perdre et le délai imparti doivent être réalistes**. La plupart des experts s'accordent à dire que perdre 500 grammes à 1 kilo par semaine est un objectif raisonnable et atteignable.
- **Manger équilibré**. C'est le bon sens par excellence. L'idéal serait de manger le plus de produits bio et frais possible, sans aller jusqu'à prendre du poids. Vous devez donc inclure dans votre régime alimentaire tous les groupes d'aliments. Eh oui, également des fruits et des légumes. Les aliments sains et frais offrent un carburant de qualité à votre corps et lui permettent de fonctionner plus efficacement et de brûler les graisses avec plus de brio. Vous vous sentez plus en forme, avez plus d'énergie et êtes moins vulnérable aux maladies. La liste des effets positifs est vraiment très longue.
- **Faire de l'exercice**. Mais non, cela ne signifie pas s'inscrire obligatoirement dans une salle de sport (bien que ce soit une étape positive) mais plutôt être prêt à augmenter votre niveau d'activité journalière. Plus vous êtes actif, plus vous brûlez de graisses. Des petites choses telles que marcher plus souvent, prendre les escaliers au lieu de l'ascenseur et monter les marches quand vous empruntez un escalator vous aident à perdre durablement du poids et font du bien à votre cœur (vous savez, cette chose dans votre poitrine qui vous maintient en vie !).
- **Favoriser les changements de comportement**. Vous devez changer votre mode de vie. Si vous appliquez toutes les résolutions précédentes, vous vous apercevrez que ce changement de comportement et la perte de poids interviennent naturellement. Souvenez-vous que vos anciens comportements étaient à l'origine de votre prise de poids !

LA RÉALITÉ

Si vous n'avez jamais fait beaucoup d'exercice et envisagez de vous inscrire à une salle de sport ou de vous mettre à courir par exemple, consultez votre médecin pour savoir si vous êtes suffisamment en forme pour vous mettre au sport. Faites-vous également conseiller sur la quantité d'exercice. Passer du jour au lendemain d'une vie sédentaire à 15 kilomètres de jogging journaliers n'est pas bon du tout pour vous, votre cœur, vos muscles et vos articulations. Mais, si vous suivez des conseils sensés et augmentez progressivement les efforts physiques, vous pourriez finir par réussir à courir un marathon comme vous avez vaincu votre surpoids.

TRUC

Vous avez faim ? Alors vous devez avoir soif ! Non, vous avez bien lu, les correcteurs de ce livre n'ont pas laissé passer une erreur grossière. De nos jours, beaucoup de gens ne boivent pas assez d'eau. Cela signifie que bon nombre sont déshydratés. Malheureusement, votre cerveau interprète mal les messages de votre corps indiquant que vous avez soif et retient à tort que vous avez faim. Vous mangez alors pour satisfaire une faim qui n'existe pas au lieu d'étancher votre soif. En fait, vous devriez boire au moins deux litres d'eau par jour… et rien que de l'eau ! Pas de thé ni de café. Toutes ces boissons sont diurétiques, à savoir qu'elles vous font éliminer par les voies naturelles plus d'eau qu'il ne faudrait. Buvez de l'eau, vous aurez moins de tiraillements d'estomac, mangerez moins et perdrez plus de poids.

Objectif minceur !

Nous l'avons déjà dit et nous le répétons, l'hypnothérapie n'a rien de magique. Vous ne pouvez ressortir d'une séance d'hypnothérapie plus léger de cinq kilos, ce n'est pas comme ça que ça marche. L'hypnothérapie vous aide simplement à modifier vos habitudes en matière d'alimentation et d'exercice physique et à apprécier le processus de surveillance de votre poids. L'un dans l'autre, elle contribue à adopter un mode de vie capable de vous rendre plus mince et plus en forme et de vous donner fière allure.

Pour veiller à bien tirer parti de l'hypnothérapie, répondez aux questions suivantes avant de vous rendre à votre première séance :

- **Quel poids souhaitez-vous faire ?** Vérifiez qu'il s'agit bien d'un objectif raisonnable. Parlez-en à votre médecin si vous avez des doutes.
- **En combien de temps souhaitez-vous parvenir au poids fixé ?** Là encore, soyez raisonnable. Souvenez-vous que les experts préconisent une perte de cinq cents grammes à un kilo par semaine.
- **Pourquoi voulez-vous perdre du poids ?** Pour des raisons de santé, votre apparence (une bonne motivation) ou une menace, le fameux « Je ne me marie pas avec toi tant que tu n'auras pas perdu cinq kilos » (motivation pas très conseillée). Une source de motivation saine augmente vos chances de succès.
- **Comment modifier votre alimentation ?** Étudiez votre régime alimentaire et voyez en quoi vous pouvez le modifier. Par exemple :
  - manger grillé et non frit ;
  - réduire les quantités ;
  - manger plus de produits frais (fruits et légumes) ;
  - manger moins de bonbons, de biscuits, de desserts riches en graisses, etc. ;
  - boire plus d'eau !
- **Dois-je boire moins d'alcool ?** Désolés Messieurs Dames, mais l'alcool fait grossir ! Nous ne vous disons pas de vous en passer complètement, après tout, à petites doses, c'est bon pour le cœur (Dieu merci !). Diminuez la quantité et réservez-vous plusieurs jours par semaine sans alcool.
- **Comment augmenter la dose d'exercice physique ?** N'oubliez pas de vous montrer raisonnable. Pensez aux moments de la journée durant lesquels vous pouvez dépenser plus d'énergie (et, pour les esprits mal placés, le sexe permet de brûler des calories !).
- **Quels obstacles dois-je surmonter ?** Soyons réalistes. Il est des moments où se contrôler est difficile, lors de fêtes par exemple. Comment faire quand la tentation pointe son gros nez hideux ?
- **Quelle apparence est-ce que je souhaite avoir ?** Hé, nous avons tous une propension à la vanité. Pourquoi ne pas s'y plier ? Mais, là encore, veillez à ce que votre objectif soit réaliste.

- **Est-ce que je m'empiffre de quelque chose ?** Parmi les aliments que je consomme, certains me font-ils perdre tout contrôle concernant la quantité absorbée ? Vous savez, quand vous ouvrez une tablette de chocolat et que vous ne pouvez vous empêcher de la manger en entier !

Armé de toutes les réponses à ces questions et à celles qu'il vous posera lors de votre première séance, votre hypnothérapeute va créer un plan d'action adapté à votre profil et basé sur diverses techniques incluant les suggestions directes. Par exemple, « *Vous n'avez pas envie de manger de chocolat écœurant…mais…vous appréciez seulement les merveilleuses saveurs des aliments bons pour la santé…dont vous savez qu'ils vous sont bénéfiques…* »

Votre hypnothérapeute peut mettre à contribution votre imagination. Par exemple, il vous demande de vous imaginer en train d'acheter uniquement de petites quantités de produits frais et sains. Il vous fait voyager mentalement dans le futur pour que vous ressentiez les bienfaits d'avoir perdu durablement du poids. Cette image mentale peut contribuer à ce que vous arrêtiez de vous considérer comme gros pour commencer à vous percevoir comme une personne mince. Très motivant !

Certains thérapeutes utilisent des outils d'analyse tels que la régression ou la dissociation. Nous sommes plutôt d'avis de ne les utiliser qu'en dernier recours. Pourquoi ? Parce que, la majorité des personnes nous consultant pour des problèmes de poids consomment tout simplement trop d'aliments néfastes et ne font pas assez fonctionner leurs muscles ! Bien sûr, pour certains individus, le surpoids est le symptôme d'un mal plus profond et l'utilisation d'outils d'analyse est alors totalement justifiée.

Quelle que soit la méthode employée, l'objectif de votre hypnothérapeute est de vous aider à :

- contrôler vos habitudes alimentaires ;
- faire plus d'exercice ;
- régler vos éventuels problèmes liés à la perte de poids ;
- vous forger une motivation et l'entretenir.

Bien dormir

Le sommeil est généralement quelque chose que vous attendez avec impatience, une période vous permettant de vous reposer, de recharger vos accus et de débuter la journée suivante alerte et plein d'énergie. Mais, il arrive parfois que le sommeil soit difficile et loin d'être reposant. Si vous connaissez cette situation, une consultation chez votre hypnothérapeute s'impose peut-être.

Venir à bout de l'insomnie

La plupart des gens vivent des périodes où ils ont du mal à dormir. Vous êtes stressé, souffrez d'un décalage horaire ou vous ne savez tout simplement pas pourquoi vous ne parvenez pas à dormir. Ces situations sont provisoires et assez gênantes. Cependant, vos périodes d'insomnie peuvent s'installer dans la durée et se répéter régulièrement dès que vous essayez de vous endormir.

Il existe en gros trois types d'insomnie :

- **Les difficultés à s'endormir** : vous vous couchez et avez du mal à trouver le sommeil.
- **Se réveiller pendant la nuit** : vous vous endormez rapidement puis vous vous réveillez pendant la nuit et vous avez du mal à vous rendormir.
- **Se réveiller très tôt** : vous passez une nuit de sommeil normale, mais vous vous réveillez plus tôt que d'habitude. Vous ne vous sentez pas reposé et vous avez sommeil.

Votre insomnie peut avoir de nombreuses causes et finir par devenir une habitude, comme une sorte de stratégie de sommeil erronée. L'hypnothérapie vous aide à :

- développer une bonne stratégie de sommeil ;
- régler les problèmes sous-jacents entretenant votre insomnie.

Comme à chaque fois avant d'aller voir votre hypnothérapeute, une petite réflexion peut vous faire grandement avancer (et même vous éviter d'aller consulter !). Réfléchissez aux éléments suivants :

- **Que se passait-il dans votre vie au moment de l'apparition de l'insomnie ?** Y a-t-il eu un élément déclencheur qui demeure un problème pour vous ?
- **Mangez-vous trop tard par rapport à votre heure de coucher ?** Se coucher l'estomac plein n'est pas une bonne idée. Vous pouvez ressentir une gêne et le processus de digestion peut vous empêcher de vous endormir. Dans l'idéal, ne mangez pas dans les deux ou trois dernières heures avant d'aller vous coucher.
- **Buvez-vous une boisson à base de caféine avant de vous coucher ?** Cela paraît peut-être évident mais vous seriez surpris du nombre de personnes venant consulter pour des problèmes d'insomnie et qui boivent du café ou d'autres boissons à base de caféine juste avant de se coucher. N'oubliez pas, la caféine est un stimulant qui vous maintient éveillé. Si vous prenez une boisson avant de vous coucher, lisez bien l'étiquette pour vous assurer qu'elle ne contient pas de caféine.
- **Faites-vous la sieste pendant la journée ?** Si c'est le cas, vous pourriez bien dilapider votre quota de sommeil avant même de vous mettre au lit. Essayez de supprimer la sieste et voyez quelles sont les répercussions sur votre sommeil.
- **Buvez-vous de l'alcool peu de temps avant d'aller au lit ?** Vous pensez peut-être que picoler un peu le soir va vous aider à dormir. Faux ! Bien que l'alcool soit à la base un anesthésique, à petites doses, il agit comme un stimulant. Prenez donc votre dernier verre d'alcool deux heures avant de vous coucher. Et ne pensez pas que vous allez pouvoir boire plus d'alcool afin de sombrer dans le sommeil complètement anesthésié ! Le sommeil provoqué par l'alcool est différent du sommeil naturel et, le lendemain matin, vous vous réveillez loin d'être reposé.
- **Surestimez-vous la quantité de sommeil dont vous avez besoin ?** Essayez de vous coucher un peu plus tard et voyez ce qui se passe.

Les techniques d'hypnothérapie sont très axées sur la réassociation du lit au sommeil. Sachant cela, votre hypnothérapeute peut vous donner un certain nombre de conseils :

- **Bannir toute activité dans la chambre, sauf dormir**. Pas question de manger, de boire, de regarder la télévision, de lire ou de faire l'amour quand vous êtes au lit. Vous souhaitez réassocier le lit au sommeil et uniquement au sommeil. Vous pouvez vous adonner à toutes les autres activités ailleurs que dans la chambre. Cela inclut le sexe, alors pourquoi ne pas pimenter votre relation et faire l'amour dans la cuisine ou le salon ? Et, ne vous inquiétez pas, quand vous dormez à poings fermés, il est facile de mettre toutes ces activités en… sommeil.
- **Aller se coucher tous les soirs à la même heure**. Adoptez un rythme régulier.
- **Se lever et faire autre chose si vous ne parvenez pas à dormir**. Si vous vous réveillez et ne parvenez pas à vous rendormir, sortez du lit et occupez-vous. Le grand hypnothérapeute Milton Erickson faisait inlassablement briller le sol de leur cuisine à ses patients souffrant d'insomnie, quelle que soit l'heure de la nuit ! Quand vous avez de nouveau sommeil, retournez au lit. Vous associez ainsi votre lit à l'envie de dormir puis finalement au sommeil.
- **Mettez par écrit vos inquiétudes avant d'aller au lit**. On appelle cela l'*externalisation*. Noter ses inquiétudes aide à les chasser de son esprit et à se concentrer sur le sommeil plutôt que sur le stress.

Les stratégies en matière de transe pour aider à dormir

Alors, que se passe-t-il quand vous êtes en transe ? Eh bien, il se met en place une technique très courante appelée *Loi de l'effet inverse*. Cette loi signifie en gros que plus vous vous efforcez de faire quelque chose, plus vous avez de mal à atteindre votre objectif. Par exemple, votre hypnothérapeute peut tenter la suggestion suivante : « *Quand vous irez au lit le soir…vous essaierez de rester éveillé…et plus vous essaierez de rester éveillé…plus vous aurez envie de dormir…jusqu'à som-*

brer dans un sommeil profond et réparateur... » Vous pensez peut-être « Aller au lit et essayer de rester éveillé ? Vous êtes fous ! » Non, non, nous ne sommes pas fous. Vous hypnothérapeute applique en fait une stratégie que vous employez déjà : aller au lit et essayer de dormir. Plus vous essayez de dormir, plus vous demeurez éveillé, alors, faites l'inverse et appliquez la Loi de l'effet inverse.

Votre hypnothérapeute peut se servir de suggestions directes pour vous aider à moins remarquer les éléments perturbateurs tels que le bruit d'un radiateur qui refroidit ou les aboiements d'un chien. Il vous suggérera bien sûr d'entendre votre réveil sonner le matin !

Si votre insomnie persiste, une technique d'analyse telle que la dissociation peut vous aider à travailler sur la partie de votre esprit responsable de votre incapacité à dormir en vous faisant prendre conscience de cette situation et en procédant aux changements opportuns.

Lorsque des causes sous-jacentes sont à l'origine de l'insomnie, telles que l'anxiété ou la dépression, celles-ci sont bien entendu traitées au cours de la thérapie.

Votre thérapeute peut également souhaiter vous enseigner l'autohypnose pour que vous puissiez vous entraîner le soir venu dans votre lit (le chapitre 6 aborde l'autohypnose). Vous pouvez ainsi vous détendre et adopter un état d'esprit très proche du sommeil. Il s'agit en fait d'un état d'esprit (appelé état hypnagogique) qui fait naturellement partie du sommeil. L'autohypnose peut vous aider à gérer les pensées indésirables survenant lorsque vous êtes au lit. Vous pouvez par exemple vous imaginer en train d'extirper chaque pensée et de l'enfermer dans une boîte magique jusqu'au lendemain.

Relativiser ses cauchemars

Les rêves sont super : le moment de laisser votre inconscient se délecter à faire jouer son imagination frivole. Mais, quand les rêves tournent mal ? Anxiété. Transpiration. Se réveiller terrifié en pleine nuit. Un seul mot pour qualifier ces épisodes : cauchemar ! Nous avons tous déjà fait ces cauchemars source de désagréments. Mais, quand ils reviennent régulièrement, ils peuvent perturber votre sommeil et vous faire redouter le simple fait d'aller au lit. L'hypnothérapie peut vous permettre de retrouver ces doux rêves tristement disparus. Une visite chez votre hypnothérapeute vous aidera à modifier votre état d'esprit pendant les cauchemars via diverses approches :

- **La suggestion directe** : votre hypnothérapeute peut vous suggérer qu'à peine démarré, votre cauchemar se transforme en un rêve différent, plus agréable. Il vous demandera sans doute quel type de rêve vous aimeriez afin d'être au maximum en accord avec vos souhaits.
- **Les rêves lucides** : certains thérapeutes peuvent vous apprendre à faire des rêves lucides, à savoir contrôler vos rêves. Vous parvenez ainsi à éliminer les personnages méchants de vos cauchemars, à échapper aux situations dangereuses ou simplement à remplacer tout le cauchemar par quelque chose d'autre.

  Pour faire des rêves lucides, il faut un peu d'entraînement, mais la maîtrise de la technique est très utile et enrichissante. Vous trouverez plus d'informations sur les rêves lucides sur www.lucidity.com, site Web (en anglais) du Lucidity Institute, et sur www.oniros.fr, site Web de l'association française pour l'étude du rêve.
- **Traiter la cause sous-jacente** : revoilà la dissociation ! Votre thérapeute vous incite à prendre conscience de la partie de l'esprit qui dirige les cauchemars. Vous entamez un dialogue avec elle pour découvrir ce qui se passe, pourquoi elle fait ça et comment vous allez parvenir à changer cela. Pendant le processus, vous pouvez soulever des problèmes à traiter via d'autres techniques telles que la régression (quand, par exemple, un élément de votre passé demeure non résolu) ou la suggestion directe (par exemple, pour gérer plus efficacement certains niveaux de stress).

Quelle que soit la méthode employée, vos cauchemars peuvent alors appartenir au passé et devenir un mauvais rêve qui a progressivement disparu.

Vaincre le ronflement, pour votre bien et celui de votre partenaire

Les ronflements de votre partenaire vous maintiennent peut-être éveillé et sont à l'origine de votre insomnie ou les vôtres ont incité votre partenaire à dormir dans une autre pièce. Quelle que soit la situation, le ronflement peut poser problème au couple (et à toute la maison s'il est très fort !).

Un hypnothérapeute peut vous aider à calmer les ronflements :

- **La plupart des gens ronflent quand ils dorment sur le dos**. Sur le dos, vos voies aériennes sont moins ouvertes et entravent donc le passage de l'air, ce qui fait vibrer les tissus et crée le son caractéristique du ronflement. Lorsque vous vous allongez sur un côté, vos voies aériennes s'ouvrent et diminuent le risque de déclencher des vibrations.

  Les suggestions directes permettent d'alerter votre inconscient que vous êtes sur le dos et de vous inciter à basculer sur le côté. Par exemple, « *Dès que votre inconscient se rend compte que vous êtes sur le dos…vous basculez instantanément sur le côté…position dans laquelle vous demeurez profondément endormi…et vous respirez facilement…* »

- **Beaucoup de personnes ayant des kilos en trop ronflent**. Le fait est qu'une accumulation de graisse au niveau du cou et de la poitrine accroît la pression sur les voies aériennes lorsque vous dormez. Dormir sur le côté aide mais pas tant que perdre ces kilos superflus.

  Et l'hypnothérapie vous aide bien entendu énormément à y parvenir, comme nous l'expliquons dans la section « Contrôler son poids », plus haut dans ce chapitre.

- **Fumer entraîne la production de mucus dans les poumons et sur les voies aériennes**. Pouah ! Si vous êtes fumeur, vos poumons produisent du mucus pour vous débarrasser du goudron et autres saloperies que vous inhalez. La nuit, quand vous respirez, l'air heurte ce mucus et déclenche le bruit du ronflement.

Si vous êtes dans ce cas, prenez rendez-vous pour une séance avec votre hypnothérapeute et débarrassez-vous de cette habitude de fumer !

- **L'alcool détend les muscles de votre cou**. L'alcool anesthésie et détend également vos muscles (ce qui explique en partie pourquoi les gens tombent lorsqu'ils sont soûls !). Si vous avez l'habitude de boire un ou deux verres d'alcool avant de vous coucher, vous notez peut-être que les muscles de votre cou se détendent, ce qui entraîne la vibration des tissus de vos voies aériennes lorsque vous respirez. Résultat, vous ronflez ! Pensez donc à supprimer la boisson ou, si vous avez des problèmes d'alcool, consultez votre hypnothérapeute pour vous aider à vous en sortir.

Vous ronflez… et vous le (la) gonflez

N'oublions pas le (la) partenaire de la personne qui ronfle. Il vaudrait peut-être la peine qu'il (elle) suive aussi une séance d'hypnothérapie pour l'aider à détourner son attention des ronflements. Le thérapeute pourrait faire la suggestion suivante : « *Le son du ronflement de votre partenaire s'évanouit au loin…car vous vous concentrez sur les sensations agréables de la plongée dans un sommeil profond…profond… et réparateur…et je me demande combien de temps il vous faudra pour…oublier complètement ce ronflement…* » ou « *Vous prenez conscience du ronflement de votre partenaire et, très bizarrement…il vous aide à sombrer dans un sommeil encore plus profond et réparateur…* »

Mais, avant d'aller voir votre hypnothérapeute, il serait judicieux de consulter d'abord votre médecin afin de vous assurer qu'aucune cause physique, telle que des amygdales trop grandes ou un problème de végétations, n'est pas à l'origine de votre ronflement. Dans ce cas, une intervention chirurgicale pourrait s'avérer nécessaire. Et si passer sur le billard vous pose problème, devinez quoi ? L'hypnothérapie peut vous aider également à franchir le pas !

Si votre partenaire vous dit que vous cessez de respirer de temps en temps quand vous dormez et que, lorsque vous vous remettez à respirer, vous le faites dans un gros ronflement, vous souffrez peut-être d'*apnée obstructive du sommeil*. Il est important que vous consultiez votre médecin pour y remédier. Les études montrent que les personnes souffrant d'apnée obstructive du sommeil courent plus le risque de faire une crise cardiaque ou une attaque.

Contrôler ses mots : le bégaiement

Le bégaiement (ou si vous préférez utiliser le terme scientifique, la *dysphémie*) est un symptôme très courant puisqu'il touche environ une personne sur cent. Il se manifeste de différentes manières :

- certaines personnes sont complètement bloquées lorsqu'elles essaient de prononcer certains mots ou sons ;
- certaines personnes répètent des mots, expressions ou sons ;
- certaines personnes marquent de longues pauses au beau milieu des phrases ;
- certaines personnes prolongent les sons de certains mots.

L'une des principales caractéristiques du bégaiement est qu'il s'accompagne souvent d'un sentiment de perte de contrôle pouvant générer peur et anxiété lorsque la personne doit prononcer certains mots. En fait, beaucoup ont l'impression qu'aucun mot n'est imprononçable pour un bègue, à part ceux qui lui font peur !

Trébucher sur l'anxiété

La peur et l'anxiété favorisent le bégaiement. Surmonter ces deux obstacles jumeaux est déjà difficile pour quiconque rencontrant une personne pour la première fois, mais c'est encore pire pour le bègue car l'anxiété amplifie la crainte de prononcer certains mots et donne ainsi naissance au bégaiement. Si la personne occupe des fonctions à responsabilités, la situation empire (phénomène connu sous le nom de *syndrome du directeur*). Ajoutez à l'équation le fait d'être pressé, l'excitation ou l'épuisement et la situation échappe à tout contrôle.

Cependant, quand un bègue s'adresse à quelqu'un qu'il connaît très bien, il est souvent capable de parler normalement. Pourquoi ? Parce que son niveau d'anxiété est très bas et n'alimente donc plus les peurs générant le bégaiement.

Calmer son discours grâce à l'hypnothérapie

L'hypnothérapie peut vous aider à parler avec plus d'aisance et votre hypnothérapeute s'inspirer de tout conseil qui vous aurait été donné par un orthophoniste.

Les principaux objectifs de la thérapie sont de :

- vous aider à disposer d'un meilleur contrôle de soi ;
- vous aider à diminuer votre anxiété d'une manière générale et dans des situations bien précises ;
- vous aider à renforcer les recommandations fournies par votre orthophoniste ;
- vous aider à communiquer avec des inconnus avec plus de confiance.

Pour atteindre ces objectifs, votre thérapeute utilise diverses approches :

- **La suggestion directe** : il vous suggère de détourner votre attention de la façon dont vous prononcez un mot et de vous concentrer sur ce que vous dites. Il peut s'agir également de vous aider à vous détendre quand vous dites certains mots ou vous êtes confronté à certaines situations.

  Si besoin est, votre thérapeute renforce également les recommandations de votre orthophoniste.
- **L'autohypnose** : elle est très utile car, régulièrement pratiquée, elle vous aide à diminuer votre anxiété d'une manière générale. Vous pouvez aussi vous imaginer dans toutes sortes de situations, en train de parler calmement et avec aisance (voir le point Répétition ci-après, ainsi que le chapitre 5).

- **Le renforcement de l'ego** : si vous êtes démoralisé, le renforcement de l'ego peut vous aider à avoir une meilleure image de vous-même. Votre thérapeute formule des suggestions sur le thème d'un meilleur contrôle de soi.

  Ce renforcement de l'ego vous aide également à mieux gérer votre stress et peut également être orienté de façon à ce que vous vous sentiez plus calme, plus confiant et plus détendu dans des situations bien précises.

- **Préparation** : si vous redoutez une situation, vous y pensez presque toujours à l'avance en imaginant toutes sortes de conséquences désastreuses. En fait, vous effectuez une espèce d'autohypnose négative. Résultat, vous finissez par vivre les moments désagréables que vous aviez prévus.

  L'hypnose vous permet de chasser cette mauvaise habitude et de vous préparer à passer un agréable moment. Votre thérapeute vous aide à vous visualiser en train de faire face à ces situations en parlant avec aisance.

- **Publicité paradoxale** : nombre de personnes qui bégaient craignent souvent que leurs interlocuteurs remarquent leur bégaiement. En ajoutant cette peur, vous vous mettez sous pression afin d'essayer de dissimuler votre bégaiement, mais ne parvenez qu'à accentuer le phénomène !

  Si vous appartenez à cette catégorie, votre thérapeute peut vous conseiller de faire de la publicité pour votre bégaiement en disant quelque chose de ce style : « Supportez-moi, je bégaie. » Ainsi, vous diminuez immédiatement l'intensité d'une de vos inquiétudes, ce qui contribue à améliorer votre élocution.

Parvenir à laisser ses ongles en paix

Pour quelqu'un qui ne se ronge pas les ongles, c'est une mission insignifiante. Mais, pour ceux qui se les rongent, c'est un problème qui les mine et qui cause parfois certains désagréments dans leur vie. Assis devant la télévision, ils se dévorent les doigts, deviennent stressés et se nourrissent de leurs petites peaux, arrêtent de réfléchir et mastiquent leurs problèmes à travers le sort qu'ils réservent à leurs doigts !

Résultat ? Des ongles excessivement courts et déchiquetés et, dans certains cas, des doigts qui saignent. Pas très agréable.

Se ronger les ongles est une habitude parfois associée à certaines activités. Et, comme vous le dira une personne qui se ronge les ongles, elle le fait souvent presque inconsciemment. Ce n'est qu'après avoir commencé à vous ronger les ongles que vous vous apercevez de ce que vous faites.

Ainsi, votre objectif est d'avoir des ongles magnifiques. Et quel est celui de votre hypnothérapeute ? C'est le même que le vôtre, bien entendu, mais d'un point de vue thérapeutique, il va essayer de rendre consciente votre habitude inconsciente. Cela signifie vous permettre de prendre le contrôle de votre habitude. Une fois celle-ci ramenée au niveau conscient, vous êtes alors capable d'y mettre un terme.

Au passage, ne vous attendez pas à entendre votre hypnothérapeute vous dire pendant la séance « Arrêtez de vous ronger les ongles… » Pourquoi ? Parce qu'on vous le dit depuis des lustres. Et, cela vous a-t-il permis d'arrêter ? Nous ne le pensons pas et c'est pourquoi les hypnothérapeutes n'emploient pas cette suggestion.

Alors, qu'utilisent-ils ? Eh bien, une technique appelée suggestion contraire, destinée à vous permettre de contrôler consciemment un comportement donné en vous suggérant de l'adopter seulement si vous le souhaitez. Voici à quoi peuvent ressembler les suggestions de votre hypnothérapeute : « *Dès que votre main se rapproche de votre bouche pour vous permettre de vous ronger les ongles…elle S'ARRÊTE immédiatement…et vous prenez conscience de ce que vous vous apprêtez à faire…* » Vous prenez ainsi conscience du comportement inconscient. S'ensuit alors la suggestion contraire : « *En fait… vous n'allez être capable de vous ronger les ongles que grâce à une volonté…consciente…et délibérée…* » Il peut terminer par la suggestion suivante : « *Et vous choisissez d'avoir de jolis ongles…solides...et brillants...dont vous pouvez être fier...* »

Ça a l'air simple, n'est-ce pas ? En apparence seulement. Votre hypnothérapeute formule également des suggestions qui associent tout ceci à des moments bien précis de votre quotidien pendant lesquels vous vous rongez habituellement les ongles. Pour couronner le tout, il vous fait voyager mentalement dans le futur pour que vous vous voyiez en train d'apprécier ces merveilleux nouveaux ongles. Le but est donc de matérialiser une solide image de votre objectif qui vous conduise au succès dans votre quête de mains parfaites.

Les dessous de l'habitude consistant à se ronger les ongles

Tout d'abord, l'habitude de se ronger les ongles n'est *pas* le symptôme d'une quelconque névrose profondément enracinée ! Tranquillisez-vous, votre habitude ne fait pas de vous un dangereux tueur en série ! Se ronger les ongles est simplement le vestige d'un comportement de l'enfance source de plaisir : sucer son pouce.

Pour approfondir l'explication, il est nécessaire de faire une brève incursion dans l'univers de la psychologie. Quand ce bon vieux Sigmund Freud réfléchissait sur ses théories du développement psychosexuel, il a identifié un stade qu'il a baptisé « stade oral », premier stade de développement qui va de la naissance à l'âge de 18 mois. Pendant cette période, on dit que l'on éprouve du plaisir en mettant des choses dans la bouche (arrêtez de ricaner, là-bas au fond !). Passé ce stade, nous tirons le plaisir d'autres parties de notre corps (qu'est-ce que nous avons dit ? ARRÊTEZ DE RICANER !!!). Freud pensait que certains d'entre nous ne quittent jamais vraiment ce stade oral et conservent toute leur vie des habitudes directement liées à l'obtention du plaisir par la bouche (bon, ça suffit maintenant !) : bavarder sans arrêt, mâchonner le bout des stylos, fumer, manger, se ronger les ongles.

Pour la plupart des gens se tournant vers l'hypnothérapie pour arrêter de se ronger les ongles, cela suffit. Mais, vu la merveilleuse diversité de l'être humain, ce n'est pas si simple pour certaines personnes. Si vous entrez dans cette catégorie, votre hypnothérapeute utilisera peut-être avec vous une technique d'analyse telle que la dissociation (traitée dans le chapitre 2), pour vous aider à travailler sur la partie de votre esprit responsable de votre habitude de vous ronger les ongles.

Autre chose ? Eh bien, oui justement ! Pourquoi ne faire quelque chose qui pourrait vous aider ? Mettez-vous sur la voie du succès en :

- vous achetant une lime à ongles ;
- vous achetant une belle paire de ciseaux à ongles ;
- allant vous faire faire une manucure une fois par mois.

Et c'est aussi valable pour les hommes ! Allons, nous sommes au XXIe siècle, non ? Au fait, si vous vous rongez les ongles des orteils, une visite chez le pédicure n'aurait rien de stupide.

Chapitre 6

S'attaquer aux maux du corps

Dans ce chapitre :

- Comprendre comment l'esprit peut contrôler la douleur
- Contrôler les problèmes de peau grâce à l'hypnose
- Aider son cœur
- Accoucher selon les principes de l'hypnothérapie
- Traiter les problèmes intestinaux
- Encourager l'association dentiste/hypnose
- Affronter les problèmes physiques grâce à la dimension psychologique

Les hypnothérapeutes doivent se restreindre quand ils décrivent tout l'éventail d'affections physiques qu'il est possible de traiter grâce à l'hypnothérapie. Le défi consiste à ne pas trop mettre en avant le nombre incroyable de traitements possibles et de ne pas laisser entendre que l'hypnothérapie peut se substituer aux soins médicaux traditionnels.

L'hypnothérapie complète à merveille les soins médicaux et peut apaiser un panel impressionnant de maux physiques. Les patients recherchent souvent de l'aide auprès d'un hypnothérapeute *après* qu'un médecin a écarté toute cause physique et mis l'affection sur le compte du psychique en disant des choses du genre « Ce doit être nerveux ».

Les gens viennent souvent consulter un hypnothérapeute pour les problèmes suivants :

- gestion de la douleur ;
- problèmes de peau ;
- problèmes lors d'une grossesse ;
- syndrome du côlon irritable.

Cette liste n'est absolument pas exhaustive, mais passe en revue les traitements associés que nous traitons dans ce chapitre.

Faire passer la douleur

Personne n'aime parler de la douleur, sauf peut-être les sadiques et les masochistes. Quand vous êtes en bonne santé, la notion de douleur ne vous traverse probablement jamais l'esprit. Mais quand vous souffrez, elle envahit une partie de votre conscience et peut influer sur votre humeur. Si la douleur est particulièrement intense ou devient chronique (s'installant dans la durée), elle peut vous rendre irritable et déprimé. La douleur chronique peut même affaiblir votre système immunitaire, vous devenez alors vulnérable à d'autres problèmes de santé.

Bien que l'American Medical Association ait inclus l'hypnose dans sa liste des traitements approuvés dès 1958, il faut constater avec regret que la médecine a mis beaucoup de temps à reconnaître les immenses vertus de l'hypnose en matière de soulagement de la douleur. Les preuves de l'efficacité de l'hypnose sont accessibles à quiconque s'intéresse au sujet.

Les personnes s'occupant de patients qui souffrent classent la douleur en deux catégories :

- **La douleur aiguë**. Elle est vive mais dure relativement peu de temps.
- **La douleur chronique**. Douleur moyenne à élevée durant plus de trois mois.

Que les douleurs soient aiguës ou chroniques, vous pouvez bénéficier de périodes de répit au cours desquelles vous ne souffrez plus.

ATTENTION !

Si vous souffrez d'une douleur chronique vous empêchant de mener une vie normale, consultez votre médecin. Par son intermédiaire, passez des examens avant de rechercher de l'aide pour faire passer votre douleur. Il est important d'éliminer tout problème médical avant de bénéficier d'un traitement psychologique tel que l'hypnose. Un hypnothérapeute qualifié demandera toujours l'aval de votre médecin avant d'utiliser l'hypnose pour traiter un problème de douleur.

Ressentir la douleur

En deux mots, la douleur est le système d'alarme de votre corps qui vous protège contre le mal ou vous avertit que quelque chose ne tourne pas rond quelque part. Nous réagissons tous différemment à la douleur. Chaque personne a sa façon de répondre à un événement provoquant une douleur. Mais, comment décrire une chose aussi subjective que la douleur ? La façon de ressentir la douleur se divise en gros en deux catégories :

- **La douleur sensorielle** : elle vous indique la provenance de la douleur et sa qualité sensorielle : élancement, engourdissement, sensation de brûlure, picotements.
- **La douleur affective** : c'est votre perception subjective de la douleur, à quel point elle vous gêne.

  Un sportif peut se blesser en cours de match mais ne pas être gêné par la douleur tant qu'il est concentré sur la victoire. Une fois le match terminé, il peut progressivement ou subitement prendre conscience de la douleur.

Percevoir la douleur

Il existe une réelle différence entre votre perception de la douleur et la façon dont vous la ressentez. Par exemple, si vous vous amusez bien lors d'un match de football et vous faites une petite coupure au doigt en tombant, vous ne ressentirez probablement pas la douleur avant d'avoir fini de vous amuser. En revanche, si vous vous coupez avec un morceau de papier alors que vous êtes un peu malheureux assis à votre bureau à vous ennuyer, dans un état d'irritation avancé, il y a de fortes chances que la coupure vous fasse vraiment mal parce que rien ne vient vous distraire de cette douleur.

L'esprit perçoit subjectivement la douleur. Si vous êtes distrait de votre douleur, vous êtes moins susceptible de vous focaliser dessus et donc de l'assimiler. Par exemple, vous vous êtes sans doute déjà fait un bleu ou coupé avec un morceau de papier, événement source d'une petite douleur qui n'apparaît que lorsque vous vous apercevez de la coupure ou du bleu. La douleur ne fait donc pas obligatoirement souffrir. La perception de la douleur est conditionnée par la façon dont vous la vivez.

Les médecins ne peuvent pas vous aider à mieux contrôler votre perception de la douleur. Mais, chose intéressante, l'hypnose permet cela et votre inconscient est capable de modifier la façon dont vivez cette douleur.

Grâce à l'hypnose, vous pouvez gérer toute une variété de douleurs telles que les maux de tête, les douleurs musculaires, les douleurs lors de soins dentaires et les douleurs lors de l'accouchement. L'hypnose peut même compléter, voire remplacer, l'anesthésie lors d'une intervention chirurgicale !

Soulager la douleur

Pendant l'hypnose, vous êtes détendu et votre esprit est centré sur autre chose que la douleur, même des choses très agréables. La combinaison de ces deux événements, la réduction de l'anxiété grâce à la relaxation et la concentration sur un élément autre que la douleur, permet à votre système nerveux d'enregistrer moins de douleur voire aucune douleur. C'est principalement grâce à la relaxation et à l'élimination de la peur que la diminution de la douleur par l'hypnose est efficace.

LE JARGON

Voici deux options pour gérer la douleur :

- **L'analgésie** : perte partielle de la sensation de douleur.
- **L'anesthésie** : perte totale de toute sensation de douleur.

Hypothèses sur la façon dont l'hypnose permet de soulager la douleur

Il existe de nombreuses théories sur l'efficacité de l'hypnose pour soulager la douleur. Jusque récemment, on pensait que l'état hypnotique produisait des *endorphines*, calmants naturellement fabriqués par le corps. Il semble que cette théorie soit aujourd'hui réfutée ou tout du moins contestée par un certain nombre de chercheurs. Actuellement, c'est la « théorie du portillon » qui est la plus prisée. Elle a été créée en 1965 par les chercheurs Melzack et Wall, puis modifiée en 1978 par le professeur Wall. Selon cette théorie, le cerveau et la moelle épinière font passer des informations sur la douleur. Il s'agit d'impulsions continues envoyées par le système nerveux central vers les nerfs périphériques.

Selon cette théorie, certains nerfs et cellules enregistrent tous les signaux de blessure ou de douleur, lesquels sont ensuite transmis (ou non) à travers le corps, à l'image d'un portillon laissant parvenir certains messages au cerveau. Les messages franchissant le portillon sont alors reçus par le cerveau et interprétés comme correspondant à une douleur. Comme l'hypnose peut influer directement sur le système nerveux grâce à la relaxation, elle est en mesure de diminuer le nombre de signaux de douleur enregistrés.

Les recherches montrent que la gestion de la douleur par hypnose n'a pas un effet placebo mais une réelle action physiologique qui explique son efficacité. La tomographie par émission de positons a permis de démontrer que l'hypnose agit directement sur des zones du cerveau impliquées dans la perception de la souffrance (le cortex cingulaire antérieur). Pendant le soulagement de la douleur en état d'hypnose, l'activité dans cette région du cerveau décroît.

Analgésie et anesthésie

Pour soulager votre douleur, les hypnothérapeutes peuvent vous proposer l'utilisation de l'analgésie ou de l'anesthésie. Vous vous demandez peut-être pourquoi ne pas toujours employer l'anesthésie pour soulager la douleur. Après tout, pourquoi ne pas se débarrasser complètement de la douleur au lieu de la diminuer ? Parce qu'il est judicieux de conserver une petite dose de douleur après une séance d'hypnose. Par exemple, si vous vous êtes fait une vilaine entorse de la cheville, il ne serait pas conseillé de faire disparaître complètement la douleur par hypnose puis de vous aligner sur le marathon de Paris !

L'utilisation de l'hypnose pour anesthésier (disparition totale de la sensation de douleur) peut s'avérer utile dans des situations telles qu'une intervention chirurgicale, quand aucun anesthésique n'est disponible ou son utilisation impossible. L'hypnothérapie peut être une alternative lorsque l'absence totale de douleur est requise.

L'utilisation de l'hypnose pour provoquer l'analgésie (disparition partielle de la sensation de douleur) peut s'avérer utile pour soigner des maux tels que les migraines, dont la cause peut fournir une indication sur un problème caché : une allergie alimentaire ou un problème de santé non encore diagnostiqué. La trace de douleur laissée permet de se rappeler que d'autres examens doivent être pratiqués. Vous pouvez bien entendu négocier avec votre hypnothérapeute le choix de l'analgésie ou de l'anesthésie.

N'OUBLIEZ PAS

Votre hypnothérapeute peut très bien éviter d'employer le mot *douleur* et le remplacer par le mot *désagrément*, bien moins sévère. En recadrant délibérément votre perception de la douleur, il incite votre inconscient à changer les paramètres concernant cette douleur enregistrés par votre corps.

Le niveau de transe conditionne directement l'intensité de la douleur supportable. En gros, plus la transe est profonde, plus vous pouvez supporter une forte douleur. Mais, il est possible de subir une opération chirurgicale mineure avec des transes moyennes voire légères.

Avec un peu d'entraînement, l'autohypnose vous permet de supporter des soins dentaires courants. Les dentistes un minimum formés à l'hypnose peuvent l'utiliser pour prodiguer des soins de base à leurs patients.

L'anesthésie de la main

L'anesthésie de la main est une technique d'hypnothérapie consistant à rendre la main complètement insensible, du bout des doigts au poignet. Cette zone est alors engourdie, vous n'avez aucune sensation, comme si on vous avait injecté un anesthésique. J'ai (Mike) vu pour la première fois une démonstration de cette technique quand j'étais étudiant au London

College of Clinical Hypnosis. Michael Joseph, grand hypnothérapeute, a sollicité une étudiante le tout premier jour de cours, sans la faire entrer en transe. Il a simplement prononcé quelques mots et lui a demandé si elle pouvait s'imaginer portant un gant un jour de grand froid. Cette dernière a dit « Oui » et Michael Joseph lui a demandé s'il pouvait tester sa main. Il lui a alors pincé la main très fort. Elle n'a absolument pas bronché ! Rassurez-vous, il ne s'agissait là que d'une démonstration. Votre hypnothérapeute ne brusquera jamais les choses, il vous mettra d'abord en transe et prendra bien soin de vous !

L'anesthésie de la main peut s'avérer très efficace pour traiter divers maux, dont l'arthrite et les rhumatismes, les glaucomes, les migraines et céphalées de tension, l'obésité et les affections cutanées. Elle peut servir à diminuer la douleur lors de soins dentaires, d'un accouchement, en cas de cancer et de membre fantôme (sensation souvent douloureuse de la présence d'un membre amputé). L'anesthésie de la main peut servir en cas de troubles psychologiques et être utilisée avant et après une intervention chirurgicale.

Avec la *technique du seau à glace*, votre hypnothérapeute vous demande de vous imaginer une main plongée dans un seau rempli de glaçons jusqu'au poignet. Il décrit avec force détails les sensations à mesure que votre main se refroidit jusqu'à devenir complètement engourdie. Il vous dit ensuite qu'il va tester la sensibilité de votre main en vous la pinçant, gentiment, et en faisant varier l'intensité des pincements.

Cette technique peut être efficace même sans mettre la personne en transe. En revanche, pour réaliser une anesthésie profonde sur une certaine durée, par exemple lors d'une opération, la transe est obligatoire. Concernant une utilisation en chirurgie, le patient doit se soumettre à plusieurs séances d'hypnose avant l'intervention. Il faut alors que le patient s'entraîne à pratiquer l'autohypnose, à rester longtemps en transe et à subir des hypnoanesthésies.

En outre, l'hypnothérapeute peut vous informer que l'absence de sensations au niveau de la main va demeurer après votre réveil. Il vous réveille puis teste votre sensibilité en vous pinçant plus ou moins fort la main. Il vous replonge alors en transe et place votre main « anesthésiée » sur l'autre main et vous dit que l'engourdissement sera transféré vers la main non anesthésiée.

Il vous demande ensuite de n'ôter votre main qu'une fois l'engourdissement transféré. La main nouvellement engourdie est alors testée de la même manière que la première, puis les deux mains retrouvent ensuite leur état normal. Votre hypnothérapeute vous enseigne l'autohypnose, *au cours de la transe*, et vous réveille. Il vous demande alors de vous hypnotiser et, durant l'état de transe, vous devez anesthésier l'une de vos mains puis transférer l'engourdissement à la partie de votre corps vous faisant souffrir. L'hypnothérapeute vous suggère alors que vous serez désormais capable de pratiquer l'anesthésie de la main à tout moment et de l'utiliser pour soulager la douleur. Vous vous réveillez fort d'une nouvelle compétence : pratiquer l'anesthésie de la main sur vous-même !

Avoir une belle peau

Devinez quel est le plus gros organe de votre corps ? (Messieurs, faites très attention à ce que vous allez répondre !) Eh oui, cet organe très protecteur est... votre peau ! Elle vous défend contre les attaques de bactéries et de virus et vous protège de la chaleur, du froid, des blessures et des rayons ultraviolets. La peau régule votre température corporelle, détecte les dangers potentiels avant qu'une blessure ne survienne, fournit au cerveau des données sur la nature physique de l'environnement et vous permet même d'être sexuellement excité.

Étant donné que la peau et le système nerveux ont un organe en commun, l'ectoderme, il n'est pas surprenant que le stress et l'anxiété puissent être à l'origine de maladies de peau. En revanche, une fois les maladies de peau développées, ils produisent et font souvent perdurer les perturbations mentales et émotionnelles qui peuvent perpétuer ces symptômes. L'hypnose peut constituer un formidable complément à la médecine conventionnelle pour apaiser les patients souffrant de tout un éventail de problèmes dermatologiques.

Dans les sections suivantes, nous parlons de trois des quatre principaux problèmes dermatologiques : l'eczéma, le psoriasis et les verrues.

L'hypnothérapie ne peut pas faire grand-chose contre l'acné, le quatrième problème de peau, à part renforcer la confiance en soi. Les dermatologues sont bien mieux placés pour traiter l'acné car la portée médicale est très importante.

Éliminer le psoriasis et l'eczéma

Le psoriasis et l'eczéma sont connus pour être des maladies liées au stress qui évoluent dans le bon sens lorsque ce niveau de stress diminue. L'hypnothérapie peut contribuer à réduire le stress et, de ce fait, les facteurs susceptibles d'aggraver les deux maladies.

Atténuer les éruptions liées à l'eczéma

L'*eczéma* provoque des démangeaisons, fait peler, épaissir et parfois suinter la peau. Il se manifeste généralement au niveau des articulations et du tronc. Les éruptions varient selon les saisons, voire le moment de la journée. Le fait de se gratter peut provoquer des saignements et une infection.

L'eczéma peut avoir des causes physiques, comme avec l'eczéma variqueux, favorisé par des veines gonflées ou « tordues », mais on estime que l'eczéma est une maladie provoquée par le stress.

Faire reculer le psoriasis

Le psoriasis se caractérise par des plaques rouges, une peau qui se desquame, qui saigne facilement, au niveau des genoux, des coudes, du tronc et du dos. Des marques peuvent apparaître sur les doigts et les orteils. Certaines personnes souffrant beaucoup d'arthrite peuvent également développer un psoriasis.

La maladie varie beaucoup d'un patient à l'autre et, dans certains cas très rares, peut même engager le pronostic vital lorsqu'une surface de peau importante est touchée.

La cause du psoriasis est inconnue, bien que des facteurs génétiques semblent jouer un rôle. Les facteurs environnementaux tels que les blessures, le stress, le froid, ainsi que d'autres maladies sont connus pour avoir parfois un effet aggravant sur la maladie.

Laisser tomber cette allure de sorcière : traiter les verrues

Les *verrues* sont des excroissances de peau causées par le papillomavirus. Les principaux symptômes sont esthétiques. Libre à vous de décider de soigner vos verrues, même si elles peuvent être douloureuses lorsqu'elles sont localisées sur certaines zones (la plante des pieds par exemple).

Les verrues se transmettent par contact direct et vous pouvez augmenter leur nombre si vous vous grattez ou si vous essayez de les arracher.

Le développement des verrues est conditionné par la réponse de votre système immunitaire au virus. Bien que les personnes souffrant de déficience immunitaire soient plus vulnérables, la plupart des individus atteints présentent un système immunitaire normal.

Environ 25 % des verrues disparaissent toutes seules dans les 6 mois, 50 % au bout d'un an et 65 % au bout de deux ans.

Atténuer les problèmes de peau grâce à l'hypnothérapie

Les maladies de peau sont souvent exacerbées par l'anxiété et les séances de « grattage ». Comme vous le savez maintenant, l'hypnose est excellente pour atténuer l'anxiété. Avec une personne souffrant d'un problème de peau, un hypnothérapeute suggérera de s'attaquer aux problèmes émotionnels susceptibles d'être à l'origine de l'anxiété et prêtera particulièrement attention au quotidien du patient.

Si l'anxiété du client est liée à des problèmes de faible estime de soi, une partie du traitement sera à base de suggestions directes pour renforcer l'ego.

Tour d'horizon des techniques

En cas de problèmes de peau liés à des problèmes psychologiques ou émotionnels, votre hypnothérapeute a à sa disposition tout un éventail de techniques, qu'il choisira en fonction de vos besoins :

- Suggestions pour diminuer la perception des sensations de démangeaison. Par exemple, « Vous ressentez peut-être toujours des démangeaisons, mais vous n'avez plus envie de vous gratter. »
- Les suggestions post-hypnotiques sont des techniques pratiques pour atténuer l'envie de se gratter. Par exemple, vous pouvez vous imaginer en train de souffler du « calme » et de la « fraîcheur » sur les zones de votre peau qui vous démangent et vous sentir ainsi très détendu. Autre suggestion, « Vous n'avez pas envie de vous gratter. »
- La substitution des symptômes pour éliminer le besoin de se gratter. L'hypnothérapeute peut vous suggérer de remplacer les démangeaisons par des sensations de lourdeur ou de pression.
- Les techniques d'analyse similaires aux consultations psychologiques ou à la psychothérapie en état de transe. Ces techniques peuvent être utilisées quand les précédentes se sont avérées inefficaces. Les techniques d'analyse répondent d'une approche plus complexe et peuvent impliquer une application plus en profondeur s'apparentant à la psychanalyse. Ne vous inquiétez pas, elles ne font pas souffrir !
- Ces techniques d'analyse peuvent comprendre les éléments suivants :
  - **La régression** : utiliser l'hypnose pour vous faire revenir dans le passé, à une époque antérieure à l'émergence de votre problème. Ainsi, le thérapeute peut vous montrer le lien entre votre esprit et votre corps et vous permettre de prendre le contrôle des symptômes.

- **La dissociation** : il s'agit de travailler sur des problèmes non résolus qui entretiennent la maladie. Les techniques de dissociation vous permettent de vous familiariser avec votre maladie et de développer des stratégies pour résoudre votre problème. Le chapitre 2 explique en détail la dissociation.

L'anesthésie de la main (voir la section « L'anesthésie de la main », plus haut dans ce chapitre) est un traitement efficace pour les sensations de brûlure et peut être utilisée pour brûler une verrue. Comment fonctionne cette technique ? Un seul mot pour l'expliquer : *dissociation*. L'hypnothérapeute sépare la conscience que vous avez de la douleur de votre réaction traditionnelle à celle-ci. C'est comme regarder un film dans lequel on vous voit en train de vous faire brûler votre verrue. Vous ne ressentez pas la douleur (mais ça peut vous ficher la frousse !).

Échafauder des scénarios pour soigner des problèmes de peau

Dans cette section vous sont présentés des scénarios qu'un hypnotiseur peut utiliser pour traiter des problèmes de peau. Ces scénarios sont des expressions correspondant à ce qu'un hypnothérapeute peut vous dire dans le cadre d'une thérapie post-hypnotique.

Gardez à l'esprit que ces scénarios formulés d'une manière générique peuvent être adaptés à votre problème lors d'une vraie séance. Votre hypnothérapeute n'emploiera pas les mêmes mots que nous, il les personnalisera pour qu'ils vous parlent et conviennent à votre situation. Mais les scénarios suivants vous donneront une bonne idée des diverses approches qui existent.

Arrêter de se gratter

Dans ce scénario, votre hypnothérapeute identifie les zones les plus touchées par les éruptions, afin de personnaliser la suggestion.

« …et vous n'avez pas envie de vous gratter…si, à un moment ou à un autre…votre main se déplace vers votre peau pour la gratter…au moment où vos doigts toucheront votre peau…vous

prendrez immédiatement conscience de ce que vous faites... et votre main s'éloignera de votre peau...grâce à cela...votre bien-être augmentera...votre peau continuera de guérir...et toutes les éruptions commenceront à disparaître de plus en plus vite...même pendant que vous dormez...au moment où vos doigts toucheront votre peau pour entamer le grattage... votre main s'éloignera immédiatement de votre peau...et votre peau continuera de guérir...pendant que vous dormez...grâce à ce traitement...vous serez capable de vous contrôler suffisamment pour...permettre à votre peau de guérir... »

Améliorer la circulation

Un hypnothérapeute peut traiter les démangeaisons en suggérant que votre circulation sanguine s'améliore. Les recherches montrent que l'esprit peut directement affecter la circulation.

« *...votre cœur va battre plus fort...pour que plus de sang puisse couler à travers les petits vaisseaux sanguins de la peau...apportant ainsi plus de substances nutritives à votre peau...grâce à cela...votre peau sera bien nourrie...deviendra plus saine...et les éruptions vont diminuer progressivement... puis disparaîtront complètement...laissant ainsi la nouvelle peau...en parfaite santé et tout à fait normale...et...à mesure que votre circulation s'améliorera...et que vous deviendrez de plus en plus fort et calme...les démangeaisons et irritations indésirables au niveau de votre peau diminueront...et disparaîtront...votre bien-être augmentant chaque jour...* »

Le petit scénario suivant sert à faire diminuer la circulation sanguine :

« *...après ce traitement...vous allez vous sentir plus en forme et plus fort dans tous les domaines...votre circulation va s'améliorer...particulièrement les petits vaisseaux sanguins qui alimentent la peau...* »

Le scénario ci-dessus permet d'améliorer votre circulation et l'état de vos vaisseaux sanguins.

Résoudre l'insomnie due à des problèmes de peau

Si vous souffrez d'une grave maladie de peau, vous pouvez avoir du mal à dormir, à cause de la douleur ou des démangeaisons. Votre hypnothérapeute peut exploiter votre gêne pour faciliter un sommeil réparateur, grâce à une suggestion contraire :

« ...*plus vous remarquez la gêne...plus vous avez envie de dormir...jusqu'à finir par sombrer...dans un sommeil...réparateur...* »

Vous pouvez donc voir que, grâce aux suggestions, vous sentez que la guérison fait son œuvre, même lorsque vous avez de plus en plus sommeil.

S'attaquer aux verrues

Pour vous aider à vous débarrasser de vos verrues, votre hypnothérapeute peut formuler les suggestions suivantes :

- Votre verrue n'est plus alimentée par le flux sanguin. Vous imaginez alors votre verrue en train de se dessécher puis de tomber, laissant ainsi apparaître une zone où la peau est saine.
- Votre verrue devient de plus en plus petite puis finit par disparaître.
- Votre verrue est une construction indésirable. Vous imaginez alors que votre système immunitaire est une entreprise de démolition qui va démanteler et vous débarrasser de la construction indésirable.

Relâcher la pression de l'hypertension

L'hypertension touche des millions de personnes chaque année et est la première cause de maladies coronariennes et d'attaques. Jusque récemment, les principaux traitements reposaient sur des médicaments et des changements de mode de vie. Cependant, des approches plus éclectiques incluant l'hypnose clinique ont vu le jour.

L'hypnose peut grandement contribuer à la bonne santé de votre cœur et à la guérison de diverses maladies cardiovasculaires. Lorsque vous entrez en transe, un changement intervient dans le système nerveux autonome, le contrôle passant du système sympathique (responsable de l'activité) au système parasympathique (responsable du repos). Lorsque le système parasympathique est dominant, la fréquence cardiaque diminue, réduisant ainsi la charge de travail du système cardiovasculaire.

Pour les personnes victimes d'une maladie cardiovasculaire, voici par exemple en quoi l'hypnothérapie peut être utile :

- maîtriser l'autohypnose pour la relaxation ;
- utiliser l'hypnose pour mieux faire face aux problèmes de mode de vie tels que la gestion du stress, la surveillance de son poids, les régimes, la consommation d'alcool et de tabac ;
- utiliser l'hypnose pour démarrer une activité physique appropriée ;
- traiter la dépression liée à des problèmes de santé.

Les techniques de relaxation aident beaucoup à atténuer le stress, source d'hypertension.

Soyons clairs et francs d'emblée. Votre hypnothérapeute ne formulera pas de suggestions visant à faire baisser votre tension artérielle. Ce n'est pas ainsi que cela fonctionne. Mais le simple fait d'entrer en transe diminue votre tension. En fait, des études montrent que des adeptes réguliers de la transe hypnotique, avec l'aide d'un thérapeute ou seules via l'autohypnose, sont capables de faire baisser significativement leur tension, certaines parvenant même à arrêter leur traitement contre l'hypertension. Alors, quand votre hypnothérapeute vous demande de vous entraîner à l'autohypnose, faites-le et régulièrement !

Il ne suffit pas simplement d'entrer en transe. Pour combattre l'hypertension, il est essentiel d'apporter des modifications sensibles à votre mode de vie, conformément aux instructions de votre médecin. De nombreux facteurs externes influent sur l'hypertension, et une collaboration avec un hypnothérapeute peut vous aider à étudier des stratégies destinées à contrôler ces facteurs. Votre hypnothérapeute peut renforcer votre décision de suivre les ordres de votre médecin.

N'OUBLIEZ PAS

Ces changements ne s'inscrivent pas qu'à court terme. Si vous les installez dans la durée, vous pourrez vraiment ramener votre tension à un niveau plus salutaire. Et si vous avez besoin de renforcer votre détermination, décrochez votre téléphone et appelez votre hypnothérapeute !

N'interrompez *jamais* votre traitement sans le feu vert de votre médecin. Si vous le prenez, il y a bien une raison : demeurer en bonne santé ! Si vous opérez les changements de mode de vie adéquats et vous y tenez, il y a de fortes chances que vous puissiez diminuer les doses de votre traitement ou carrément arrêter de prendre vos médicaments, mais *seulement* avec l'autorisation de votre médecin !

Conception, grossesse, accouchement et hypnothérapie

L'hypnose sert à répondre à tout un éventail de questions sur la conception, la grossesse et l'accouchement. Nombreux sont ceux qui ignorent que l'hypnothérapie peut aider en la matière, pourtant, les hypnothérapeutes aident bien des couples.

L'atelier de conception

Comment l'hypnose peut-elle aider une femme à tomber enceinte ? Principalement en contribuant à diminuer l'anxiété liée à l'objectif d'avoir absolument un enfant. *La Loi de l'effet inverse* stipule que plus vous voulez faire quelque chose, plus vous êtes susceptible d'échouer dans votre entreprise. Le fonctionnement du corps suit également ce mécanisme. Si vous voulez à tout prix tomber enceinte à chaque fois que vous faites l'amour, votre corps peut activer des hormones qui tueront tous les spermatozoïdes devant fertiliser votre ovule. L'hypnose vous aide simplement à vous détendre et peut vous apporter des suggestions associées à une fertilité très importante.

L'hypnose peut aider les personnes souffrant de *stérilité psychogène*, c'est-à-dire une stérilité qui n'est pas due à un facteur physiologique. Autrement dit, l'hypnose peut être efficace s'il n'existe aucun obstacle biologique ou physiologique à la grossesse et le problème est émotionnel. 17 % environ des couples sont confrontés à la stérilité psychogène, les facteurs de stress jouant là un rôle central.

Mais l'hypnose peut aider un pourcentage non négligeable de ces personnes. La communauté scientifique tente toujours d'expliquer exactement *pourquoi* l'hypnose est efficace en la matière, mais si vous n'arrivez pas à avoir d'enfant et que votre médecin n'a trouvé aucune raison médicale à cela, vous pouvez fonder de bons espoirs sur les bienfaits de l'hypnose. Entre l'hypnose et une fécondation *in vitro* onéreuse et complexe, le choix est vite fait.

Pour de nombreuses personnes ayant du mal à donner la vie, la conception est une tâche ardue : veiller à avoir des relations sexuelles au moment opportun, à savoir en fonction de la courbe de température de la femme, celle-ci devant ensuite rester pendant 20 minutes sur le dos, les jambes en l'air pour que la gravité fasse son œuvre, etc. Faire l'amour n'est alors plus vraiment drôle et, surtout, au niveau biologique, le stress vient s'immiscer dans l'équation.

Quand vous essayez d'avoir un enfant, le stress vous met des bâtons dans les roues ! Quand vous êtes stressé, les priorités de survie de la biologie de votre corps s'inscrivent à court terme et non plus à long terme. Et la dernière chose souhaitée par votre corps à ce moment-là est de voir ses ressources biologiques capitales épuisées par la croissance d'un bébé en son sein ! Le bouleversement de l'équilibre biologique transforme le corps en un endroit beaucoup moins propice à l'union d'un spermatozoïde et d'un ovule. Pensez à ce que vous ressentez lorsque vous rencontrez quelqu'un dans un endroit chaleureux et accueillant. La lumière est tamisée, il y a une musique douce en fond sonore et il y a de l'amour dans l'air. Allumez deux spots (représentant le stress) et augmentez le volume de la musique, vous penserez beaucoup moins à la possible naissance d'une idylle !

Nous avons tous déjà entendu des histoires de couples qui passent des années à essayer d'avoir un enfant. Ils finissent par abandonner et décident d'en adopter un. Puis, vous apprenez peu de temps après que la femme est enceinte. Le stress lié à la volonté farouche d'avoir un enfant empêchait le couple de parvenir à leurs fins. Éliminez le stress et le corps se tourne de nouveau vers les priorités de survie à long terme, les lumières et la musique biologiques baissent d'intensité et vous apprenez qu'un bébé est en route !

Dans un couple souffrant de stérilité psychogène, l'homme et la femme doivent tous deux être traités. Les femmes stressées par leur problème de conception subissent des changements d'ordre chimique en termes de niveau de pH qui rendent la grossesse plus difficile et les hommes stressés peuvent voir leur nombre de spermatozoïdes décroître.

L'hypnose ne fonctionne pas dans les cas où il existe un problème médical avéré. Un hypnothérapeute qualifié veillera toujours à ce que vous ayez subi un examen médical complet avant d'entamer une hypnothérapie.

La livraison de la marchandise

Nombre de mères ont découvert que l'hypnothérapie peut améliorer de manière spectaculaire leur capacité d'apprécier les expériences de la grossesse et du travail. Si vous êtes enceinte et que vous envisagez d'utiliser l'hypnose, nous vous conseillons d'essayer l'hypnose et d'aimer la présentation de votre progéniture à notre monde.

Dans la section « Soulager la douleur », plus haut dans ce chapitre, nous décrivons l'*hypnoanalgésie* (perte de sensation de la douleur). L'analgésie peut s'avérer également efficace lors de l'accouchement, sans danger pour vous, ni pour le bébé. De nombreuses études montrent invariablement que l'hypnose peut parfaitement soulager la douleur et rendre plus agréable l'accouchement.

Les principaux objectifs de l'hypnothérapie sont d'aider la future maman à maîtriser la douleur et à développer un plus grand contrôle de soi pendant le travail et au moment de la sortie du bébé.

Vous programmez ainsi plusieurs séances d'hypnose pendant la grossesse, pour vous et le futur père, si possible. Votre hypnothérapeute passe en revue les différentes étapes de l'autohypnose, probablement lors de la première séance, afin de vous entraîner à employer les techniques de contrôle de la douleur (le chapitre 13 est consacré à l'autohypnose). La visualisation peut aussi grandement renforcer la confiance en soi et la faculté de se détendre.

Pendant votre transe, votre hypnothérapeute vous aidera à vous imaginer en train de passer facilement et en toute sécurité les différentes étapes du travail et de la sortie du bébé. Ses suggestions vous permettront de pratiquer l'autohypnose et de provoquer une perte de sensation de la douleur lors de ces étapes. Il peut également vous suggérer une communication permanente et rassurante avec l'enfant encore dans votre utérus.

Pendant les séances, votre hypnothérapeute vous fera réviser toutes les étapes du travail et de la sortie du bébé. Gardez à l'esprit que l'hypnothérapeute vous aidera, ainsi que votre conjoint, à acquérir un bon niveau en matière d'autohypnose (pour la mère) et à formuler des suggestions post-hypnotiques qui permettront à la mère d'être détendue et de pouvoir faire face à n'importe quel événement susceptible de survenir (pour le conjoint ou la personne aux côtés de la mère pendant l'accouchement). Voici une approche étape par étape :

- **Avant l'accouchement** : votre hypnothérapeute traite vos éventuelles inquiétudes et vous aide à aborder plus confiante l'accouchement et la période postnatale. C'est là que vous apprenez les techniques de gestion de la douleur.

  La personne à vos côtés pendant l'accouchement peut découvrir comment favoriser la relaxation et exploiter les réponses données pendant la transe.

- **Pendant l'accouchement** : votre hypnothérapeute va probablement vous suggérer que vous serez toujours capable de répondre aux instructions du médecin ou de la sage-femme, quel que soit le niveau de relaxation ou de transe atteint.

  On vous suggérera probablement aussi de rester calme quoi qu'il se passe. Vous serez ainsi préparée à bien faire face à tout imprévu.

- **Après l'accouchement** : vous pouvez bénéficier de suggestions orientées vers le rétablissement. À ce stade, des suggestions concernant la confiance et la faculté, en tant que jeune maman, de faire face à l'arrivée de l'enfant peuvent vous être adressées. D'autres techniques de gestion de la douleur par hypnose peuvent également s'avérer utiles. Pour mieux comprendre les techniques de gestion de la douleur, voir la section « Faire passer la douleur », plus haut dans ce chapitre.

Voici ce qu'un hypnothérapeute peut vous dire :

- *« Quand la mise au monde de votre bébé commencera… vous trouverez que les contractions sont faibles. »*
- *« Les contractions seront simplement des pressions sur votre estomac…et vous vous sentirez calme…détendue… tout en contrôle pendant le travail. »*
- *« À mesure que les contractions continueront…vous suivrez toujours les conseils de votre sage-femme ou de votre médecin…et dès que vous aurez très envie de pousser… vous le direz à la sage-femme…vous ne le ferez pas tant qu'elle ne vous l'aura pas demandé…quand elle vous le dira…prenez une profonde inspiration…retenez votre souffle aussi longtemps que vous le pouvez…et poussez le plus fort que vous pouvez…aussi longtemps que dure chaque contraction…si vous devez expirer avant la fin de la contraction…prenez une autre inspiration profonde aussi vite que possible…retenez de nouveau votre souffle et poussez…comme c'est généralement lors de la dernière partie de la contraction qu'on enregistre les plus grands progrès…vous trouverez que cela diminue grandement les désagréments. »*

Améliorer le syndrome du côlon irritable

Le *syndrome du côlon irritable* est un trouble intestinal. Quand vos intestins fonctionnent normalement, vous avez du mal à remarquer la progression des aliments sur toute leur longueur par l'intermédiaire de contractions musculaires connues sous le nom de *péristaltisme*. Les problèmes liés à ces contractions appartiennent au syndrome du côlon irritable.

L'hypnothérapie est recommandée pour soigner le syndrome du côlon irritable et la plupart des gens y réagissent rapidement, trois séances suffisant généralement.

N'OUBLIEZ PAS

Avant de vous rendre chez un hypnothérapeute pour traiter un syndrome du côlon irritable, faites confirmer le diagnostic par votre généraliste. Les symptômes peuvent indiquer la présence d'un problème grave et un hypnothérapeute qualifié n'intervient jamais sur la base d'un diagnostic établi par le seul client.

Les problèmes liés au syndrome du côlon irritable peuvent s'étendre tout au long du système digestif, donc de la bouche à l'anus. Voilà pourquoi le syndrome du côlon irritable englobe un grand nombre de problèmes.

Voici certains symptômes que peuvent avoir les personnes souffrant du syndrome du côlon irritable et qui peuvent être traités par l'hypnothérapie :

- Détresse ou douleurs abdominales.
- Crampes ou douleurs au niveau du bas-ventre ou du rectum (souvent après manger).
- Variation de la qualité de la défécation (constipation et diarrhée).
- Après la défécation, vous pouvez avoir l'impression que le rectum est toujours plein.
- Sentiment d'urgence. Les personnes souffrant du syndrome du côlon irritable ont souvent besoin de filer aux toilettes, généralement juste après avoir mangé. Une incontinence peut se produire s'il n'y a pas de toilettes à proximité.
- Ballonnements. Les personnes souffrant du syndrome du côlon irritable peuvent avoir des flatulences ou des coliques douloureuses. Elles peuvent entendre des gargouillements dans leur abdomen.
- Nausée, renvois et vomissements.

Gérer l'anxiété liée au syndrome du côlon irritable

Nombre de personnes souffrant du syndrome du côlon irritable éprouvent de la honte. Elles peuvent être victimes d'incontinence extrême ou de constipation extrême, ou des deux. Cela peut les pousser à se sentir obligées de garder leur problème secret, parfois au point de ne pas le révéler à leur médecin. S'il perdure, cet état peut être source de problèmes psychologiques tels que l'anxiété ou la dépression. L'ironie de la chose, c'est que l'anxiété et la dépression exacerbent les symptômes du syndrome du côlon irritable. Soulager l'anxiété peut énormément aider les malades et l'hypnothérapie n'a pas son pareil pour renforcer la confiance et diminuer l'anxiété.

Le traitement médical conventionnel du syndrome du côlon irritable comprend la gestion du stress et un rééquilibrage de l'alimentation, ainsi qu'une éventuelle intervention pharmacologique.

- **Le régime alimentaire** : il est recommandé d'éviter les aliments qui irritent le tractus gastro-intestinal : plats épicés, chou, navet, boissons à base de caféine et alcool. L'hypnose peut aider à avoir des habitudes alimentaires saines.
- **Les interventions pharmacologiques** : on peut utiliser des laxatifs et des antidiarrhéiques. Les spasmolytiques peuvent également être prescrits dans les cas graves afin de réguler le péristaltisme. L'hypnose peut aider à suivre le traitement prescrit en cas de difficulté.
- **La gestion du stress** : devinez ce que nous conseillons comme excellent outil de gestion du stress ? L'hypnose, bien entendu ! La gestion du stress par hypnose peut considérablement soulager les personnes souffrant du syndrome du côlon irritable.

Venir à bout de la constipation et de la diarrhée

Les personnes souffrant du syndrome du côlon irritable peuvent souffrir de symptômes allant de la constipation à la diarrhée. Comment un hypnothérapeute s'y prend-il exactement pour aider le patient ?

En fonction de la personne, l'hypnothérapeute peut offrir de l'aide sous diverses formes :

- **La gestion du stress** : le syndrome du côlon irritable est souvent lié au stress et à l'inquiétude. L'hypnose offre d'autres moyens de ne pas se faire une montagne du problème. Elle peut permettre d'armer la personne de nouvelles capacités pour faire face à la maladie et d'une faculté de mieux gérer la situation.

- **La relaxation** : une personne souffrant du syndrome du côlon irritable associe invariablement les toilettes à l'anxiété. Une approche courante en matière d'hypnothérapie consiste à demander au patient de pratiquer l'hypnose lorsqu'il est aux toilettes afin de se détendre.
- **L'imagerie** : quand le patient est en transe, l'hypnothérapeute peut fournir des métaphores sous formes d'images, sources de soulagement. Par exemple, pour surmonter la constipation, il peut vous demander d'imaginer des rondins de bois descendant librement une rivière. Pour la diarrhée, il peut s'agir d'imaginer des rondins de bois qui bloquent le débit d'une rivière. Ces images peuvent être très efficaces lorsqu'elles sont suggérées pendant la transe.

L'exemple du seau à glace

Imaginez que vous consultiez un hypnothérapeute pour soigner un syndrome du côlon irritable. Votre séance peu se dérouler ainsi :

> « *J'aimerais que vous imaginiez un grand seau rempli d'une eau très froide avec plein de glaçons...* »

À ce stade, votre hypnothérapeute vous décrit le seau de façon vivante en utilisant toutes les modalités sensorielles telles que le toucher, la vue, etc.

> « *...et maintenant...vous plongez le bout des doigts dans l'eau et vous pouvez sentir la glace sur votre peau...vous remarquez la sensation qui change au niveau de vos doigts, ils deviennent de plus en plus engourdis et vous commencez à ne plus les sentir...je veux maintenant que vous plongiez toute la main dans le seau d'eau rempli de glace et que vous remarquiez comme l'engourdissement commence à gagner votre main...à mesure que votre main devient...de plus en plus froide...vous n'avez plus aucune sensation au niveau de la main...même en cas de stimulus douloureux...c'est comme si vous aviez enfilé un gant de cuir très épais...et plus il devient froid, plus votre main ressemble à un morceau de bois...* »

Quand l'hypnothérapeute est certain que votre main est engourdie, il vous demande de transférer l'engourdissement vers votre ventre afin de contribuer à calmer votre côlon trop actif. Il vous fait ensuite placer doucement

L'exemple du seau à glace (suite)

votre main sur votre estomac et vous dit que vous êtes en train de transférer l'analgésie de votre main vers votre côlon.

« *Je veux que vous imaginiez que votre main engourdie est très froide…et que ce froid est stocké sous la forme d'un colorant bleu… je vais compter jusqu'à trois et, à trois, je veux que vous commenciez à transférer ce colorant vers votre abdomen…vous remarquez peut-être comment la sensation de froid et d'engourdissement commence à se diffuser sur tout votre abdomen lorsque le colorant s'échappe de votre main…prêt… maintenant…1…2…3…* »

Une fois l'engourdissement transféré, l'hypnothérapie continue :

« *Observez comme votre abdomen est libéré de la gêne et comme votre côlon est calme et détendu…les contractions inutiles ont disparu…vous remarquez que votre main a repris sa couleur normale et vous avez retrouvé toutes vos sensations… l'engourdissement ne demeure qu'au niveau de votre abdomen et de votre côlon…au fur et à mesure que s'écoulent les jours et les semaines…et que votre inconscient est de plus en plus apte à contrôler vos sensations intérieures…vous êtes moins ballonné car vos tensions internes et votre anxiété s'évacuent de votre corps…vous laissant dans un état calme et capable de vivre votre vie d'une manière plus satisfaisante pour vous…sans douleurs…libéré de vos problèmes…* »

Avant de sortir de transe, votre hypnothérapeute peut vous apprendre à vous hypnotiser tout seul automatiquement et à employer à l'avenir les techniques de gestion de la douleur si besoin est. Puis, il vous réveille normalement.

Adorer le dentiste !

Que ceux qui ont hâte d'aller chez le dentiste lèvent la main ! Hummm, il n'y a pas beaucoup de mains qui se lèvent ! Un peu d'hypnose et tout ça peut changer.

L'hypnose peut servir à différentes choses associées au dentiste :

- soulager la douleur ;
- soigner les phobies ;
- remédier à l'excès de salive ou aux saignements trop importants ;
- contrôler le réflexe pharyngien ;
- s'habituer à l'orthodontie : dentier, appareil, etc. ;
- arrêter de fumer (c'est mauvais pour les gencives, ce qui est donc lié aux problèmes dentaires).

Je (Mike) suis hypnothérapeute dans un cabinet dentaire à Londres et j'aide un tas de personnes à résoudre les problèmes psychologiques dont elles souffrent concernant le simple fait d'aller chez le dentiste. Certains individus ont même peur des soins les plus simples. Sans l'hypnose, ils devraient payer un anesthésiste une fortune pour subir une anesthésie générale. Généralement, deux séances d'hypnothérapie permettent de venir à bout de phobies de toute une vie.

Au Royaume-Uni, dentistes et médecins commencent désormais à apprendre l'hypnothérapie. Depuis les années 1950 et 1960, le personnel médical, certes en nombre limité, utilise l'hypnose ou emploie des hypnothérapeutes. En outre, il existe des stages, par exemple au London College for Clinical Hypnosis, spécialement destinés au personnel médical qualifié.

Plomber son problème

Beaucoup de personnes ont peur de la roulette du dentiste. C'est compréhensible vu le bruit et l'éventuelle douleur que provoque sa manipulation. La peur de la roulette est parfois extrême chez certains patients.

L'hypnothérapie peut vous aider à vous débarrasser de la peur de la roulette du dentiste. Le chapitre 10 traite en détail les traitements des phobies. Ici, nous ne mentionnons donc que brièvement certaines approches susceptibles d'être utilisées par un hypnothérapeute pour vous aider à supporter la roulette de votre dentiste :

- vous hypnotiser de façon à vous faire flotter au-dessus de votre corps pendant le passage de la roulette ;

- vous hypnotiser pour accélérer votre perception du temps et vous donner l'impression que le soin ne dure que quelques secondes ;
- vous hypnotiser pour que vous oubliiez d'avoir peur ;
- s'attaquer à la peur proprement dite grâce à des traitements plus complets de la phobie.

Avoir son bruxisme à l'usure : grincement des dents et hypnothérapie

Le *bruxisme* est le grincement et/ou le serrement inconscient des dents quand une personne ne mange pas. C'est souvent associé à un niveau élevé de stress, de colère ou de fureur. Le bruxisme peut se produire de jour comme de nuit, mais plus souvent de nuit. Voici les problèmes que peut engendrer le bruxisme :

- fracture et/ou usure des dents ;
- usure de l'os supportant les dents ;
- fracture de la mâchoire dans les formes graves de bruxisme ;
- la mâchoire peut « claquer » (claquements qui s'entendent) quand vous mangez ;
- problèmes au niveau de l'articulation entre la mâchoire et le crâne qui peut entraîner l'apparition d'un syndrome algodysfonctionnel de l'articulation temporo-mandibulaire, douloureux, dont les conséquences se voient sur le visage.

Si vous grincez des dents en dormant, votre conjoint soulèvera peut-être un autre problème : vous l'empêchez de dormir !

Les hypnothérapeutes soignent généralement le bruxisme à l'aide de méthodes très directes telles que ces suggestions : dès que vos dents se touchent afin de grincer ou de se serrer, vous vous arrêtez immédiatement, détendez les muscles de votre mâchoire et plongez dans un sommeil encore plus profond et réparateur.

Traiter les problèmes d'origine psychologique

Bien que l'hypnose existe depuis des siècles, ce sont les professions médicales, et en particulier la psychiatrie, qui développent l'utilisation de l'hypnothérapie depuis deux siècles. Le mérite en revient tout particulièrement à Sigmund Freud et Milton Erickson, qui ont popularisé l'hypnose.

Aujourd'hui, l'hypnothérapie sert cependant rarement à soigner les maladies mentales. Dans les années 1960 et 1970, les thérapeutes pensaient que l'hypnothérapie ne permettait que de faire disparaître temporairement les symptômes et que l'hypnose ne devait pas être utilisée conjointement avec les consultations psychologiques ou la psychothérapie.

Un autre argument contre l'utilisation de l'hypnose pour traiter les problèmes émotionnels est l'opinion, partiellement vraie, que l'hypnose peut aggraver les choses chez certaines personnes atteintes de maladies mentales graves. Par exemple, pour quelqu'un n'arrivant pas à distinguer ce qui est vrai de ce qui ne l'est pas (comme c'est le cas avec la schizophrénie), la transe peut le déstabiliser. En outre, une personne souffrant d'un état paranoïde grave n'atteindra pas un niveau de relaxation suffisant ou ne fera pas assez confiance à l'hypnothérapeute pour se laisser hypnotiser.

Il est donc plus sage de dire qu'il ne faut pas hypnotiser les personnes atteintes d'une grave maladie mentale. Mais faut-il pour autant se refuser catégoriquement et systématiquement à hypnotiser un individu atteint d'une maladie mentale pendant les périodes où il est bien ? Il est largement prouvé que l'hypnose est utile pour soulager divers problèmes de santé mentale. Les sections suivantes passent en revue les états pouvant être soulagés par l'hypnose.

Les troubles obsessionnels compulsifs (TOC)

Si le terme obsessionnel fait partie du langage courant, l'état psychologique connu sous le nom de trouble obsessionnel compulsif (TOC) est un trouble de l'anxiété qui se caractérise par :

- des pensées, idées, images et sentiments récurrents perçus comme intrusifs et insensés ;
- des comportements répétitifs et ritualisés que l'individu se sent obligé d'adopter afin d'éviter les pensées obsessionnelles et la gêne associée.

Les pensées obsessionnelles ou les comportements compulsifs sont suffisamment marqués pour occuper son auteur assez longtemps (plus d'une heure par jour) ou troubler carrément sa vie. Souvent, la personne souffrant de TOC admet le caractère excessif et déraisonnable de son comportement obsessionnel et compulsif mais ne peut rien faire pour l'arrêter. Elle garde souvent secret son état, ses proches n'étant parfois même pas au courant.

Les tentatives de résistance au comportement compulsif peuvent entraîner une augmentation de la tension et de l'anxiété, laquelle n'est apaisée que si la personne se livre à son comportement compulsif.

Parmi les nombreux comportements compulsifs existants, les plus courants sont les suivants :

- **Laver ou nettoyer** : le lavage ou le nettoyage est le comportement le plus répandu. Il se caractérise par une peur et un évitement de la contamination, ainsi que des rituels élaborés de lavage, nettoyage ou décontamination.
- **Vérifier** : les vérifications élaborées et répétées, deuxième comportement le plus courant, sont destinées à éviter la survenue d'événements redoutés ou considérés comme des désastres. Il s'agit par exemple de rituels liés à des superstitions et de tout un éventail d'autres comportements répétitifs ou extrêmement prudents tous destinés à rassurer la personne souffrant du TOC, même si, souvent, ces comportements sont source d'inquiétude et de peur d'un niveau élevé.
- **Ranger** : appliquer des séquences de rangements pour toutes les choses, par exemple un endroit précis invariablement assigné à chaque chose (aliments, vêtements) sans qu'aucune exception ne soit tolérée.

L'hypnose peut aider à traiter des TOC. En termes d'hypnothérapie, l'origine des TOC est la séparation d'une partie de la dimension émotionnelle de l'individu. Ce contenu émotionnel endommagé est hors de portée quand vous êtes conscient, mais facilement identifiable grâce aux rêves ou dans un état de conscience modifié généré par l'hypnose. L'hypnothérapie ou toute technique destinée à réintégrer le composant séparé de la personnalité sont efficaces dans le traitement des TOC.

L'approche thérapeutique comprend deux phases principales :

- **Phase 1** : la partie séparée est identifiée et traitée.
- **Phase 2** : les symptômes sont éliminés lors d'une phase distincte de l'hypnose. (Le chapitre 5 indique comment l'hypnose peut contribuer à changer ses habitudes.)

Vaincre la boulimie

La boulimie est un trouble de l'alimentation caractérisé par :

- Des épisodes d'ingestion rapide d'énormes quantités de nourriture (souvent sucrée et très calorique) jusqu'à ce que la personne soit rassasiée, cet état se caractérisant alors par un sentiment de malaise qui peut être douloureux. Par exemple, une personne boulimique peut avaler un pain entier, un pot de confiture, un gros gâteau et un paquet de biscuits lorsqu'elle s'empiffre, se sentant ensuite libérée de la tension qu'elle ressentait avant l'absorption des aliments. S'ensuit généralement très vite un sentiment de honte et de dégoût qui favorise l'élimination des quantités absorbées par vomissement ou une activité physique excessive.
- Des mesures extrêmes et inappropriées pour surveiller son poids : prise de diurétiques et vomissements provoqués après les repas.
- Une perception déformée de son apparence corporelle. Par exemple, une personne mince est persuadée qu'elle est obèse.

Il existe deux types de boulimie :

- **Boulimie avec vomissements et/ou prise de purgatifs** : la crise est suivie de *comportements compensatoires* : vomissements provoqués, utilisation de laxatifs, de diurétiques ou recours à un lavement pour éviter de prendre du poids.
- **Boulimie sans vomissements ni prise de purgatifs** : la personne fait de l'exercice à l'excès ou jeûne pour éviter de prendre du poids après une crise. Les vomissements ou la prise de purgatifs sont rares.

Les patients boulimiques présentent généralement un poids normal. Chez ceux qui sont trop maigres, on diagnostique souvent une anorexie-boulimie. Les boulimiques vivent une perte de contrôle profonde de leurs habitudes alimentaires et peuvent souffrir de *dissociation*. Ils se sentent alors coupés des événements qui se produisent, notamment en pleine crise ou lorsqu'ils se font vomir.

Plusieurs cycles absorption/vomissement peuvent se produire dans une journée, l'opération se déroulant souvent en cachette. Les patients boulimiques font souvent état d'une perte de contrôle pendant l'ingestion de nourriture. Mais ils peuvent reprendre le contrôle de la situation si quelqu'un entre dans la pièce où ils se trouvent pendant une crise.

Contrairement aux idées reçues, la boulimie ne touche pas que les femmes. Bien que 90 % des personnes concernées soient des femmes, les hommes ne sont pas épargnés. Il s'agit plus souvent d'hommes ayant été obèses avant la manifestation des symptômes de la maladie.

Soigner la boulimie avec l'hypnose

On considère que la boulimie présente des mécanismes similaires à ceux des troubles obsessionnels compulsifs. L'ingestion massive de nourriture est le résultat de la dissociation d'une partie de l'individu, les vomissements, la prise de purgatifs et l'exercice physique devenant une réponse conditionnée par la culpabilité ressentie après l'absorption des aliments.

Faible estime de soi, dépression et troubles de l'anxiété accompagnent souvent la boulimie. L'hypnothérapie peut aider à traiter ces états. L'une des approches principales consiste à corriger, pendant la transe hypnotique, le comportement dissociatif lors de l'ingestion de nourriture et/ou les vomissements et la prise de purgatifs. Dans un certain sens, les boulimiques sont des candidats idéaux à l'hypnothérapie, car le mécanisme de la transe implique une dissociation de la conscience et de l'inconscient, et les boulimiques excellent dans l'art de dissocier. En mettant l'accent sur la conscience du comportement boulimique, le patient accroît le contrôle conscient de son comportement.

S'assurer de la compatibilité entre hypnose et traitement médicamenteux

Si votre état est traité par la médecine conventionnelle, la plupart des hypnothérapeutes professionnels n'entameront une collaboration avec vous qu'avec le consentement de votre médecin. La règle est la suivante : consulter d'abord son médecin pour s'assurer que toutes les causes physiques potentielles de vos problèmes ont été écartées.

Parlez librement à votre médecin et à votre hypnothérapeute. Ils veulent tous deux vous aider. Vérifiez auprès de votre médecin que l'hypnose est bien sans danger pour vous. De même, si vous prenez des médicaments influant sur votre humeur, votre discours ou votre capacité de concentration, dites-le toujours à votre hypnothérapeute. Les autres médicaments ne constituent généralement pas un problème. Lors de la première séance, les patients demandent souvent aux hypnothérapeutes quelle est l'interaction entre l'hypnose et les médicaments. La question ressemble souvent à ça : « Je suis sous Prozac. Est-ce que cela pose problème par rapport à l'hypnose ? » La réponse est « non ». Il est cependant toujours conseillé d'indiquer tous les médicaments qui vous ont été prescrits et les raisons pour lesquelles vous les prenez.

En général, si vous êtes suffisamment lucide pour vous concentrer et travailler sur vos problèmes émotionnels, vous avez le feu vert pour suivre une hypnothérapie.

Pendant la transe, l'hypnothérapeute peut formuler des suggestions directes pour que le patient modifie ou stoppe le processus de séparation et qu'il prenne conscience de manière aiguë des gestes consistant à porter la main à la bouche pendant l'ingestion de nourriture ou le déclenchement des vomissements. Il s'agit d'une approche autoritaire impliquant un message puissant afin de stopper purement et simplement le comportement incriminé.

Les approches basées sur l'analyse peuvent également être utilisées pour traiter les problèmes émotionnels à l'origine du comportement boulimique. Associées, ces approches (prise de conscience de la dissociation, suggestions directes et travail d'analyse) peuvent constituer une stratégie globale puissante et efficace pour aider les personnes souffrant de boulimie.

S'occuper de l'hyperphagie

L'hyperphagie touche environ 2 % de la population et plus particulièrement les femmes. L'hyperphagie suit un schéma similaire à celui de la boulimie, sauf que les personnes qui en souffrent n'emploient pas de mesures radicales pour éviter de prendre du poids. Il en résulte une obésité des sujets. L'hyperphagie se soigne de la même façon que la boulimie.

Le traitement consiste en une prise de conscience du comportement dissociatif, la formulation de suggestions directes pour mettre un terme à l'ingestion massive de nourriture et, si besoin est, de l'emploi de techniques d'analyse pour régler les problèmes émotionnels. En outre, que ce soit pour les boulimiques ou les hyperphagiques, l'hypnose peut servir à résoudre des problèmes liés au mode de vie tels que la pratique excessive de l'exercice physique, une alimentation déséquilibrée, etc.

Chapitre 7

Se sentir bien

Dans ce chapitre :

- Être plus créatif
- Devenir moins anxieux et moins stressé
- Lutter contre la dépression
- Renforcer sa confiance
- Améliorer ses relations avec les autres

Imaginez, vous vous sentez si bien que vous avez l'impression que « Rien ne peut m'arriver. » Tout tourne dans le sens que vous voulez. Vous faites toutes les choses que vous voulez avec une impression de facilité. La créativité dont vous faites preuve ou la chance dont vous bénéficiez commence à vous épater. Vous êtes heureux et ce sentiment envahit tout votre corps.

Quand vous vous sentez bien, vous êtes en harmonie avec votre environnement, vous avez plus d'énergie, vous êtes en pleine forme et tout semble marcher comme sur des roulettes. Vous obtenez ce que vous voulez.

Cette sensation de bien-être est contagieuse. Les autres sont plus positifs dans leurs relations avec vous. C'est comme si votre énergie positive circulait dans les deux sens, de vous vers les autres puis de retour vers vous. Vous devenez plus créatif et êtes plus performant dans tous les secteurs de votre vie. Vous pouvez même vous sentir plus séduisant !

Mais, vous ne vivez peut-être pas cela, vous aimeriez bien mais un obstacle se dresse sur votre route. Vous vous demandez peut-être si un hypnothérapeute pourrait vous aider à avoir cette sensation de bien-être. L'hypnothérapie peut-elle vous aider à vous sentir mieux, à être plus créatif, à avoir plus confiance en vous ? La réponse est oui, oui, oui et oui !

Le potentiel de votre esprit est incroyable et l'hypnothérapie peut vous permettre de l'exploiter et de l'améliorer en transformant vos pensées critiques en pensées plus constructives et bénéfiques. Vous avez la capacité de faire preuve d'une créativité inexploitée à ce jour, ce qui peut améliorer vos réponses émotionnelles, intellectuelles et physiques. Une fois cet objectif atteint, parmi les bienfaits figurent une confiance en soi accrue, plus de créativité et une plus grande capacité à communiquer avec les autres. À partir de là, vous pouvez affronter et surmonter un large éventail de problèmes. Ce chapitre vous explique comment procéder.

Vaincre l'anxiété de la performance

Avez-vous déjà été pétrifié de peur au moment de prononcer un discours ? Vous êtes-vous déjà retrouvé sur scène incapable de prononcer le moindre mot ? Le jour où vous avez passé votre permis de conduire, avez-vous failli envoyer la voiture dans les décors tellement vous trembliez ? Si vous avez répondu oui à l'une de ces questions, vous avez déjà connu l'*anxiété de la performance*. L'expression parle d'elle-même et signifie en gros que l'anxiété a perturbé l'exécution de votre tâche devant les autres.

Votre hypnothérapeute vous aide à avoir la bonne dose d'anxiété. « Mais, attendez ! », vous dites « Avoir la bonne dose d'anxiété ? Mais, vous êtes fou ? » Pas du tout ! L'anxiété peut être votre amie. Une petite dose d'anxiété est bénéfique car elle permet à votre esprit de rester en alerte, à l'adrénaline de circuler et à votre attention d'être centrée à bon escient. En fait, votre performance peut pâtir de l'absence d'anxiété. Imaginez-vous si décontracté que vous ne vous souciez pas de mémoriser votre discours. Imaginez-vous si détendu au moment d'entrer sur le terrain que vos muscles ne sont pas assez toniques et donc pas du tout prêts pour le match. Plutôt fâcheux ! Un équilibre adéquat entre la décontraction et l'anxiété (ou stimulation comme nous l'appelons nous autres thérapeutes) est favorable à la performance.

Avoir le rôle vedette

Pour commencer, précisons ce que nous entendons par *performance*. Ce terme peut évoquer une scène, un public et un artiste espérant faire bonne impression. C'est bien entendu une interprétation correcte mais la définition peut être plus large. Considérez le monde dans lequel vous vivez comme une scène, les personnes avec lesquelles vous communiquez sont le public et vous êtes l'artiste qui espère se montrer sous son meilleur jour.

Une *performance* est donc toute interaction avec autrui au cours de laquelle vous avez l'impression d'être évalué. Voici par exemple quelques situations de ce genre :

- le travail ;
- les arts du spectacle (musique, danse, théâtre, etc.) ;
- le sport ;
- la prise de parole en public ;
- le passage d'un examen ;
- le sexe (oh mince, on juge aussi nos performances dans ce domaine-là ? Plus tard, dans la section « Prendre les problèmes sexuels à bras le corps » de ce chapitre).

Sentir son aura perdre de son éclat

Cela fait peut-être quelque temps que vous êtes au sommet de votre art ou bien c'est la première fois. Quelle que soit la nature de cet art, une seule mauvaise expérience suffit à tout gâcher. L'ennui avec l'anxiété de la performance, c'est son caractère répétitif après la première apparition. Mais, d'où vient cette anxiété ? Voici quelques hypothèses :

- **Une préparation mauvaise ou incomplète** : pour qu'une prestation soit efficace, la préparation revêt une importance primordiale.
- **Se focaliser sur des sentiments négatifs** : par exemple, vous pensez que votre public a remarqué votre nervosité.
- **Des critiques négatives** : il peut s'agir des commentaires des autres, mais aussi de votre autocritique.

- **Des souvenirs de mauvaises performances passées** : vous oubliez vos succès et ne retenez que vos erreurs ou échecs. L'hypnothérapie peut vous aider à positiver des performances passées malheureuses afin d'améliorer vos prestations.

Ce qu'il y a de terrible avec l'anxiété, c'est qu'elle alimente tous vos doutes et peurs et qu'une fois son œuvre commencée…

En fait, plus vous ressentez l'anxiété de la performance, plus elle s'amplifie, jusqu'à former un affreux cercle vicieux dont il est très difficile de sortir. Le moment est alors venu d'appeler son hypnothérapeute.

À chacun sa méthode pour améliorer ses performances

Pensez à la méthode de Stanislavski employée par certains acteurs. Pour jouer un rôle, ils s'en imprègnent avant même de monter sur scène ou de passer devant la caméra. L'hypnothérapie vous aide essentiellement à utiliser les techniques de la méthode de Stanislavski. Grâce à l'hypnose, vous anticipez votre performance de qualité. Plus vous la vivez à l'avance, plus vous avez de chances de la reproduire une fois sur scène.

Pour bien comprendre un film, il faut vraiment le suivre du début à la fin. Si vous le prenez en plein milieu, il se peut que vous ne compreniez rien à l'intrigue. C'est la même chose avec l'anxiété de la performance. Pour que la thérapie soit efficace, vous devez avoir une vue d'ensemble de la situation :

- avant la prestation, à savoir la préparation de la performance ;
- la prestation proprement dite, de qualité ;
- après la prestation. Vous recevez les félicitations, vous vous sentez bien, vous fêtez cela et vous vous détendez.

Votre hypnothérapeute vous guide pendant votre transe afin que vous soyez capable :

- De bien vous préparer. Il est là pour vous aider à gérer la partie fondamentale de votre préparation, à savoir votre attitude mentale.
- De vous voir être performant. Visualiser un résultat positif fait voler en éclats une image de soi négative.
- D'avoir des sentiments appropriés et positifs et une opinion constructive tout au long de l'expérience.
- De transformer votre dialogue intérieur négatif en dialogue intérieur positif.

En vivant l'intégralité de votre prestation en état de transe, vous comprenez bien l'intrigue et savez comment orienter votre jeu d'acteur.

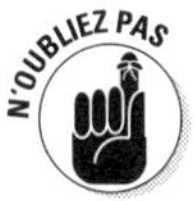

Pour entrer en transe, un bon conseil : oubliez-vous ! Vous pourrez alors vous concentrer sur le public ou sur votre performance au lieu de vous focaliser sur des sentiments négatifs susceptibles de saboter ce que vous faites.

Les acteurs répondent à des signaux qui les poussent à réagir d'une certaine manière au moment opportun. Votre hypnothérapeute vous aide lui aussi à réagir à des signaux, destinés à vous fournir les bons sentiments et réponses au bon moment, avant, pendant et après votre prestation.

Redorer son blason

Vous aviez l'habitude d'être bon puis tout s'est écroulé. C'est difficile à vivre, mais vous prenez conscience que si vous étiez capable d'être performant dans le passé, vous pouvez l'être aujourd'hui et dans le futur.

Il se peut que votre hypnothérapeute souhaite vous faire régresser afin de vous aider à capter ces excellentes performances passées et à ramener dans le présent tous les sentiments positifs associés. (Le chapitre 2 parle de la « thérapie par la régression » qui consiste à utiliser son imagination, en état d'hypnose, pour vivre l'une de vos vies antérieures ou futures.) Votre thérapeute peut également rechercher des moyens de transférer dans le présent les sentiments que vous affichiez lors d'une prestation passée aboutie afin de les intégrer à la prestation qui vous devez fournir et d'améliorer celle-ci.

Faire le tour de ses ressources

N'oubliez pas que vous êtes la somme de toutes vos parties et que certaines de ces parties peuvent vous aider à accomplir l'excellente performance recherchée. Parmi vos ressources, certaines peuvent être dissimulées, se cacher dès que vous en avez besoin et vous pouvez même ignorer qu'elles sont en vous ! Votre hypnothérapeute sera capable de vous aider à établir le contact avec ces parties (par exemple la confiance, la relaxation, la clarté d'esprit) et à les solliciter le moment venu.

Votre hypnothérapeute formulera plein de suggestions qui permettront à votre esprit de basculer en mode « méthode de Stanislavski » dès que vous commencerez votre excellente prestation.

Plus vous faites de répétitions grâce à la thérapie et à l'autohypnose et effectuez une bonne prestation, plus vous êtes bon. Le César du meilleur acteur est en vue !

Faire le plein de confiance

La confiance est une chose insaisissable. Vous apprendrez peut-être avec surprise que des personnes faisant appel à l'hypnothérapie pour renforcer leur confiance connaissent pourtant déjà le succès et sont même parfois des vedettes. Nous avons tous deux déjà travaillé sur le renforcement de la confiance de clients au sommet de leur art. En fait, la confiance ne s'acquiert pas automatiquement une fois que vous avez atteint un certain salaire ou statut.

La confiance est extrêmement subjective, et les techniques employées par votre hypnothérapeute sont donc très variées. Mais l'hypnose permet de renforcer facilement votre assurance.

Se sentir pousser des ailes

Connaissez-vous quelqu'un dont vous enviez vraiment la confiance, le calme et la décontraction ? Si la réponse est oui, l'hypnose peut vous permettre « d'emprunter » certaines de ses qualités pour les intégrer à votre personnalité ! Il s'agit là d'une technique très amusante qui peut vous aider à atteindre vos objectifs. Voir les autres devenir réellement plus confiants et heureux dans un délai très bref n'a pas de prix.

Essayez ! *Imaginez-vous* avec un trait de caractère positif d'une personne que vous admirez. *Imaginez* les différences en termes de comportements et de sentiments que cela provoquerait en vous. En quoi cela changerait-il le comportement des autres à votre égard ? Essayez cet exercice, même sans utiliser l'hypnose, et vous pourriez commencer à vous rendre compte de toute sa puissance.

Modifier son dialogue intérieur

Si vous êtes sceptique après avoir lu la section précédente, vous disant par exemple « Ça marche peut-être sur les autres mais pas sur moi... », vous avez sans doute un sens critique prononcé vous poussant régulièrement à vous déprécier. Si vous vous débinez souvent (vous vous critiquez ou pratiquez l'autodérision), vous devez veiller à modifier votre dialogue intérieur.

On parle généralement de *critique intérieur*. Tout le monde a une voix critique ou un critique intérieur. C'est cette partie de vous qui dit des choses telles que « Je suis mauvais », « Je suis laid », « Je suis désagréable », « Je suis stupide », etc.

Mais, quand vous avez conscience de l'existence de votre critique intérieur, vous pouvez le contrôler et le transformer en coach intérieur. Eh oui, avec un peu d'entraînement, la voix qui vous attaque violemment peut devenir votre alliée et votre coach. Imaginez le bonheur d'avoir une voix qui vous guide et vous conseille au lieu de vous critiquer !

Avant de consulter un hypnothérapeute à propos de vos problèmes de confiance en soi, commencez par prêter attention aux pensées, mots et comportements dont vous vous servez pour vous déprécier. Ayez toujours conscience des thèmes qu'emploie votre critique intérieur contre vous, par exemple « Je suis bête », « Je suis mauvais », « Je suis incompétent », etc.

Travailler sa confiance

Vous venez donc d'être hypnotisé pour renforcer votre confiance. Cela fait longtemps que vous n'aviez pas été aussi optimiste. Depuis le début de la semaine, vous vous sentez merveilleusement bien et même vos amis vous trouvent changé. Mais la semaine suivante, votre confiance a disparu.

L'astuce pour que perdure n'importe quel traitement administré via l'hypnothérapie se résume en trois mots : *faire comme si*. J'envisage parfois d'afficher ces trois mots au mur de mon cabinet. Pourquoi sont-ils si importants ?

« Faire comme si » pour n'importe quel type de comportement entraîne l'installation d'une habitude. Si vous faites comme si vous étiez confiant pendant une période de temps assez longue, vous *devenez* plus confiant. C'est ce que je dis aux personnes qui viennent d'arrêter de fumer grâce à l'hypnose. Si vous vous comportez comme si vous étiez non-fumeur, vous demeurez non-fumeur. Le message essentiel est que l'hypnothérapie n'est pas une interaction passive pour le client. L'hypnothérapeute fournit une partie de la motivation initiale, mais pour assurer un succès durable, c'est à vous d'effectuer le gros du travail. Le secret consiste à « Faire comme si ».

Venir à bout de ses anxiétés

On dit que la conscience est à l'origine de la plupart de vos problèmes et que l'inconscient peut vous sortir du pétrin ! En fait, certains affirment que 70 % des choses qui nous inquiètent ne se produisent jamais et que dans les 30 % restants, les événements ne se produisent pas comme nous l'avions escompté.

L'anxiété est un état familier à tout le monde qui se manifeste de temps en temps. Elle est associée à des sentiments tels que la peur, la nervosité et l'inquiétude. Elle s'accompagne aussi parfois de sensations physiques comme des palpitations, des douleurs au niveau de la poitrine, des problèmes de digestion et des essoufflements.

À chacun sa façon de réagir à l'anxiété, tant en ce qui concerne le niveau que la nature de la réaction. Si vous souffrez d'anxiété aiguë pendant une longue période, vous pouvez développer des troubles physiques. Dans sa forme extrême, l'anxiété peut être irrationnelle et à l'origine d'une maladie mentale.

N'OUBLIEZ PAS

Gardez à l'esprit que l'anxiété entre dans le cadre du fonctionnement normal d'un individu et est même souhaitable lorsque son niveau est approprié. Il faut une certaine dose d'anxiété pour se motiver face à une urgence. C'est quand l'anxiété échappe à tout contrôle que naissent les problèmes !

Voici des anxiétés courantes :

- **Les attaques de panique** sont généralement des épisodes exceptionnels se caractérisant par une peur soudaine et invalidante pendant des périodes brèves et intenses et dont les symptômes sont par exemple des difficultés respiratoires, des palpitations et des nausées.
- **Un trouble panique** est une anxiété qui se caractérise par des attaques de panique récurrentes et inattendues, la peur de la survenue de la prochaine attaque provoquant elle-même une anxiété.
- **Les pensées obsessionnelles** peuvent impliquer une tendance, source d'anxiété, à ne pas pouvoir s'empêcher de penser à une idée ou à une série d'idées liées. Ces pensées peuvent perturber votre mode de fonctionnement et nuire à votre qualité de vie.
- **Les phobies** sont une peur puissante et constante d'un objet, d'une situation ou d'une personne. La phobie peut devenir perturbante et obsédante pour la personne qui en souffre.
- **Le stress** se manifeste par des réactions physiques et émotionnelles à l'opposé de la détente. Il peut provenir d'événements positifs ou négatifs. Les *facteurs de stress* (événements entraînant une anxiété) sont très subjectifs.

- **Une faible estime de soi** est la perception négative qu'une personne a d'elle-même. Avec le temps, la faible estime de soi peut nuire à la santé physique et émotionnelle.

Vous êtes peut-être soulagé d'apprendre que l'hypnothérapie parvient très bien à résoudre nombre de ces problèmes.

À l'exception des graves problèmes de santé mentale, l'hypnothérapie peut contribuer à apaiser vos anxiétés. Un hypnothérapeute peut aider votre inconscient à se calmer et à trouver de nouvelles méthodes pour faire face à des situations anxiogènes actuelles et futures :

- Renforcer l'estime de soi et la confiance.
- Identifier les thèmes ou structures de vos inquiétudes afin de les démanteler.
- Trouver un moyen sain de faire face à une inquiétude légitime. Par exemple, votre sécurité personnelle peut vous inquiéter. L'hypnothérapie peut vous permettre de trouver des moyens pratiques de vous sentir protégé.
- Vous voir (en transe) dans le futur, débarrassé des inquiétudes inappropriées tout en apprenant à votre conscience à adopter ce comportement dans le présent.

N'OUBLIEZ PAS

L'objectif de votre hypnothérapeute n'est pas d'éradiquer complètement votre anxiété mais de vous aider à y faire face plus efficacement.

Chasser le cafard

L'être humain a de temps en temps le moral en berne. Si cette situation s'installe dans le temps, il est possible que vous ayez en fait deux problèmes : l'original et une dépression. Il est naturel qu'un problème dont vous avez l'impression de ne pas pouvoir vous débarrasser vous mine. Les hypnothérapeutes aident régulièrement des patients à chasser leur cafard.

Votre mode de pensée influe directement sur la façon dont vous vous sentez. Si vous qualifiez une expérience de positive, vous vous sentez bien, voire plein d'énergie, non seulement par rapport à ce que vous vivez, mais également vis-à-vis de vous-même. Si vous jugez néfaste un événement, vous vous sentez vraiment mal et peut-être même épuisé. Les personnes qui connaissent le succès ont cette faculté de transformer un événement négatif en défi et une crise en chance.

Votre hypnothérapeute fera en sorte de vous aider à comprendre à quel point votre évaluation des événements de la vie conditionne à la fois vos pensées et vos émotions.

Comprendre les différentes sortes de dépression

Clarifions certains concepts terminologiques. Quelle est la différence entre le cafard et la dépression ? Il existe bien entendu différents niveaux en matière de baisse de moral. Comparez les sentiments éprouvés lorsque vous recevez une contravention à ceux en cas de décès d'un proche. Pigé ? Les deux sentiments ne sont pas du même niveau.

Il est tout à fait naturel de se sentir déprimé si une personne que vous aimez décède ou si vous souffrez d'une maladie grave. On parle alors de *dépression réactionnelle* parce que votre dépression survient en réaction à un événement.

En revanche, la *dépression clinique* est un état plus grave qui s'installe dans la durée. Les psychiatres la qualifient de réaction à une dépression durable pas nécessairement liée à un événement bien précis.

Voici les caractéristiques de la dépression clinique :

- une perte d'appétit ;
- une incapacité à dormir ;
- une perte de plaisir (également connue sous le nom d'*anhédonisme*) ;
- des pensées suicidaires (dans les formes extrêmes).

La dépression clinique est très grave et requiert une consultation médicale en urgence. Contrairement à la dépression réactive, elle fait généralement l'objet d'une prescription de médicaments par un psychiatre.

Sortir du tunnel

La section « Faire le plein de confiance », plus haut dans ce chapitre, recense des moyens de se sentir bien. Nombre des méthodes mentionnées reposent sur les suggestions de l'hypnothérapeute visant à ce que vous vous sentiez mieux (connues sous le nom de « renforcement de l'ego »). Il peut s'agir de suggestions très simples et directes telles que « Vous êtes de plus en plus optimiste » ou « Vous allez vous sentir plus heureux et en forme que vous ne l'avez été depuis longtemps. »

Le renforcement de l'ego est essentiel quand il s'agit de vous aider à sortir d'une période de dépression.

Sus au stress !

Le mot stress fait référence à la tension. En soi, la tension est un état neutre et pas toujours négatif. Mais, quand un hypnotiseur rencontre un patient souhaitant travailler sur son stress, ce dernier évoque toujours un problème se caractérisant par une surcharge ou une tension insupportable source de peur, d'inquiétude et parfois d'autres problèmes de santé tels que des maux de tête ou un problème émotionnel et/ou physique.

Vous pouvez tout simplement considérer le *stress* comme l'état opposé de la détente. L'hypnothérapie étant un fabuleux moyen de générer la relaxation, vous ne serez pas surpris d'apprendre que l'hypnothérapie est un merveilleux antidote contre le stress !

N'OUBLIEZ PAS

Comme l'hypnose vous aide à vous détendre, c'est un excellent outil pour identifier de nouvelles stratégies de diminution du stress qui vous paraissent naturelles.

Apaisement et hypnothérapie

Le contrôle de la colère est tellement devenu un thème à la mode que Hollywood en a fait un film (*Self control*). En fait, nous ne l'avons pas vu, trop occupés que nous étions à aider les gens à ne pas se mettre en rogne !

Supposons que vous veniez voir un hypnothérapeute pour mettre fin à vos accès de colère. La plupart des hypnothérapeutes commencent par vous demander depuis combien de temps vous avez ce problème de colère et quelles sont vos réactions. Ils peuvent aussi vous demander ce qui vous aide à être moins en colère et ce qui vous met le plus en boule. Ces questions vont vous aider à réfléchir par vous-même à vos types de colère et à la façon dont vous les gérez (ou non). Il y aura tant à découvrir sur vous et votre façon d'exprimer la colère que vous ne serez peut-être même pas hypnotisé lors de la première séance.

La plupart des personnes sujettes aux colères ont l'impression de perdre le contrôle d'elles-mêmes. Ce manque de contrôle alimente leur critique intérieur et fait qu'elles ont une image d'elles-mêmes épouvantable. Voilà pourquoi l'hypnothérapie vous aide assez rapidement à renforcer votre confiance. Vous en venez à vous croire capable de faire preuve d'une meilleure maîtrise de soi. À ce stade, l'hypnothérapeute peut introduire de nouvelles stratégies pour faire face à la colère en s'appuyant sur une confiance et un contrôle de meilleure qualité.

Répondre par le stress

Si une alarme retentit pendant longtemps, que ce soit dans votre esprit ou dans la réalité, vous transposez cet état d'alerte constante en ce que l'on appelle une *réponse de stress*. En résumé, maintenir une réaction de combat ou de fuite (sujet traité au chapitre 4) génère du stress.

Cependant, la plupart des gens en danger physiquement pendant de longues périodes ne ressentent pas de stress (malheureusement, vous vous feriez probablement virer si vous vous battiez physiquement avec votre patron pour survivre !). Il arrive plus fréquemment que le stress produit soit le résultat de votre perception des facteurs externes qui vous touchent.

Les conséquences physiques de l'exposition prolongée au stress peuvent être graves. Le stress peut entraîner des ulcères à l'estomac, une crise cardiaque, une attaque ou d'autres affections physiques. Vos ancêtres se reposaient une fois la menace passée (après avoir combattu et tué ou fui un tigre à dents de sabre), permettant ainsi un retour à la normale de leur biochimie corporelle. Malheureusement, de nos jours, beaucoup de personnes ne bénéficient d'aucun répit et sont donc constamment en état de stress, situation qui a souvent des répercussions néfastes pour leur santé.

Recadrer son univers source de stress

L'hypnothérapie peut vous aider à trouver des stratégies capables de modifier votre réponse aux éléments qui vous stressent. Modifier votre attitude face aux facteurs de stress va diminuer votre stress et contribuer à éviter les conséquences néfastes pour votre santé.

Recadrer est un terme qui signifie simplement porter un regard neuf et plus positif sur quelque chose. Une fois recadrée la situation que vous considérez comme négative, vous êtes plus à même de l'affronter.

Vous êtes stressé : votre vie vous semble s'écouler à un rythme effréné et vous avez l'impression d'être incapable de ralentir la cadence. Vos vies professionnelle et personnelle ne vous amusent plus et vous ne voulez qu'une chose : vous glisser dans un trou et dormir. Pas d'inquiétude, comptez sur l'aide de votre charmant hypnothérapeute. Grâce à son expertise, il peut vous aider à prendre du recul et à réévaluer vos facteurs de stress. Sa méthode dépend de la nature de vos problèmes.

En général, un hypnothérapeute peut vous aider à :

- retirer vos œillères et vous rendre compte que des choix s'offrent à vous ;
- étudier et modifier vos réactions actuelles au stress ;
- recadrer vos sentiments vis-à-vis de vos facteurs de stress et peut-être les considérer comme une source de motivation passionnante ;
- hiérarchiser les choses en définissant ce qui est important et ce qui produit des pressions inutiles ;
- veiller à faire les efforts nécessaires à bon escient ;
- accéder à vos ressources intérieures et exploiter votre potentiel ;
- vous détendre.

Ne pas se faire une montagne du stress

Affronter le stress peut sembler une tâche insurmontable. Ce stress peut vous apparaître comme une gigantesque montagne au pied de laquelle vous vous trouvez et qu'il vous faut franchir pour poursuivre le voyage de votre vie. Vue du bas, cette montagne peut être très intimidante. Vous ne voyez pas comment la contourner ou la traverser. La seule option semble être l'ascension pénible par la face la plus abrupte. Il s'agit d'une expédition éreintante, effrayante et dangereuse. Mais prenez le temps de vous éloigner de cette montagne et vous commencerez à voir les choses différemment. Tout d'abord, elle n'a pas l'air si difficile à gravir. Vous remarquez des sentiers qui la contournent et des tunnels qui vous permettent de la traverser en toute sécurité. En fait, vous vous apercevez qu'il existe de nombreuses autres options plus simples que l'ascension directe vers son sommet.

L'hypnothérapie vous permet de ne plus vous faire une montagne des choses. En transe, vous pouvez accéder à votre inconscient, vous ouvrir de nouveaux horizons et découvrir des moyens plus simples et sûrs de franchir cette montagne de stress et d'améliorer votre efficacité et votre santé.

TRUC

Prenez le temps. Isolez-vous régulièrement de vos facteurs de stress et faites des choses que vous aimez. De retour aux affaires, vous serez reposé, revigoré et capable de gérer plus efficacement les tâches qui vous attendent.

Accéder à sa créativité

Avez-vous déjà fait un rêve qui vous a agréablement surpris ? Vous racontiez une blague très drôle et vous vous êtes réveillé en riant ? Vous avez fait un rêve incroyable que vous n'auriez même pas imaginé éveillé ? Ces exemples très simples ne sont qu'une petite part de la créativité qui sommeille dans votre inconscient. Imaginez un peu comme ce serait extraordinaire si vous pouviez exploiter cette sorte de créativité. C'est possible, grâce à l'hypnose !

Autre façon de matérialiser votre puits de créativité, imaginez un gisement de pétrole intérieur. Un jour, un ingénieur sonne à votre porte et vous apprend que vous vivez au-dessus d'un immense gisement de pétrole qui va vous rendre plus riche que vous ne l'avez jamais imaginé. Ça s'annonce bien ! Pour accéder au gisement, vous l'autorisez à creuser un puits d'où (hourrah !) finit par jaillir le pétrole ! Malheureusement, au bout de quelques centaines de barils, le gisement semble à sec car plus rien ne sort. Vous rappelez votre nouvel ami de confiance, l'ingénieur, qui détecte rapidement l'obstruction et résout le problème en un clin d'œil, vous permettant ainsi de produire deux fois plus de barils qu'avant. Vous êtes aux anges !

Pour couronner le tout, votre nouveau meilleur ami, l'ingénieur, vous donne un cours intensif sur la maintenance et la construction des puits de pétrole, vous passant ainsi la main et vous permettant d'accéder désormais à loisir à tout le pétrole ! Juste avant de vous quitter, il vous précise juste une petite chose : contrairement aux autres puits, qui finissent par se tarir, le vôtre est différent car il a des ressources inépuisables. Cela signifie que vous ne serez jamais à court de ressources. Joli fantasme, n'est-ce pas ?

Mais, ce fantasme est vrai !

Vous *possédez réellement* l'équivalent de ce puits de pétrole inépuisable métaphorique que nous venons de décrire. Il suffit simplement de remplacer le terme « ingénieur » par le terme « hypnothérapeute » et « pétrole » par « créativité et ressources internes ». L'autohypnose est l'outil que vous utilisez pour accéder à vos ressources internes quand le besoin s'en fait sentir. Voilà, cette métaphore est maintenant asséchée !

Exploiter son puits de créativité infini

Votre créativité est l'entrepôt de tous vos souvenirs. C'est une espèce de gros ordinateur qui mémorise et regroupe tout ce que vous avez vu, créé, entendu ou vécu sous la rubrique « créativité ». Quel concept stupéfiant ! Imaginez un ordinateur qui vous permettrait d'accéder à tout cela. Eh bien, c'est votre inconscient.

Comment un hypnothérapeute peut-il vous aider à accéder à ce type de créativité inconsciente ? Pour ce faire, il faut :

- **Accéder** à votre inconscient en état de transe. Cela se rapproche de la métaphore de l'ordinateur. Pour la création littéraire, cliquez sur votre disque personnel « Z ». Pour une stratégie ingénieuse destinée à vous sortir du pétrin, cliquez sur le disque « Q », et ainsi de suite. (Bien entendu, ces disques sont en fait votre inconscient. Quand on vous donne une tâche à exécuter pendant la transe hypnotique, vous « y allez » sans savoir comment se déroule le processus ou que les informations y sont stockées.)
- **Libérer**, à savoir le processus grâce auquel votre hypnothérapeute vous aide à modifier vos pensées, opinions et sentiments négatifs qui retardent l'accès à votre créativité.
- **Libérer à l'infini** vos ressources intérieures en cas de besoin. Cela signifie retrouver très facilement la procédure précédente. Pour ce faire, il faut apprendre l'autohypnose et s'exercer régulièrement.

Voici des techniques que votre hypnothérapeute peut employer pour libérer votre sens créatif :

- Demander directement à votre inconscient de vous convaincre que vous êtes capable d'écrire, de peindre, de dessiner, de composer très facilement.
- Renforcer votre ego pour que vous vous souveniez de vos succès passés.
- Vous rappeler que votre inconscient renferme une quantité infinie d'idées.
- Accroître votre motivation et concentration, via de simples suggestions à l'attention de votre inconscient vous indiquant que vous vous concentrerez plus facilement et que vous serez plus motivé.
- Demander à votre inconscient de se transformer en un océan d'idées, rempli d'une créativité qui en jaillit facilement, se répandant avec limpidité sur le rivage de votre conscience quand vous le souhaitez. (Ça y est, nous sommes prisonniers du démon de la métaphore !)

- S'entraîner à l'autohypnose. Votre hypnothérapeute formulera probablement des suggestions destinées à toujours libérer le conduit du puits. C'est là que l'autohypnose entre en scène. Il est judicieux de demander à votre hypnothérapeute de vous apprendre l'autohypnose au début de vos séances. L'autohypnose peut décupler les résultats de votre hypnothérapie et continuer d'entretenir et d'approfondir les merveilleuses répercussions d'un inconscient débloqué pour le restant de vos jours !

N'OUBLIEZ PAS

La relaxation est l'élément clé pour libérer votre créativité. Quelle que soit la technique choisie par votre hypnothérapeute, faciliter la relaxation mentale et corporelle est essentiel.

Comprenons-nous bien. Cela ne veut pas dire que pour être très créatif, vous deviez être détendu au point de piquer un roupillon ! Au contraire, il faut trouver le bon équilibre entre la détente et la tension. Si vous êtes trop détendu, vous n'irez pas bien loin et avez toutes les chances de vous endormir. Si vous êtes trop tendu, l'anxiété bloquera votre créativité et vous commencerez à vous plaindre de l'apparition d'idées indésirables. La bonne dose de tension et de détente vous permettra de garder l'esprit en éveil et de faire jaillir votre créativité.

C'est le talent de l'hypnothérapeute qui vous aidera à trouver cet équilibre en utilisant et en vous apprenant à vous servir de cette chose que vous avez probablement du mal à maîtriser : la relaxation.

Libérer le flux de la créativité

Que ce soit en matière d'art, d'écriture ou de musique, vous pouvez parfois tomber dans une impasse créative, surtout quand vous avez des délais serrés à respecter ou que vous faites face à de sévères crises d'autocritique. Soudain, la concentration devient impossible et vous êtes incapable d'alimenter la partie de votre être responsable de la créativité avec les idées qui s'imposent. Votre créativité se tarit et à chaque fois que vous tentez de la faire couler, le blocage est de plus en plus important.

Les raisons de ce blocage peuvent être nombreuses :

- un jugement négatif sur vos capacités ;
- la peur d'échouer ;
- la peur de réussir (eh oui, beaucoup de gens ont peur de cela !).

Il est temps de procéder à la maintenance de l'installation pour que disparaisse ce blocage !

Alors, comment fonctionne cette histoire d'utilisation de l'hypnothérapie pour accéder à votre créativité ? Généralement, une fois que vous êtes en transe, l'hypnothérapeute demande à votre inconscient d'imaginer son potentiel créateur. Quand il se visualise comme étant plus créatif, l'hypnothérapie peut vous suggérer de trouver très facile le développement de nouvelles stratégies pour traiter votre problème.

Votre hypnothérapeute a de nombreuses techniques à sa disposition, en fonction de vos besoins. Il existe deux méthodes efficaces pour vous aider à libérer votre créativité : demander à votre inconscient les raisons du blocage et créer des solutions. Votre conscience n'intervenant pas dans la création de ces solutions, ces dernières vous semblent naturelles et intuitives. Le même phénomène se produit lorsque vous avez une pulsion créative ou quand votre muse vous inspire. Il s'agit d'un effort non calculé empreint d'imagination et de création, car la partie de réflexion et d'analyse de votre être (votre conscience) ne peut s'attribuer le mérite de la solution. C'est l'une des expériences les plus éthérées mais pourtant réelles qu'il soit facilement donné de vivre grâce à l'hypnothérapie.

Sentez poindre de nouveau le flux de créativité.

Souvent, le blocage peut être éliminé sans l'intervention de la conscience. Oh ! là ! là ! nous entendons les psychologues et psychothérapeutes préparer le bûcher destiné à brûler les hérétiques ! Quoi qu'en disent certaines autorités, votre conscience n'a pas besoin de comprendre les raisons de l'existence du blocage pour que ce dernier soit éliminé une fois l'autorisation de l'inconscient obtenue.

Se frotter aux problèmes sexuels

Votre sexualité est un élément essentiel de votre identité. Freud a décrit les pulsions sexuelles comme étant fondamentales pour la personnalité. Par conséquent, vos éventuels problèmes sexuels peuvent saper carrément votre estime de soi ainsi que vos relations. Ce double coup dur peut compliquer considérablement la recherche d'aide face à des problèmes sexuels (et être aussi source de gêne).

L'hypnothérapie est un magnifique outil thérapeutique pour renforcer son ego ainsi qu'aborder tout un éventail de problèmes sexuels individuels ou de couple (et souvenez-vous que ce n'est pas la première fois que votre hypnothérapeute entend parler de ces choses-là).

Bien que des problèmes sexuels puissent avoir des causes physiques, leur origine est la plupart du temps d'ordre psychologique ou émotionnel. Un hypnothérapeute ne s'attaquera à ces problèmes qu'une fois la cause physique écartée par un médecin, car il veille à ce que vous bénéficiiez d'un traitement adapté.

Le tableau 9.1 répertorie les problèmes sexuels les plus courants chez les hommes et les femmes.

Tableau 9.1 : Les problèmes sexuels en fonction des genres

Hommes	*Femmes*	*Les deux*
Impuissance et troubles de l'érection : impossibilité d'avoir et/ou de maintenir une érection.	**Vaginisme** : tension ou spasmes douloureux des muscles entourant le vagin au moment de la pénétration (par un pénis, un doigt, un tampon, etc.) ou juste avant.	**Anorgasmie** : impossibilité d'avoir un orgasme.
Éjaculation précoce : incapacité systématique de contrôler le moment de l'orgasme.	**Frigidité** : incapacité persistante et récurrente de maintenir une lubrification et un gonflement des parties génitales pendant l'activité sexuelle.	**Manque de désir ou de pulsions sexuelles**.

La *libido* est souvent utilisée comme synonyme de pulsion sexuelle. Pour être précis, c'est l'énergie émotionnelle associée aux pulsions biologiques, y compris la survie. La libido peut donc être considérée comme la source de votre soif de vivre.

Les techniques hypnothérapeutiques employées (dont nombre de celles abordées plus haut dans ce chapitre) dépendent du type de problème sexuel existant. Voici deux exemples de traitement efficace de difficultés sexuelles par l'hypnose :

- **Le manque de désir** : si vous avez un manque de désir, l'hypnothérapeute peut vous mettre en transe et demander à votre inconscient de rechercher les souvenirs d'expériences sexuelles positives. Vous revivez ainsi de manière répétée les souvenirs (ou fantasmes) d'expériences sexuelles positives jusqu'à faire remonter à la surface et pouvoir revivre des sensations oubliées depuis longtemps. Ne vous inquiétez pas, les hypnothérapeutes sont extrêmement sensibles et professionnels. Ils savent garantir votre sécurité et votre dignité lors du traitement de problèmes sexuels.
- **Le vaginisme** : pour traiter ce problème, votre hypnothérapeute peut vous aider (pendant la transe hypnotique) à explorer les peurs et anxiétés que vous associez à la pénétration. Au fil des séances, il suggère de plus en plus à votre inconscient d'associer le sexe aux sensations de détente, puis au plaisir.

Faire l'amour pour s'éclater

Le célère hypnothérapeute Milton Erickson a reçu un jour un couple marié très prude qui avait du mal à faire l'amour. Le couple avait une approche très rigide du sexe et abordait les rapports sexuels, quand ils en avaient, de manière trop intellectuelle, analytique et clinique. Erickson a suggéré à leur inconscient d'oublier l'analyse et simplement de « baiser pour s'éclater » (selon ses termes, pas les nôtres !). Ils ont très vite rapporté que leurs relations sexuelles étaient désormais normales.

N'OUBLIEZ PAS

Le sexe se doit d'être un plaisir. Apprenez à vous détendre, à être créatif et à apprécier chaque rapport. Imprégnez de créativité et de confiance vos prestations et vous serez une véritable bête au lit. Ooh ! Humm ! Ouiii !

Chapitre 8

Connaître les limites de l'hypnothérapie

Dans ce chapitre :

- Découvrir ce que peut faire et ne pas faire l'hypnothérapie
- Prendre conscience du rôle de la motivation
- Déjouer les plans de votre saboteur intérieur
- Comprendre les responsabilités juridiques et éthiques de votre hypnothérapeute

Vous envisagez de résoudre un problème en vous payant une consultation chez un hypnothérapeute. Au préalable, nous vous suggérons de réfléchir aux responsabilités de votre hypnothérapeute ainsi qu'aux réalités de l'hypnothérapie proprement dite. Après tout, vous souhaitez sans doute vous lancer dans la thérapie avec des attentes réalistes et une bonne compréhension de ce que peut vous apporter votre hypnothérapeute et de la procédure qu'il va employer. Ce chapitre va vous donner toutes ces informations.

Comprendre que l'hypnothérapie aide mais ne soigne pas

Bon, à vrai dire, l'hypnothérapie n'est pas magique, et les hypnothérapeutes n'ont pas de pouvoirs extraordinaires. Vous n'allez pas entrer dans le cabinet de l'hypnothérapeute puis en ressortir une heure plus tard miraculeusement débarrassé de tous vos malheurs.

L'hypnothérapie est entourée de nombreux mythes (les plus irréalistes sont évoqués au chapitre 16) et beaucoup de gens attendent l'impossible de leur séance. Lancez-vous dans une thérapie avec des attentes réalistes, en sachant donc ce qu'il est possible et impossible d'obtenir.

Un mot maintenant sur un terme que les hypnothérapeutes ont en abomination : guérison. La guérison est un mot souvent improprement employé par les patients et certains hypnothérapeutes. Il implique que quelque chose va disparaître, peut-être pour de bon. Oh, comme nous aimerions que la thérapie soit si simple ! Malheureusement, elle ne l'est pas et ne le sera jamais.

Aucun hypnothérapeute digne de ce nom ne promettra la guérison à ses patients, car il ne peut vous garantir la disparition du problème sur lequel vous travaillez. Il est possible qu'il disparaisse pour de bon, pour un temps seulement, que vous deviez apprendre à mieux vivre avec ou qu'il demeure inchangé. Toutes ces éventualités sont applicables à n'importe quelle forme de thérapie ou de traitement médical. Vous vous dites peut-être « Alors pourquoi se lancer dans une thérapie s'il n'existe aucune garantie de changement ? » Le fait est qu'aucune thérapie ne peut garantir de changement. Mais l'hypnothérapie a d'excellents résultats et il est prouvé qu'elle peut aider les gens à opérer des changements dans leur vie et à atteindre leurs objectifs avec une grande efficacité.

L'hypnothérapie aide à surmonter quelque chose et repose donc sur l'effort que vous êtes prêt à fournir dans le cadre d'une thérapie. Elle ne peut pas faire tout toute seule.

Accepter les limites de l'hypnothérapie

Quand vous vous apprêtez à suivre une séance d'hypnothérapie, vous devez considérer les résultats accessibles avec réalisme. Bien que les effets de l'hypnothérapie soient très larges, elle a ses limites, comme toute thérapie.

Se préparer au succès

Comme souvent dans la vie, de nombreux facteurs déterminent le résultat de l'hypnothérapie :

- **Votre symptôme** : l'hypnothérapie peut contribuer à faire disparaître de nombreux symptômes mais pas tous les symptômes. Les chapitres des deuxième et troisième parties de ce livre vous donnent une bonne idée des types de symptômes sur lesquels l'hypnothérapie a emprise et ceux pour lesquels elle ne peut pas grand-chose. Par exemple, elle est efficace pour la dépendance au tabac, alors que la dépendance à l'héroïne doit être traitée par un médecin. En cas de doute, demandez à votre hypnothérapeute si l'hypnothérapie convient au traitement de votre symptôme.

  C'est le symptôme qui détermine souvent la durée de la thérapie. Pour arrêter de fumer, une seule séance peut suffire. En revanche, si vous consultez pour un problème plus complexe comme la boulimie, vous pouvez vous attendre à un traitement plus long en raison du caractère profond des caractéristiques propres à la maladie et au traitement nécessaire.

- **Vos attentes** : attendez-vous trop de l'hypnothérapie ? La considérez-vous comme la panacée capable de faire disparaître votre symptôme d'un simple claquement de doigt ?

  L'état d'esprit derrière l'affirmation « Je veux perdre un kilo d'ici vendredi » est voué à l'échec. Vos attentes doivent être réalistes dès le début. Dans hypnothérapie, il y a thérapie, pas magie ! Parlez de vos attentes avec votre thérapeute et soyez prêt à prendre connaissance de la réalité du processus.

Que pouvez-vous donc raisonnablement attendre de l'hypnothérapie ? De très bonnes chances de voir votre symptôme diminuer. Mais il y a également une probabilité, bien plus mince, que l'hypnothérapie ne fasse rien ou pas grand-chose.

N'OUBLIEZ PAS

Comme avec n'importe quel traitement, médical ou non, il n'existe aucune garantie formelle de son efficacité. Pourquoi ? À cause des facteurs que nous évoquons ici.

Attendez-vous également à faire des devoirs (voir le chapitre 12), qui font partie de la thérapie, même en dehors de la présence de votre thérapeute. Vous pouvez également vous attendre à ce que ce dernier consacre tout le temps et l'énergie nécessaires pour vous aider à vaincre votre symptôme.

- **Vos peurs** : abordez-vous votre séance d'hypnothérapie avec sérénité ? Avez-vous peur d'un élément du processus, tel que la durée ou l'efficacité des effets de votre thérapie ? Peut-être avez-vous peur de ne pas entrer en transe de la façon escomptée, que le fait d'entrer en transe maintenant ne vous perturbe pendant la réunion que vous devez animer plus tard dans la journée.

  Si ces peurs ou d'autres peurs vous assaillent pendant votre séance, parlez-en avec votre thérapeute, avant, pendant (mais oui, vous pouvez très bien parler pendant que vous êtes en transe) ou après la transe et laissez-le vous rassurer. Laisser de telles peurs couver sans les exprimer nuit à l'efficacité de votre thérapie.

- **Les relations que vous entretenez avec votre thérapeute** : sont-elles bonnes ? Êtes-vous à l'aise avec lui ? Êtes-vous à même de travailler avec lui ?

  À l'instar de n'importe quelles relations, plus elles sont bonnes, plus les choses se déroulent bien. Si vous n'êtes pas à l'aise ou si vous n'aimez pas du tout votre thérapeute, pour n'importe quelle raison, le facteur de confiance primordial ne peut être présent. Si vous n'avez pas confiance en votre thérapeute, votre esprit n'aura pas confiance dans le processus thérapeutique proprement dit. Dans ce cas, dites poliment « Merci, mais non merci » à votre thérapeute et trouvez-en un autre avec qui vous serez plus à l'aise. Souvenez-vous, les séances sont pour vous, pas pour votre thérapeute. Pour en savoir plus sur la façon de créer une bonne relation de travail avec votre thérapeute et sur ce qu'il faut faire si vos rapports empirent, lisez le chapitre 11.

- **Ce qui se passe dans votre vie en ce moment** : la vie est faite de hauts et de bas et cela peut aider ou nuire à votre thérapie. Si tout marche comme sur des roulettes dans votre vie, vous avez tendance à vous sentir optimiste, positif et motivé, vous avez ce que l'on appelle un état d'esprit positif. Ces sentiments positifs influent sur la façon dont vous percevez le déroulement de votre thérapie, vous rendant ainsi plus optimiste, positif et motivé concernant l'ensemble du processus ainsi que les résultats. Avec cet état d'esprit positif, vous pourriez très bien trouver que votre inconscient est plus ouvert à toutes les suggestions formulées par votre hypnothérapeute, accélérant ainsi le processus de changement.

En revanche, si votre vie vous semble stressante ou monotone, l'état d'esprit négatif créé par ces sentiments peut entraver votre thérapie, vous faisant percevoir celle-ci de manière pessimiste et ralentissant par là même tout le processus.

Qu'il vous arrive des choses bonnes ou mauvaises dans votre vie en ce moment, votre thérapie est toujours susceptible de porter ses fruits sous la direction d'un thérapeute qualifié. En fait, si vous avez un état d'esprit négatif, dites-le à votre thérapeute. Il pourra formuler pendant la séance des suggestions pour vous aider à retrouver le moral, mesure que prennent la majorité des thérapeutes.

Cependant, si ces sentiments négatifs persistent et ne sont pas liés à la raison pour laquelle vous suivez une thérapie, vous envisagerez peut-être de prendre quelques séances pour vous aider à les surmonter. Reportez-vous au chapitre 7 pour voir comment l'hypnothérapie peut vous aider à résoudre divers problèmes émotionnels.

L'importance de la motivation

Pour garantir le succès de vos séances d'hypnothérapie, la chose la plus importante est d'étudier votre motivation et de veiller à ce qu'elle soit adaptée et suffisante. Les motivations des patients choisissant de suivre une thérapie sont nombreuses et variées. Pour certains, la motivation est positive et salutaire envers le processus de changement. Pour d'autres, elle est négative et peut donc nuire à ce processus. Voici deux exemples de motivation négative avec une explication de leur caractère néfaste :

- **Quelqu'un vous a dit de suivre une hypnothérapie** : une personne de votre entourage vous conseille vivement d'essayer l'hypnothérapie. Découvrez pourquoi cette personne vous incite-t-elle à suivre une thérapie. Se préoccupe-t-elle vraiment de votre bien-être (par exemple, elle ne veut pas vous voir mourir d'un cancer du poumon à cause du tabac ou elle souhaite vous aider à vaincre l'émotion qui vous étreint quand vous devez parler en public) ou essaie-t-elle de vous manipuler ? Ressentez-vous le besoin de suivre une thérapie car, si vous ne le faites pas, cette personne va vous quitter ? Pensez-vous qu'elle fasse du chantage affectif pour vous pousser à suivre une thérapie, par pur égoïsme ?

  Si vous optez pour une thérapie uniquement pour répondre aux souhaits d'autrui, sans un véritable désir de changement de votre part, votre thérapeute parlera alors pour ne rien dire sans rien changer à votre affaire. Même si un changement s'opère chez vous, il est probable que vous repreniez vos anciennes habitudes avant même d'avoir eu le temps de prononcer le mot « thérapeute » ! Pourquoi ? Parce qu'au départ, il n'existait pas chez vous une réelle volonté de changer. Faute de techniques de lavage de cerveau évoluées, aucun thérapeute ne sera capable de vous changer ! Au fait, si quelqu'un vous conseille vivement de suivre une thérapie parce qu'il se fait vraiment du souci pour vous, vous feriez peut-être bien de prendre un peu de temps pour l'écouter. Après tout, si vous réagissez à son inquiétude et suivez une thérapie, au bout du compte, cela pourrait fort bien améliorer votre vie, voire vous sauver la vie !

- **Vous ne voulez faire aucun effort** : pour les plus paresseux ! Si vous essayez l'hypnothérapie par facilité, vous n'irez pas bien loin. L'hypnothérapie peut certes accélérer et faciliter le processus de changement, si tant est que vous fassiez quelque effort de votre côté.

  Si vous n'y mettez pas du vôtre, vous n'irez nulle part. Imaginez que vous souhaitiez pousser une voiture arrêtée. Vous devez fournir des efforts pour la faire avancer. Si vous vous contentez de poser les mains dessus, vous risquez de rester ainsi toute la journée sans avancer d'un millimètre !

Par conséquent, pour que la thérapie ait le plus de chance de porter ses fruits, vous devez afficher une motivation adaptée. Vos chances de succès seront bien plus grandes si votre motivation :

- **vient vraiment de vous** : vous vous lancez dans une thérapie parce que vous voulez opérer un changement ;
- **est réaliste** : vous avez conscience que ce changement pourrait prendre du temps et que l'hypnothérapie n'est pas la solution miracle pour toutes les maladies. Vous êtes prêt à vous investir dans le processus.

Se débarrasser de ses problèmes peut être plus difficile qu'escompté

Se débarrasser de ses problèmes n'est pas toujours aussi facile que cela. Bon d'accord, mais sinon ! Vous pensez peut-être que c'est peu dire. Après tout, vous lisez probablement ce livre parce que vous voulez vous débarrasser d'un problème tenace. Mais, si certains problèmes se résolvent très facilement, pourquoi d'autres s'avèrent être de vraies vacheries ?

Faire face à votre volonté de conserver votre problème

Le genre humain peut être aussi inconstant que l'être humain. Par conséquent, vous pouvez très bien souhaiter désespérément vous débarrasser de votre problème tout en ayant une excellente raison de le conserver. On appelle cela le *bénéfice secondaire* : votre problème présente un avantage.

Eh oui, vos problèmes peuvent être bénéfiques même si vous n'avez pas conscience de la nature de l'avantage en question. Ce bénéfice peut être inopportun et problématique et obtenu par d'autres moyens plus salutaires. Mais le problème peut toujours remplir une fonction importante. Vous pouvez par exemple vous apercevoir que votre problème vous permet d'échapper à un travail que vous n'aimez pas ou qu'il vous empêche de remplir des tâches que vous appréhendez telles que faire les courses, repasser ou aller chercher les enfants à l'école.

Découvrir les bénéfices secondaires

Il est parfois capital de découvrir le bénéfice secondaire pour aider un patient à résoudre ses problèmes. Voici deux exemples :

- Une patiente souffrant d'attaques de panique a débarqué un jour, accompagnée de son mari, de sa mère, de son père et d'un voisin. Aujourd'hui, il n'est pas rare de voir des patients souffrant d'attaques de panique accompagnés, car cela les aide à se sentir en sécurité sur le trajet du cabinet de l'hypnothérapeute. Mais là, se faire accompagner de presque toute sa famille était un peu exagéré ! Mais, en tant que thérapeutes chevronnés (enfin, c'est notre avis !), nous avons tout de suite vu qu'il y avait anguille sous roche, à savoir un bénéfice secondaire. Pourquoi fallait-il qu'elle amène tous ces gens avec elle ? Pendant la consultation, nous lui avons demandé ce qu'il se passerait si elle n'avait plus d'attaques de panique. Après un bref silence, elle a répondu que sa famille ne lui prêterait plus aucune attention. Bingo ! Le bénéfice était découvert. Elle poursuivit en expliquant qu'au fond elle avait tout fait pour sa famille, sans pour autant qu'on ne lui prête beaucoup d'attention. Il n'y avait là rien de malicieux, c'était simplement comme cela que la famille s'était développée. Mais dès qu'elle avait une attaque de panique, tout le monde l'entourait et se montrait gentil avec elle.
- Une autre patiente s'est présentée pour soulager des douleurs. Elle avait mal au dos et voulait apprendre à contrôler ses douleurs. Elle avait eu recours à toutes les techniques existantes pour essayer de s'en débarrasser, mais en vain. Pendant la consultation, on lui a demandé ce qu'elle serait en mesure de faire, une fois les douleurs disparues, qu'elle ne pouvait faire à l'heure actuelle. Après avoir énuméré plusieurs choses, elle fit une pause, toute penaude, et déclara qu'elle pourrait de nouveau faire l'amour avec son mari. Rien qu'à la façon dont elle le dit, on sentait bien qu'elle n'en avait vraiment pas envie ! Quand on lui a demandé ce qu'elle pensait du fait de pouvoir de nouveau apprécier cet aspect de sa relation avec son mari, elle dit qu'elle le redoutait, qu'elle n'avait en fait jamais trouvé son mari attirant. Merci, merci ! Et un bénéfice secondaire de plus, un !

Dans les deux cas, il a fallu prendre en compte les bénéfices secondaires avant de pouvoir traiter de manière adéquate le symptôme. Et ça a marché.

Bien entendu, il se peut que vous soyez capable de résoudre un problème sans devoir satisfaire le bénéfice secondaire. Mais vous pouvez très bien développer de nouveaux symptômes tout aussi problématiques afin d'obtenir le même avantage. Dans ce cas, commencer par suivre une thérapie ne servirait pas à grand-chose.

Surmonter ses bénéfices secondaires

La mission de votre hypnothérapeute est d'identifier et de vous aider à traiter tout ce qui touche aux bénéfices secondaires. Après tout, si vous en aviez conscience, vous auriez sans doute déjà fait quelque chose ! Certains bénéfices secondaires sautent aux yeux tandis que d'autres sont cachés. Il faut s'occuper des bénéfices secondaires pour les satisfaire sous peine de voir un autre symptôme s'immiscer joyeusement dans votre vie.

Bien entendu, tous vos problèmes ne sont pas empreints de ces bizarreries psychiques gênantes, mais cela ne signifie pas qu'elles n'existent pas.

Votre thérapeute peut souhaiter travailler avec vous de différentes manières pour vous aider à vaincre un bénéfice secondaire :

- **En discutant** : quand le bénéfice secondaire est évident, vous pouvez parler de ce qui arrive avec votre thérapeute et développer ensuite une stratégie. Pour vous aider, votre thérapeute peut bâtir des suggestions à vous formuler quand vous êtes en transe.
- **En dissociant** : si le bénéfice secondaire n'est pas évident, il se peut que votre thérapeute souhaite utiliser des techniques de dissociation qui vous permettent d'isoler sans risque la partie de votre esprit responsable de votre problème et de discuter avec afin de pouvoir découvrir ce qui se passe. Une fois le bénéfice secondaire débusqué, il est alors possible de prendre des mesures pour le diminuer. (Le chapitre 2 parle en détail de la dissociation.)

- **En permettant à votre inconscient d'arranger les choses proprement** : vous ne savez peut-être pas vous occuper consciemment du bénéfice secondaire. Cependant, votre inconscient sait ce qu'il faut faire et peut collaborer avec votre hypnothérapeute chevronné pour proposer un nouveau comportement ou une nouvelle réponse qui s'occupe du bénéfice secondaire de bien meilleure façon.
- **En vous envoyant vers un confrère pratiquant une autre discipline** : il se peut que l'hypnothérapie ne puisse pas traiter à elle seule le bénéfice secondaire. Par exemple, si une thérapie de couple s'impose, votre thérapeute peut souhaiter vous envoyer vers un psychologue spécialiste des relations de couple afin de résoudre le problème.

N'OUBLIEZ PAS

Quel que soit le bénéfice secondaire, vous pouvez trouver des moyens de vous attaquer aux problèmes. Une fois ces problèmes abordés, votre symptôme sera probablement plus sensible à la thérapie.

Saboter sa propre thérapie

Comme nous l'avons dit précédemment, votre esprit est parfois une créature capricieuse. D'un côté, vous voulez à tout prix vous débarrasser d'un symptôme et, de l'autre, votre esprit semble freiner des quatre fers pour le conserver. C'est comme si votre esprit mettait une barrière au changement. Vous pouvez agiter votre saboteur intérieur sans même vous en rendre compte :

- **La défiance inconsciente** : certaines personnes ont une résistance naturelle à l'autorité. Elles défient donc toutes les personnes qu'elles perçoivent comme occupant des fonctions d'autorité. C'est ainsi qu'elles peuvent voir leur hypnothérapeute (même sans le savoir) et se bloquer inconsciemment ou faire l'inverse de ce que le thérapeute dit ou fait.

  Si vous êtes de ces personnes, préparez-vous à parler de cette partie de votre personnalité avec votre thérapeute. Il y a différentes manières de procéder, mais souvenez-vous simplement que dans une séance, vous êtes l'égal de l'hypnothérapeute et que vous fournissez tous deux un travail collectif.

- **Un besoin inconscient d'affirmer sa supériorité** : certaines personnes semblent toujours vouloir faire mieux ou prouver que l'autre a tort. Des patients d'hypnothérapeutes appartiennent à cette catégorie de personnes. Le thérapeute suggère X et le patient fait Y. C'est non seulement frustrant pour le thérapeute (bien qu'il puisse revoir sa stratégie quand il a conscience de la situation). Mais, au final, il se pourrait que le patient doive passer plus de temps en thérapie que nécessaire.
- **« Oublier » de fournir des informations importantes à votre thérapeute** : nous sommes tous plus ou moins étourdis. Cependant, certains patients d'hypnothérapeutes ont une mémoire sélective. Ils omettent de transmettre à leur thérapeute des informations capitales liées à leur symptôme, malgré l'interrogatoire poussé subi en début de collaboration. Dans l'ignorance de cet élément, le thérapeute entame la thérapie en ne recherchant que les choses qui ne fonctionnent pas comme elles le devraient.

  Pour remédier à cela, une technique consiste à écrire bien avant votre première séance toutes les informations que vous jugez pertinentes pour votre visite chez l'hypnothérapeute. De cette manière, si votre esprit commence à vous jouer des tours pendant votre séance, vous disposerez heureusement de ces informations écrites, si tant est que vous n'oubliiez pas d'emporter la feuille avec vous !

Ne vous inquiétez pas. Si ces diablotins de saboteurs commencent à pointer le bout de leur nez, votre hypnothérapeute saura élaborer une stratégie pour mettre un terme à leur petit jeu !

La *résistance* est une tentative consciente ou non du patient d'éviter d'entrer en transe ou d'accepter les suggestions thérapeutiques fournies par le thérapeute. Malgré votre recherche initiale d'aide via l'hypnothérapie, vous pouvez toujours résister aux tentatives de changement. Votre hypnothérapeute peut explorer la raison de cette résistance, car elle est susceptible d'être un élément essentiel dans l'optique de la résolution de votre problème.

Étudier les responsabilités éthiques de votre hypnothérapeute

N'importe quel hypnothérapeute professionnel de bonne réputation a une responsabilité éthique envers toute personne qu'il reçoit en consultation. Mais que signifie ce terme et comment s'applique-t-il à vous ? Dans le domaine thérapeutique, l'*éthique* fait référence à un code de conduite reposant sur une *moralité*, à savoir la faculté de distinguer le bien du mal, qui régit le comportement professionnel de votre thérapeute.

La responsabilité éthique du thérapeute est donc de veiller à ce que son comportement professionnel soit adapté lorsqu'il travaille avec vous. Cela signifie :

- vous faire part à l'avance de ses tarifs et de sa disponibilité ;
- vous expliquer le processus thérapeutique ;
- répondre honnêtement à vos questions ;
- ne pas prolonger inutilement la thérapie ;
- veiller à ce que vous soyez le plus à l'aise possible pendant le processus thérapeutique ;
- avoir une attitude professionnelle envers les autres thérapeutes et thérapies (par exemple, ne pas les critiquer !) ;
- travailler dans sa sphère de compétence ;
- assurer la confidentialité de tout ce que vous êtes amené à lui dire.

Votre thérapeute doit surtout vous montrer ce que l'on appelle un *regard positif inconditionnel*, à savoir ne pas porter de jugement et vous accepter comme vous êtes (un être humain ayant les problèmes humains de tout un chacun). Après tout, votre thérapeute est lui aussi mortel et sujet aux mêmes pièges que nous tous. Si vous avez la malchance de rencontrer un hypnothérapeute vous disant qu'il n'est pas un simple mortel, fuyez aussi vite que possible, car vous avez en face de vous un être bercé d'illusions. Il en existe malheureusement quelques-uns.

L'éthique professionnelle de votre thérapeute possède diverses sources :

- **L'éthique personnelle** : issue de son système de croyances et de ses valeurs morales.
- **L'éthique sur son lieu de travail** : mise en place par l'autorité régissant l'éventuelle institution au sein de laquelle travaille votre thérapeute.
- **Un code de conduite professionnel** : en vigueur dans l'organisme professionnel d'appartenance de votre thérapeute. En tant que membre de cet organisme, votre thérapeute doit suivre des règles pendant le déroulement du processus thérapeutique.

Entretenir une relation thérapeutique

Quand vous rendez visite à votre hypnothérapeute, vous allez voir un professionnel et il doit donc agir en professionnel. La relation qu'il entretient avec vous doit donc être professionnelle. En d'autres termes, si un autre type de relation s'installe entre vous deux, il doit être mis un terme à la relation thérapeutique.

La dynamique d'une relation professionnelle est très différente de celle d'une relation amicale ou amoureuse. Dans une relation professionnelle, le thérapeute apporte son aide en toute impartialité. Dans d'autres relations, l'impartialité est compromise par les émotions qui caractérisent les liens plus personnels. Bien qu'agréables, ces sentiments ne favorisent pas nécessairement le succès d'une thérapie.

TRUC

Pour connaître le code d'éthique de votre thérapeute, il suffit de lui poser la question. En tant que membre d'un organisme professionnel qui régit son comportement professionnel, il doit être capable de vous montrer le code de conduite qu'il s'est engagé à respecter.

Vérifiez si votre hypnothérapeute est membre d'un organisme professionnel sérieux. Cela signifie qu'il doit conduire la thérapie de manière professionnelle et que vous pouvez recourir à la procédure de plainte de l'organisme si le comportement de votre thérapeute est sujet à caution, ce que nous n'espérons vraiment pas pour vous !

Les responsabilités légales de votre hypnothérapeute

Bon, passons maintenant au volet juridique. Votre hypnothérapeute doit respecter toutes les lois en vigueur dans votre pays de résidence. Les lois fédérales (États-Unis) désignent les personnes habilitées à pratiquer l'hypnothérapie, les lois nationales et internationales (dans l'Union européenne) édictent les règles de publicité, les messages publicitaires, etc.

La réglementation concernant l'hypnothérapie varie d'un pays à l'autre. Par exemple au Royaume-Uni et dans certains autres pays européens, aucune loi ne régit directement la formation et l'exercice de l'hypnothérapie. (Situation scandaleuse ! On envisage heureusement de remédier à cela.) Aux États-Unis, certains États ont des lois très strictes tandis que d'autres n'en ont pratiquement aucune.

En dehors de tout ça, chaque hypnothérapeute doit souscrire une assurance professionnelle qui couvre les erreurs en cas de poursuites judiciaires à son encontre. Pour vérifier si votre thérapeute est assuré, vous pouvez bien entendu le lui demander ou, mieux, vous assurer qu'il appartient à un organisme professionnel qui impose à ses membres la souscription d'une assurance. Comment procéder ? Cherchez à quel organisme professionnel appartient votre thérapeute et appelez-le pour lui poser la question.

À ce propos, si vous vous demandez si votre thérapeute a déjà été poursuivi pour pratique inappropriée de l'hypnothérapie, l'organisme professionnel pourra également vous renseigner sur ce point.

Troisième partie

D'autres applications de l'hypnothérapie

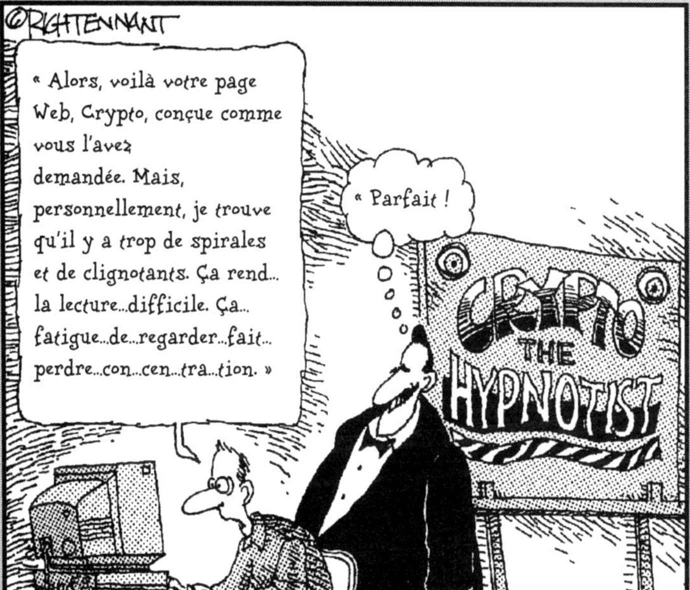

Dans cette partie...

Cette partie explore certaines des applications les moins connues de l'hypnothérapie.

Cette partie aborde le travail d'hypnothérapie avec les enfants pour les aider à résoudre des problèmes tels que l'incontinence nocturne et l'anxiété. Nous parlons également du traitement des phobies à l'aide de différentes techniques d'hypnothérapie.

Chapitre 9

Les jeunes et l'hypnothérapie

Dans ce chapitre :

- Prendre en compte la dimension éthique
- Évaluer le fonctionnement de l'hypnose sur les enfants
- Participer à l'hypnothérapie de votre enfant
- Se pencher sur les problèmes de l'enfance

Si vous envisagez d'amener votre enfant chez un hypnothérapeute, la lecture de ce chapitre pourrait favoriser le succès du traitement dont il va bénéficier. Nous nous attardons sur le caractère sans risque de l'hypnose pour votre enfant, ainsi que sur le côté rassurant de l'expérience hypnothérapeutique pour vous, parent, (dans ce chapitre, nous employons le mot *parent* pour faire référence à la personne qui s'occupe au quotidien de l'enfant).

Les enfants vivent dans un monde imaginaire une grande partie de la journée. Les jeux auxquels ils s'adonnent et leur implication dans les émissions de télévision et les livres demandent une mobilisation importante de leur imagination.

Regardez des enfants jouer. Lorsqu'ils sont totalement concentrés, ils sont transportés dans un autre monde ! Ils s'hypnotisent littéralement pour entrer dans le rôle qu'ils jouent : un guerrier, une mère dont la poupée est devenue son « bébé », une célébrité ou un sportif. (Mike) Quand mes enfants regardent le dessin animé *Dora l'exploratrice*, ils sont vraiment aux côtés de Dora et du singe Babouche, son ami, à partager leurs aventures dans la jungle !

Pour obtenir le même état d'hypnose chez un adulte, il faudrait qu'un hypnothérapeute s'y emploie sans mollir. Les enfants se mettent facilement et régulièrement dans cet état. Cette imagination est exactement la qualité de transe nécessaire pour atteindre un niveau d'hypnothérapie efficace.

Les jeunes (enfants et adolescents) sont plus faciles à hypnotiser que les adultes car ils accèdent facilement à leur inconscient. En passant à l'âge adulte, vous perdez un peu de cette faculté car la société vous pousse à être plus concentré et réaliste.

Les questions éthiques

Comme vous pouvez l'imaginer, travailler avec des enfants est une entreprise extrêmement sérieuse qui demande un professionnalisme et une sensibilité très importants. Les hypnothérapeutes doivent respecter des règles strictes lorsqu'ils travaillent avec des adultes et plus encore avec des enfants.

Le mot *éthique* se rapporte aux principes de conduite régissant un individu ou une profession. N'importe quel hypnothérapeute clinique appartient à un organisme d'hypnothérapie ayant rédigé un document passant en revue ce qu'il faut faire et ne pas faire. Généralement dénommée « Code de conduite » ou « Code de déontologie », cette liste est à la disposition de quiconque souhaitant s'informer avant une première séance.

Un hypnothérapeute respectant la déontologie du métier vous autorisera, en tant que parent, à accompagner votre enfant pendant les séances afin que vous et votre enfant soyez en confiance. Cependant, le thérapeute peut insister pour que l'enfant réponde lui-même à certaines questions, qu'il puisse s'adresser directement à lui. En outre, votre perception du problème peut être radicalement différente de celle de votre enfant.

Si votre présence dans la pièce est absolument interdite, vous avez le droit de demander pourquoi. Si la réponse ne vous satisfait pas, rien ne vous empêche d'aller consulter un autre hypnothérapeute.

Votre présence est la bienvenue à n'importe quel moment de la séance, tant que votre enfant est d'accord. Votre absence peut s'avérer parfois nécessaire, de façon à ce que votre enfant s'exprime librement.

Mais il se peut aussi que vous soyez ravi de laisser votre enfant seul avec un thérapeute en qui vous avez confiance. Cependant, d'après notre expérience, la très grande majorité des parents souhaitent assister aux séances, ce qui ne pose généralement pas de problème.

L'hypnothérapeute motive clairement sa décision de vous impliquer dans la séance et négocie le résultat du traitement en conséquence. Cependant, il ne vous (le parent) fera jamais sentir que vous étiez dans l'erreur. Mais il peut parfois suggérer une stratégie différente pour aborder le problème de votre enfant afin de favoriser le succès du traitement.

Certains hypnothérapeutes peuvent jouer le rôle de médiateur entre le parent et l'enfant en demandant à ce dernier les changements qu'il attend de la part de ses parents pour qu'il se sente mieux ou que cela contribue à la résolution de son problème. L'hypnothérapeute peut ensuite relayer l'information au(x) parent(s) en privé.

Les différences entre adultes et enfants en termes d'hypnotisation

Travailler avec les enfants est très divertissant car cela s'apparente plus à un jeu qu'à un travail. Et c'est vraiment un jeu ! Avec les enfants, les explications concernant la transe sont différentes de celles destinées aux adultes et même l'induction proprement dite varie. Par conséquent, pour bien travailler avec les enfants, un hypnothérapeute doit faire preuve d'imagination en termes de jeux.

Les enfants sont déjà en état d'hypnose la plupart du temps. Leur monde tourne autour d'eux. Jusqu'au développement de leur *esprit critique*, niveau de maturité leur permettant d'analyser des informations avec plus d'objectivité, les enfants tendent à croire que tout est possible et que tout ce que les adultes et les personnes détenant l'autorité disent est vrai.

Un hypnothérapeute respectant la déontologie de la profession, doué pour créer des jeux imaginaires, saura obtenir des résultats très satisfaisants avec un enfant. Pour l'observateur, l'interaction entre l'hypnothérapeute et l'enfant peut tenir plus du jeu, mais le thérapeute comprend le niveau élevé de suggestibilité de l'enfant et guette les moments opportuns pour formuler des suggestions thérapeutiques, à savoir quand l'enfant est le plus réceptif.

Les premières fois où j'ai (Mike) hypnotisé des enfants, je me suis souvent demandé s'ils étaient vraiment hypnotisés. Ils avaient l'air complètement éveillés. Parfois, ils n'arrivaient pas à tenir en place et me parlaient normalement. L'état d'hypnose est plus facile à détecter chez l'adulte car il a généralement les yeux fermés, son visage et ses muscles sont très détendus et il lui arrive même de baver ! Mais, comme les enfants ne ferment pas toujours les yeux, leur réponse à la transe est très différente. La situation demande à l'hypnothérapeute une plus grande finesse d'analyse.

Bien entendu, les enfants ne vous disent pas carrément « C'est bon, je suis en transe. » Il est donc plus facile de détecter l'état de transe pour une personne en connaissant les signes physiologiques comme… un hypnothérapeute qualifié !

L'hypnotisation des enfants et adolescents se démarque surtout de celle des adultes à deux titres :

- Les enfants et les adolescents ne ferment pas les yeux pour entrer en transe. Ils peuvent même continuer de bouger lorsqu'ils sont en transe, à la différence près que leur agitation est moins marquée.
- Les enfants et les adolescents font plus confiance et entrent plus facilement en transe, ils le font plus tôt dans le processus thérapeutique et leur transe est plus profonde. Ils sont particulièrement suggestibles aux idées quand ils sont en transe.

Les yeux grands ouverts

Les enfants, et à un degré moindre les adolescents, ont un tel pouvoir d'imagination que contrairement à la plupart des adultes, ils n'ont pas besoin de fermer les yeux pour entrer en transe hypnotique.

Vous pouvez sans doute vous souvenir de scénarios que vous inventiez quand vous étiez enfant, par exemple lorsque vous étiez pleinement absorbé à jouer avec vos poupées ou à vous imaginer en super-héros. Les enfants qui font du sport se voient dans la peau de leur sportif préféré et reconstituent les exploits qu'ils voient lors d'événements sportifs.

Les enfants s'imaginent très facilement et naturellement dans des situations alors que les adultes, même sous hypnose, doivent faire des efforts pour y parvenir. Avant de pouvoir maintenir un état de transe les yeux ouverts, les adultes doivent être très suggestibles ou dans une transe très profonde et avoir déjà de l'expérience en matière d'hypnose.

De même, quand on hypnotise un enfant, il n'est non seulement pas nécessaire qu'il ferme les yeux, mais le simple fait d'insister pour qu'il les ferme peut l'inquiéter ou au moins le rendre trop méfiant pour maintenir la transe.

Les adultes tendent à penser qu'il faut demeurer immobile pendant la transe. Ceci n'est pas valable pour les enfants en hypnothérapie car ils peuvent être en transe et recevoir des suggestions tout en ne cessant de remuer sur leur chaise. En fait, le mouvement peut être utilisé, intelligemment, dans le processus d'induction de la transe hypnotique.

La transe *via* l'imagination

De par le sens de l'imagination très développé de l'enfant, les hypnothérapeutes ne procèdent pas à l'induction de la transe de la même manière qu'avec un adulte. La transe est un état normal et naturel chez l'enfant. Elle peut être obtenue ou approfondie par le jeu et en faisant apparaître ses pensées imaginaires ou images préférées. C'est très différent avec l'adulte, avec lequel il est d'abord nécessaire de répondre à des questions sur l'hypnose et de gagner sa confiance.

Avec un enfant ou un adolescent, le principal objectif thérapeutique est de l'impliquer dans son scénario imaginaire préféré. Pour ce faire, l'hypnothérapeute se contente de parler et de le pousser par le jeu à ce que ce scénario soit le plus complet possible.

La transe via la parole

(Mike) Steve, adolescent de quinze ans, est venu dans ma clinique parce qu'il se rongeait les ongles. Son père, qui l'accompagnait, a commencé par me poser quelques questions dans mon bureau. Après m'avoir parlé du problème de Steve, posé des questions d'ordre général sur l'hypnose et sondé, il a spontanément proposé de retourner dans la salle d'attente. Ce fut génial car Steve était demeuré silencieux en présence de son père. C'était un adolescent de quinze ans timide qui avait commencé à se ronger les ongles après le divorce de ses parents. Il avait dû changer d'école suite à la vente de la maison familiale. Plutôt que de lui parler en détail de ces changements, j'ai simplement discuté avec Steve de ses centres d'intérêt et passions. Il a commencé à parler de musique et de son amour des groupes de grind, forme extrême de heavy et death metal.

Il m'a dit qu'il jouait de la guitare depuis un moment. À son arrivée dans sa nouvelle école, Steve a eu la chance de rencontrer deux garçons qui jouaient de la basse et de la batterie et recherchaient un guitariste. Ils aimaient le même genre de musique et ont formé immédiatement un groupe. Steve a commencé à entrer dans une transe légère quand il s'est mit à décrire la façon dont ils se sont vraiment éclatés dernièrement lors d'une fête. Il a stimulé encore plus son imagination en parlant du projet du groupe d'enregistrer une maquette de trois chansons qu'il avait écrites. (Il a chanté quelques couplets qui reflétaient parfaitement son angoisse existentielle d'adolescent. Ses chansons étaient le parfait exutoire thérapeutique suite aux récentes perturbations dont il avait souffert. Elles reflétaient également son sentiment d'impuissance face à la séparation de ses parents.)

Plus Steve parlait de ses ambitions musicales, plus sa transe devenait profonde. Je l'ai poussé à en dire plus sur ses rêves de succès et lui ai dit que n'importe quel succès pouvait en entraîner d'autres, pas forcément liés, dans la vie en général, comme le dit le vieil aphorisme « le succès amène le succès ». Je lui ai parlé de plus en plus du succès en général, avec l'intention de gentiment le détendre et il a très vite atteint une transe d'un niveau moyen-profond. J'ai ensuite introduit progressivement des suggestions de succès concernant son habitude de se ronger les ongles. « *Et tu seras ravi de la facilité avec laquelle tu parviendras à éliminer toutes tes mauvaises habitudes et à disposer de jolis ongles. Observe ces ongles très sains en jouant de la guitare. Ils sont le signe de ta capacité d'avoir d'autres succès dans le futur…* »

La transe via la parole (suite)

J'ai également fourni à Steve de nombreuses suggestions pour se sentir mieux et plus heureux. (J'espérais simplement que le fait de devenir plus heureux ne le fâcherait pas avec les autres membres de son groupe de grind !) À la fin de notre première séance, Steve avait du mal à croire qu'il était entré en transe, mais il le sentait. Nous avons programmé une dernière séance la semaine suivante.

Chose intéressante, avant notre seconde séance, le père de Steve m'a appelé complètement enthousiaste pour me dire que Steve avait arrêté de se ronger les ongles pour la première fois depuis plusieurs années ! Nous avons tout de même maintenu la séance finale pour que Steve apprenne à pratiquer l'autohypnose, ce qui lui permettrait de pérenniser son succès.

Par exemple, si on vous demandait d'imaginer vos vacances préférées et ce qui vous plaît en elles, quelqu'un de véritablement intéressé par votre expérience pourrait vous demander de les raconter dans le détail. Il est très possible que les souvenirs des événements vous apparaissent avec une précision de plus en plus grande. Ces souvenirs marqueraient le début de la transe.

C'est encore plus vrai avec les enfants et les adolescents. Ils iront probablement encore plus loin dans leur imaginaire que les adultes. Cela signifie qu'un excellent niveau de transe peut être atteint quand ils s'enfoncent dans leurs souvenirs.

Aider son enfant lors de la thérapie

Votre rôle de parent est essentiel pour l'efficacité de l'hypnose sur la résolution des problèmes de votre enfant.

Il est naturel pour des parents dont les enfants vont être soumis à l'hypnose d'appréhender. Mais, plus vous serez informé (par exemple en lisant ces lignes), plus vous viendrez détendu chez l'hypnothérapeute en compagnie de votre enfant. Si vous affichez de la confiance, votre enfant se sentira en sécurité et la séance portera ses fruits. Vous transmettez à votre enfant vos sentiments sur la séance d'hypnothérapie qui s'annonce. Si vous êtes anxieux et indécis, votre enfant le sera également. Montrer de la confiance dans l'expérience à venir aura des effets bénéfiques sur la participation de votre enfant et les résultats de la séance.

En tant que parent, vous tenez sûrement à savoir ce que vous pouvez faire pour aider votre enfant à surmonter son problème avant de vous tourner vers un hypnothérapeute. Voici des choses que vous pouvez faire :

- ne le forcez pas à parler du problème s'il ne se sent pas à l'aise ;
- s'il veut vraiment en parler, soyez plus à l'écoute en
  - vérifiant auprès de lui que vous comprenez bien ce qu'il dit ;
  - répétant certains mots qu'il vous dit ;
- évitez de lui faire des reproches, de le couvrir de honte ou de le taquiner ;
- évitez de lui donner des conseils indésirables et inutiles ;
- dites-lui que vous l'aimez et que vous allez l'aider à surmonter son problème ;
- dites-lui gentiment qu'il contrôle mieux son problème qu'il ne le pense et qu'il est capable d'en venir à bout et de ne plus en être victime ;
- encouragez-le à cultiver l'espoir de mettre un terme à ses difficultés.

N'OUBLIEZ PAS

L'idée générale est de soutenir votre enfant et d'essayer vraiment de vous abstenir de faire des commentaires, de critiquer ou de donner des conseils. Ayez comme objectif d'en dire moins qu'en temps normal et d'adopter une attitude de soutien.

Prendre la décision de suivre une thérapie

Essayez de suggérer gentiment à votre adolescent de chercher de l'aide auprès d'un hypnothérapeute pour qu'il pense que l'idée vient de lui. Vu la popularité et le succès croissants de l'hypnose en tant qu'outil thérapeutique, un adolescent peut très bien favoriser cette méthode pour résoudre un problème personnel et faire preuve d'une volonté plus marquée d'atteindre cet objectif.

Avec un enfant plus jeune, vous pouvez décrire l'hypnothérapeute comme un professionnel capable d'aider à résoudre un problème particulier, au même titre que d'autres professionnels traitent d'autres types de problèmes.

Dans les deux cas, le parent accompagne le jeune et veille à son confort et bien-être avec l'hypnothérapeute, avant, voire pendant la première séance.

ATTENTION !

Ne poussez jamais votre enfant (ou un adulte) à chercher de l'aide. Cela pourrait faire naître une résistance à la thérapie et l'enfant pourrait même réduire à néant ses chances de succès en nourrissant un ressentiment envers le parent et l'hypnothérapeute.

L'une des meilleures choses à faire est donc de décider ensemble du bien-fondé de l'idée de solliciter de l'aide.

Écouter l'hypnothérapeute de votre enfant

Chaque hypnothérapeute a sa façon de gérer les parents. Laissez-vous guider par l'hypnothérapeute et n'oubliez pas qu'il est essentiel de ne pas saper le travail de votre enfant ou du praticien. Écoutez les conseils de l'hypnothérapeute sur la gestion de vos propres anxiétés.

Lorsque vous prenez rendez-vous la première fois, demandez à l'hypnothérapeute les informations dont il a besoin. Sachez s'il veut que vous assistiez à la séance, à une partie de la séance ou que vous soyez simplement présent lors de la prise de contact. Votre enfant peut vous demander d'être présent au départ mais demandez à l'hypnothérapeute si vous devez sortir de la pièce à un moment ou à un autre. Le moment opportun variera bien sûr en fonction de l'âge de votre enfant.

TRUC

En tant que parent responsable, vous indiquerez très certainement à l'hypnothérapeute la nature du problème selon vous, mais faites-le en privé. En revanche, soyez ouvert sur le déroulement de la thérapie. Laissez votre enfant expliquer son problème à l'hypnothérapeute avec ses propres mots. Vous serez peut-être surpris de voir que sa perception du problème est différente de la vôtre !

Il est essentiel que votre enfant ait le sentiment de diriger les opérations, de façon à ce que son inconscient se prépare à se mettre au boulot, sans être dépendant de votre autorité de parent. N'oubliez pas que c'est l'esprit de l'enfant qui va devoir être hypnotisé.

Comprendre certains problèmes courants propres à l'enfance

Quels sont les problèmes pour lesquels des enfants voient un hypnothérapeute ?

- l'anxiété ;
- l'incontinence nocturne.

Le chapitre 5 vous explique en détail la façon dont les hypnothérapeutes éliminent les mauvaises habitudes.

Il existe tout un éventail de thèmes. Parlez-en avec un hypnothérapeute avant de prendre un premier rendez-vous afin de voir si l'hypnothérapie peut aider votre enfant.

Traiter l'anxiété de son enfant

Aujourd'hui, les enfants subissent sans doute une pression émotionnelle plus forte qu'avant. Les pressions de la société, de l'environnement éducatif et des parents font souvent naître chez l'enfant des problèmes d'anxiété qui se manifestent de diverses manières : timidité, bégaiement, incontinence nocturne, insomnie et problèmes d'appétit (dont l'évitement alimentaire et l'hyperphagie).

Si votre enfant a des problèmes liés à l'anxiété, l'hypnothérapie peut s'avérer le moyen idéal pour y remédier. Souvenez-vous, l'hypnothérapie peut contribuer à détendre le corps, ce qui est à la base du traitement de l'anxiété. N'hésitez surtout pas à parler à un hypnothérapeute pour voir s'il peut aider votre enfant.

Venir à bout de l'incontinence nocturne

L'incontinence nocturne, dont le nom scientifique est l'énurésie, est l'un des problèmes infantiles les plus couramment soumis aux hypnothérapeutes.

L'*énurésie* est le vidage répété et involontaire de la vessie après l'âge auquel la continence (rester sec) est généralement atteinte, c'est-à-dire vers trois ans, si tant est qu'il n'existe aucune autre cause médicale ou physique. En d'autres termes, c'est l'incapacité d'un enfant d'éviter de se souiller. L'énurésie est un problème qui touche surtout les enfants, rarement les adultes.

Il est très courant que les enfants fassent pipi au lit pendant les deux ou trois premières années de leur vie. À cet âge-là, l'hypnose n'est pas conseillée car l'incontinence nocturne est naturelle. Le fait que l'incontinence nocturne persiste après l'âge de trois ans ne signifie pas nécessairement que l'enfant a un problème. Ce n'est qu'après l'âge de six ans qu'elle le devient.

Chez les enfants faisant encore pipi au lit après l'âge de six ans, les muscles de la vessie ne sont peut-être pas suffisamment développés pour retenir une grande quantité d'urine. C'est la raison pour laquelle il est très important de consulter un médecin qui prescrira des examens permettant de confirmer ou d'infirmer la cause physiologique de l'incontinence nocturne de votre enfant. Attendez-vous à ce que l'hypnothérapeute vous demande si votre enfant a passé des examens complets avant de démarrer un traitement par hypnose.

Il existe deux types d'énurésie :

- **L'énurésie diurne** : l'incontinence se produit le jour. Elle est plus fréquente chez les filles.
- **L'énurésie nocturne** : il s'agit de l'incontinence nocturne, plus courante chez les garçons.

Les cauchemars de Cathy

Le personnage de dessin animé préféré de Cathy, cinq ans, est Bob le bricoleur. Ses parents se sont tournés vers l'hypnothérapie à cause de ses cauchemars récurrents et extrêmement perturbants. Quand ses parents lui demandaient de décrire ses cauchemars, elle était incapable de se souvenir de leur contenu.

Cathy ne pouvant pas non plus me les décrire, nous avons donc joué à Bob le bricoleur. Je lui ai demandé de s'imaginer dans la peau de Bob et de construire quelque chose. Elle s'est beaucoup investie physiquement dans le processus de construction et, pendant cette activité physique, je lui ai parlé des détails de la maison.

Cathy m'a dit qu'elle construisait une maison imaginaire pour la poupée qu'elle avait apportée. Une fois terminée, nous avons tous deux pris du recul pour admirer l'ouvrage. Je lui ai ensuite demandé si elle pouvait construire une autre maison, plus grande, pour qu'elle puisse entrer dedans. Elle a dit « d'accord ».

Une fois en transe, je lui ai suggéré de construire une *maison solide* en briques, comme celle dans laquelle les trois petits cochons se sont cachés pour échapper au grand méchant loup. Elle a souri et s'est démenée physiquement pour construire la maison. Elle m'a dit qu'elle était terminée et nous avons fait ensemble des commentaires sur son œuvre fantastique. Mes compliments lui ont fait extrêmement plaisir et elle a procédé à quelques aménagements.

Je lui ai ensuite suggéré de ramener cette maison chez elle et de la mettre dans sa chambre. J'ai ajouté qu'elle pourrait utiliser cette solide maison chaque soir avant d'aller dormir et que personne d'autre qu'elle ne pourrait entrer dedans. Je lui ai dit que chaque nuit, elle serait très, très heureuse et en sécurité dans la maison qu'elle venait de bâtir. Je lui ai demandé de me promettre de faire semblant d'entrer dans sa maison sécurisée chaque soir avant de s'endormir. Elle a acquiescé.

Ses parents m'ont alors dit que ses cauchemars avaient disparu juste après notre première séance.

L'énurésie nocturne est plus courante que l'énurésie diurne. Elle peut bien sûr être source de malheur et de détresse chez l'enfant qui en souffre. En réprimandant ou en taquinant l'enfant, les parents, frères et sœurs peuvent involontairement accentuer la honte qu'il ressent. S'il est puni à cause de son incontinence nocturne, la détresse peut alors être encore plus vive. L'enfant peut se sentir encore plus malheureux en raison de l'obstacle de l'énurésie nocturne à des activités sociales et vacances agréablement vécues.

La bonne nouvelle, c'est que l'hypnose est un outil très puissant qui permet de diminuer l'incontinence nocturne. L'hypnothérapeute parle à l'inconscient de l'enfant, lui suggérant d'éviter de boire avant d'aller au lit, de se réveiller s'il a envie de faire pipi, de mieux contrôler les muscles de sa vessie et, surtout, de s'imaginer se réveillant dans un lit sec. (Pour traiter l'énurésie, le mot *mouillé* n'est pas employé car il est contreproductif, l'état souhaité étant la sécheresse.)

Chapitre 10

Se débarrasser de ses phobies

Dans ce chapitre :

- Qu'est-ce qu'une phobie ?
- Comprendre qu'il existe des phobies sur tout
- Se débarrasser de sa phobie grâce à l'hypnothérapie
- S'engager à affronter sa phobie

Vous avez peur du noir ? Vous êtes pétrifié de peur quand un chat traverse nonchalamment la route devant vous ? Vous faites une apoplexie rien qu'à l'idée d'aller chez le dentiste ? L'idée de prendre l'avion pour passer des vacances au soleil vous donne des sueurs froides dans le dos ? Si vous avez répondu oui à l'une de ces questions, vous souffrez d'une phobie !

Les phobies sont l'une des premières raisons pour lesquelles on se tourne vers l'hypnothérapie. Dans le monde entier, des millions de personnes ont des phobies. La plupart parviennent à vivre sans que cette phobie ne perturbe trop leur quotidien. Il s'agit alors d'une phobie légère. Cependant, la vie d'un grand nombre d'individus est gâchée par leur phobie. Quand celle-ci devient invivable, ils optent pour une thérapie.

Définir la phobie pour expliquer l'irrationnel

On ne naît pas avec une phobie. La phobie s'acquiert. La peur d'un objet ou d'une situation particulière s'installe et elle peut s'accompagner de nombreux comportements et idées irrationnels.

Expliquer les phobies

Une *phobie* est une peur anormale d'un objet ou d'une situation qui surgit immédiatement au contact de l'objet ou lors de la situation en question, directement ou indirectement, par exemple en le voyant à la télévision ou dans un magazine. En général, la peur vous fait éviter tout ce qui déclenche votre phobie. Ainsi, la phobie se caractérise par la peur et l'évitement, mais encore ? Eh bien, il se peut que vous ayez une phobie si l'un des éléments suivants est présent :

- **Une peur excessive** : certaines situations peuvent seulement provoquer une peur légère, considérée comme normale ou non phobique, ressentie par la plupart des gens. Votre peur est excessive si vous êtes pétrifié sur place, vous souhaitez vous enfuir, vous tremblez ou vous transpirez.

  Le vertige est une phobie si elle vous paralyse alors que vous êtes sur le troisième barreau d'une échelle ou si vous vous mettez à transpirer rien qu'en voyant à la télévision une personne qui se tient au bord du Grand Canyon.
- **Vous reconnaissez que votre peur est excessive** : vous savez que votre émotion est disproportionnée par rapport à ce que vous devriez ressentir. Vous savez par exemple qu'aller chez le dentiste ne devrait générer qu'une légère anxiété et non vous donner envie de vous enfuir en courant et en poussant des hurlements.
- **Le déclenchement de la réponse à votre phobie est toujours source d'anxiété** : cette réponse, vous l'avez ou non. Vous ne pouvez avoir peur des souris un jour et les trouver mignonnes le lendemain.
- **Vous évitez tout ce qui déclenche votre réponse à la phobie** : toutes les personnes phobiques évitent logiquement ce qui les effraie. S'il vous est impossible de l'éviter, vous vivez alors l'expérience en souffrant d'une anxiété ou d'un stress très élevé. Imaginez par exemple que vous ayez réussi depuis plusieurs années à éviter de prendre l'avion, empruntant à la place la voiture, le bus ou le train. Mais, un jour, vous devez vous rendre quelque part, obligatoirement en avion. Il faudra peut-être

vous traîner de force à bord, car vous hurlerez et vous vous débattrez, à moins que vous ne vous bourriez de tranquillisants au point d'être capable de vous mettre en travers de la route d'un éléphant en train de charger !

La peur d'origine phobique produit le plus souvent des réactions physiques et émotionnelles :

- Votre respiration devient superficielle et votre fréquence cardiaque s'accélère rien qu'à l'idée de l'*éventualité* de tomber sur l'objet qui vous effraie.
- Vous êtes tendu et anxieux, vous faites tout pour éviter de rencontrer l'objet en question, ce qui a des répercussions sur votre vie.
- Vous vous sentez honteux ou gêné en raison de cette peur obsessionnelle, ce qui peut vous inciter à vous éloigner des personnes ne comprenant pas votre terreur.

Omniprésente dans votre esprit et votre vie, vous dépensez beaucoup d'énergie et consacrez énormément de temps à votre peur, ce qui ne fait qu'attiser votre phobie.

Au fait, pour votre gouverne, la phobie s'accompagne parfois également d'une attaque de panique. Pendant ces épisodes fâcheux, votre peur s'intensifie extraordinairement, votre réflexion logique et sensée s'envole, votre fréquence respiratoire augmente et votre respiration devient superficielle, c'est ce que l'on appelle l'*hyperventilation*. Cette hyperventilation entraîne une augmentation du volume d'oxygène dans le sang et le cerveau. Vous pensez peut-être que ce surcroît d'oxygène est salutaire, mais trop d'oxygène aggrave les symptômes de l'attaque de panique. Vous avez encore plus peur, vous tremblez, transpirez encore plus, vous vous sentez plus faible, vous avez des fourmillements dans les membres et des pensées irrationnelles concernant votre future mort surgissent dans votre esprit.

Pour mettre un terme à l'hyperventilation, placez un sac en papier sur votre nez et votre bouche et respirez dedans. Vous respirez alors du gaz carbonique, ce qui a pour effet de diminuer le niveau d'oxygène dans votre corps.

Comparer la phobie à la bonne vieille peur

La peur est présente dans la phobie, mais cela signifie-t-il que toute peur est une phobie ? La réponse est non. La peur ressentie lors d'une réponse à la phobie présente une ou deux caractéristiques spécifiques.

La peur est un mécanisme de survie naturel. Jadis, au temps des cavernes, la peur permettait à l'homme de se tenir à l'écart des choses qui pouvaient lui causer du mal. Si la peur n'existait pas, vous ne seriez probablement pas en train de lire ce livre à l'heure qu'il est car l'être humain n'existerait pas. Imaginez un instant que nous n'ayons jamais développé le sentiment de peur. Vous quittez votre caverne pour faire un tour et vous tombez sur un adorable minou profondément endormi au pied d'un arbre. Vous vous approchez de lui (sans aucune peur, rappelez-vous) et commencez à le caresser. Et paf ! Le tigre à dents de sabre bondit et fait de vous le hors-d'œuvre de son repas de midi ! Dans ces conditions, le reste du genre humain n'aurait pas une espérance de vie très grande.

Intégrez la peur dans l'équation et il en va tout autrement. Vous faites une balade aux alentours de votre caverne et voyez une boule de fourrure pelotonnée sous un arbre. Par expérience, vous savez que ce genre de boule de fourrure a tendance à vous attaquer. Dès que cette pensée se forme dans votre cerveau, vous commencez à ressentir de la peur. Cette peur vous rend prudent, vous reculez et rentrez dans votre caverne.

Nombre de sentiments de peur proviennent d'un instinct de survie rationnel. Vous avez peur de ce qui peut vous faire du mal. Vous pouvez également avoir peur de ce que les autres autour de vous redoutent, de l'inconnu ou de ce qui pourrait arriver à votre entourage.

N'OUBLIEZ PAS

La peur ressentie lors de l'expression d'une phobie est une *peur irrationnelle*. Au fond, c'est avoir peur d'une chose qui ne risque pas d'arriver. Par exemple, l'avion est toujours le mode de transport le plus sûr. La peur de mourir dans un accident d'avion est donc irrationnelle. De même, les phobies naissent de la peur qu'une chose improbable survienne suite à la rencontre d'un objet ou d'une situation donnée. Par exemple, il est hautement improbable que vous soyez victime d'une crise cardiaque si une araignée s'approche de vous.

Vous pensez peut-être « Et la phobie des serpents ? Ils peuvent être dangereux, alors c'est une peur rationnelle ! » Oui et non (vous vous doutiez probablement que nous allions répondre cela). Si vous marchez dans la rue et vous vous retrouvez face à un boa constrictor, la peur que vous éprouvez est alors bien rationnelle. Mais si vous poussez un hurlement de peur en tombant sur la photo d'un serpent dans un magazine, il s'agit là d'une peur irrationnelle, phobique. Après tout, il n'y a aucun risque pour que cette misérable chose sorte de la page pour vous sauter dessus. Dans ce cas, votre vie n'est pas menacée.

Mettre en lumière les éléments déclencheurs

Alors, d'où viennent les phobies ? Comment se développent-elles ? Après tout, personne ne décide d'avoir peur de quelque chose. Malheureusement, la réponse n'est pas simple. Les causes des phobies sont aussi nombreuses que les types de phobies proprement dits.

D'abord le stress

Quand votre niveau de stress est très élevé, par exemple quand vous êtes coincé dans les embouteillages à bord d'un bus bondé ou vous disposez d'un délai très serré pour rendre un projet au bureau, votre objectivité et votre faculté d'analyser de façon rationnelle la situation peuvent être altérées. Les sentiments résultant du stress, tels que l'anxiété et la peur, peuvent se fixer sur l'objet de votre stress.

Quand vous faites face à une situation similaire ou vous tombez sur le même objet, cela signifie que vous allez ressentir de l'anxiété ou de la peur, même si ce n'est pas systématique. N'oubliez pas, les phobies peuvent porter sur n'importe quoi. Par conséquent, n'importe quelle situation qui vous stresse peut générer une phobie.

Traverser une très mauvaise passe avec son conjoint peut bien entendu être source de beaucoup de stress. Ce sentiment peut se fixer sur n'importe quelle situation conflictuelle et faire naître chez vous une phobie des conflits.

Cependant, votre esprit est capricieux et la peur peut être liée à un élément sans aucun rapport. Votre peur ne porte plus sur ce qui vous effrayait au départ, mais sur ce nouvel élément.

Un patient s'est lancé dans une thérapie pour une phobie des boutons (il se trouve que c'est une phobie très courante). Les boutons fixés sur les vêtements ne lui posaient aucun problème, mais il éprouvait une incroyable terreur et anxiété lorsqu'il remarquait un bouton seul, convaincu que ce dernier allait subitement venir se loger dans sa trachée. Il avait tellement peur qu'il ne pouvait pénétrer dans une pièce où se trouvait un bouton orphelin de son vêtement. Il souhaitait non seulement se débarrasser de sa phobie, mais également en connaître l'origine. Grâce à une technique de régression (voir chapitre 2), il est remonté jusqu'à l'âge de ses treize ans et au jour où il fut convoqué dans le bureau du directeur d'école pour une bêtise qu'il avait commise. C'était l'époque où les directeurs avaient le droit de passer leurs frustrations sur les élèves. Au final, il a reçu des coups de baguette ! Pendant la régression, on a découvert que pendant qu'il recevait le châtiment de six grands coups de baguette, il était penché sur le bureau du directeur et il porta son regard sur un bouton qui traînait là. Le stress et l'anxiété ressentis lors de la punition ont été transférés vers le bouton et, à partir de ce jour, il a commencé à avoir peur des boutons détachés.

Récupérer la phobie d'une autre personne

Un moyen classique de récupérer une phobie est d'en hériter d'une personne qui représente un modèle pour vous. Le fait d'assister à sa réponse face à la phobie dont il souffre vous pousse à avoir peur de la même chose qu'elle.

Une mère ayant peur des souris transmet cette peur à sa fille. Un fils peut hériter de la peur des araignées de son père. Quand vous voyez votre modèle avoir peur, vous pensez devoir également avoir peur de l'objet en question. C'est certain, s'il en a peur, ce doit être quelque chose de terrible. Malheureusement, ce n'est pas forcément vrai !

Vous ne récupérez pas seulement les phobies de la famille. Quiconque étant dans votre entourage (un ami, un voisin ou un parfait inconnu) peut vous transmettre sa phobie. La simple réponse à une phobie vue à la télévision peut faire l'affaire !

Développer une phobie

Ce n'est pas parce que vous allez vivre une seule fois une expérience provoquant une légère anxiété que vous allez développer une phobie. Cependant, si vous êtes exposé de manière répétée à la même expérience ou à des expériences similaires, l'anxiété peut alors s'accumuler, renforçant chaque fois un peu plus la peur ressentie, jusqu'à ce que, vlan, une bonne vieille phobie se déclare, sans crier gare !

Prenez par exemple les membres d'équipage d'un avion qui subissent fréquemment des turbulences pendant les vols. Ils semblent faire face au phénomène (et fort bien dans la plupart des cas), mais, chez quelques-uns, il existe une anxiété sous-jacente qui se renforce à chaque épisode et qui s'installe dans un coin de leur esprit jusqu'à ce qu'elle éclate au grand jour sous la forme d'une phobie de l'avion.

Développer une phobie à cause d'un traumatisme passé

Un *traumatisme* est un événement générant une expérience physique ou émotionnelle très douloureuse et susceptible de provoquer une blessure ou d'entraîner la mort. Un traumatisme peut être à l'origine du développement d'une phobie de n'importe quel élément source de la douleur. Le simple fait d'assister à cet événement est traumatisant et peut entraîner l'apparition d'une phobie.

Vous êtes au volant de votre voiture et un imbécile vous fait une queue de poisson. Malheureusement, il évalue mal la distance qui le sépare de votre véhicule et boum ! Vous gagnez tous deux une visite chez le garagiste pour réparer votre carrosserie respective. Un accident de voiture fait partie des traumatismes et constitue une expérience effrayante pour toutes les personnes impliquées. La prochaine fois que vous prendrez le volant, il se peut fort bien que vous ressentiez un peu d'anxiété. Peut-être commencerez-vous à éviter de conduire. Malheureusement, plus vous éviterez de conduire à cause de l'anxiété, plus celle-ci augmentera et plus vous serez susceptible de déclencher une phobie de la conduite !

Étudier les différents types de phobie

Chaque phobie a des caractéristiques qui lui sont propres. Pour simplifier, la médecine a classé les phobies en plusieurs catégories :

- **Les phobies des animaux et des insectes** : l'appellation est claire. Cela peut concerner tous les animaux, des chiens aux chats, en passant par les vaches et les wombats ! Traditionnellement, les insectes font peur et n'importe laquelle des milliers d'espèces qui survivent sur cette planète peut déclencher le pire cauchemar phobique.
- **Les phobies liées à l'environnement naturel** : il peut s'agir par exemple de la phobie du noir (chez les enfants mais aussi chez bon nombre d'adultes), des hauteurs, de l'eau, etc.
- **Les phobies du sang, des injections et des blessures** : les piqûres ne font jamais plaisir et, chez certains, elles peuvent être l'objet d'une phobie. En fait, cela peut concerner n'importe quel examen médical invasif. La vue du sang peut vraiment faire flipper !
- **Les phobies de situation** : cela comprend toutes les phobies provenant de l'obligation de faire quelque chose ou de se trouver dans un lieu donné. Par exemple, si vous avez peur de l'avion, votre phobie appartient à cette catégorie, tout comme la peur des ascenseurs, d'aller à l'école. Pigé ?

  Les deux phobies de situation les plus connues sont la *claustrophobie* (peur des espaces clos) et l'*agoraphobie* (peur des espaces découverts).
- **Les phobies diverses** : la catégorie fourre-tout où vous trouverez tout ce qui n'entre pas dans les catégories précédentes ! Par exemple, la peur des clowns (parole d'honneur !), la peur de tomber si vous vous tenez debout loin d'un mur (re-parole d'honneur !) et la peur de tomber malade (celle-ci vous en avez entendu parler !) appartiennent à cette catégorie.

Tout peut être source de phobie. Alors, pas de panique si vous jugez votre phobie étrange. C'est sûr que quelqu'un en a déjà souffert avant vous.

Le tableau 11.1 vous offre une liste, très loin d'être exhaustive, de phobies. (Impossible de répertorier tout ce qui existe sur la planète.) Ne vous inquiétez pas si la vôtre n'y figure pas. Cela ne signifie pas qu'elle n'existe pas ou que vous êtes unique, mais plutôt que pour une raison quelconque (le manque de place par exemple), nous ne l'avons pas incluse sur notre liste.

Quel que soit le degré d'étrangeté de certaines de ces phobies, elles génèrent bel et bien une peur chez les personnes atteintes.

Avant de nous mettre à table, une phobie mérite une attention toute particulière, au moins pour le caractère vraiment audacieux de son nom. Il s'agit de la phobie des mots longs, ironiquement connue sous le nom d'hippopotomonstrosesquippedaliophobia. Qui a dit que les scientifiques n'avaient pas d'humour !

Tableau 11.1 : Les phobies de A à Z

Le nom scientifique	*Sa signification*
Acrophobie	Peur des hauteurs
Agoraphobie	Peur des espaces découverts ou des endroits bondés. Il peut également s'agir de la peur de quitter un endroit où vous vous sentez en sécurité.
Apiphobie	Peur des abeilles
Bromidrophobie	Peur des odeurs corporelles
Cardiophobie	Peur du cœur ou des maladies cardiaques
Claustrophobie	Peur des espaces clos
Coprophobie	Peur des excréments
Dendrophobie	Peur des arbres
Dermophobie	Peur de la peau
Émétophobie	Peur de vomir
Érythophobie	Peur de rougir ou du rouge
Frigophobie	Peur du froid ou des choses froides

Le nom scientifique	*Sa signification*
Gérontophobie	Peur des personnes âgées ou de vieillir
Hippophobie	Peur des chevaux
Ichtyophobie	Peur des poissons
Isolophobie	Peur de la solitude
Kainotêtophobie	Peur de la nouveauté
Lyssophobie	Peur de devenir fou
Méchanophobie	Peur de la machinerie
Mnémophobie	Peur des souvenirs
Myxophobie	Peur de la poussière
Nécrophobie	Peur des morts
Nyctalophobie	Peur de la nuit
Ornithophobie	Peur des oiseaux
Phobie sociale	Peur d'être évalué négativement dans des situations sociales
Scutellophobie	Peur des écussons et des armoiries
Tachyphagophobie	Peur de manger trop vite
Zoophobie	Peur des animaux

Les phobies spécifiques

Si vous avez peur d'une seule chose, vous souffrez d'une phobie spécifique. Auparavant appelée *phobie simple*, son nom a changé pour devenir phobie spécifique car, comme vous le diront les phobiques, rien n'est simple en matière de phobie.

Avec la *phobie spécifique*, votre peur irrationnelle est liée à une chose et une seule. Par exemple, vous avez peur des hauteurs et de rien d'autre. Et ce n'est que lorsque vous êtes en présence de l'élément déclencheur de la phobie ou que vous y pensez que la peur se manifeste.

Les phobies plus complexes

Une *phobie complexe* se développe lorsque la phobie spécifique de départ s'étend à d'autres domaines de votre vie. Par exemple, vous avez peur des serpents. Vous aviez uniquement peur lorsque vous y pensiez ou quand vous en voyiez un au zoo ou à la télévision. Mais votre peur commence à s'étendre. Vous voyez un serpent en caoutchouc dans un magasin de jouets et vous êtes pris de panique. Le tuyau d'arrosage à même le sol dans le jardin vous effraie. Mais oui, cela ressemble à un serpent !

Malheureusement, votre phobie se généralise et vous commencez à avoir peur d'autres choses. Vous pouvez devenir multiphobique. En d'autres termes, vous développez la phobie d'autres choses et, à la longue, votre vie peut devenir pleine de contraintes. Vous pourriez finir par souffrir d'*agoraphobie*, peur des espaces découverts ou des endroits bondés, ce qui vous poussera de plus en plus à rester cloîtré chez vous. Le simple fait de vous trouver dehors vous fait peur.

Certaines personnes sont naturellement *multiphobiques*. Elles ont donc plusieurs phobies spécifiques, sans relation les unes avec les autres. Une personne multiphobique peut avoir peur de l'avion, des guêpes, des chats, etc.

Venir à bout de sa phobie grâce à l'hypnothérapie

Il est impossible de rester longtemps avec une phobie sans finir par s'en occuper. Pourquoi ? Parce que votre phobie devient intolérable et affecte votre vie de famille, sociale et professionnelle. N'ayez pas peur (Compris ? N'ayez crainte !), votre hypnothérapeute est là pour vous venir en aide.

Plusieurs approches sont à la disposition de votre hypnothérapeute pour vous aider à vous débarrasser de votre phobie. Toutes ces approches ont en commun de vous permettre de contrôler votre peur. En fait, l'hypnothérapie vous permet d'affronter l'objet de votre peur en étant calme et détendu.

Vous ne l'évitez plus, mais le regardez droit dans les yeux et lui faites un pied de nez ! Vous relativisez votre peur.

Si vous étiez incapable de grimper sur le premier barreau d'une échelle, vous n'allez quand même pas finir par vous tenir debout sur le parapet du sommet de la tour Montparnasse pour contempler Paris sous vos pieds. Cela signifie simplement que vous serez capable de gérer calmement au quotidien l'objet de votre ancienne phobie.

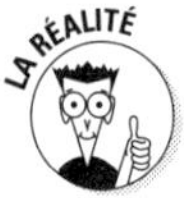

Votre hypnothérapeute ne vous réservera pas de surprises. Nombreux sont les phobiques à se rendre dans un cabinet d'hypnothérapie avec la peur que le praticien ne brandisse sous leur nez l'objet de leur peur. Cette approche est vieille comme Hérode ! Il ne va pas jeter brusquement sur vos genoux une araignée ou vous enfermer dans une pièce avec son canari pour soigner votre phobie des oiseaux. Mais si c'est ce que vous souhaitez, pas de problème ! L'immense majorité des hypnothérapeutes ne procèdent pas ainsi. Si vous avez peur d'être confronté à de mauvaises surprises, commencez par demander à votre hypnothérapeute quelle approche il envisage d'utiliser. S'il a l'intention de faire une chose que vous désapprouvez, dites « Merci, mais non merci » et cherchez un autre praticien.

Commencer par les choses élémentaires

Vous avez franchi le pas, vous avez votre premier rendez-vous chez un hypnothérapeute et vous vous apprêtez à suivre une hypnothérapie. Qu'est-ce qui vous attend ? Eh bien pour commencer, votre hypnothérapeute va retracer vos antécédents (voir chapitre 12). Il voudra connaître un maximum d'éléments sur votre phobie. Préparez-vous à dire à votre thérapeute.

- **Quand est apparue votre phobie** : cela lui donnera une indication sur la façon dont est apparue votre phobie et sur la technique thérapeutique à employer.
- **Quand votre phobie a commencé à devenir un problème** : au début, réussissiez-vous à faire face à votre peur ? Qu'est-ce qui a fini par transformer votre peur en véritable phobie ?

- **Votre pire expérience phobique** : ce détail est essentiel car il peut s'agir d'un élément ayant fortement contribué au développement de votre phobie ?
- **Votre dernière expérience phobique** : à quand remonte votre dernière expérience ? Quel effet a-t-elle eu sur vous ?
- **Si une personne de votre entourage souffre de la même phobie** : cela pourrait signifier que vous avez récupéré votre phobie chez cette personne, à moins que cette dernière ne la renforce en parlant devant vous de ses propres réponses à la phobie dont elle souffre.
- **Des informations précises sur votre phobie** : les détails ont leur importance et votre thérapeute souhaitera en savoir un maximum sur la façon dont vous vivez votre phobie.

  En cas de peur des hauteurs, votre thérapeute vous demandera peut-être quelle hauteur vous êtes capable d'affronter, si vous vous sentez mieux quand une rambarde vous protège du vide, quelle est votre attitude si vous voyez quelqu'un perché en hauteur, etc.

  Pour la peur des chats, votre thérapeute souhaitera peut-être savoir si vous supportez mieux les chats noirs ou roux, si un chat endormi vous fait moins peur, comment vous vous sentez si vous regardez des photos de chats, etc.
- **Comment vous voulez être une fois la phobie disparue** : il n'est pas bon de se focaliser uniquement sur les aspects négatifs. Votre thérapeute désire également vous aider à vous concentrer sur la raison pour laquelle vous avez décidé de suivre une thérapie. Cela signifie trouver vous-même comment vous voulez vous sentir lorsque vous êtes face à l'élément déclencheur de votre phobie. N'oubliez pas, la perfection est inaccessible, vous devez être réaliste. La plupart des personnes ayant peur des araignées ne souhaitent pas en voir une courir sur leur bras mais plutôt être capable d'en chasser une de la baignoire en la prenant sur un morceau de papier pour la jeter par la fenêtre.

Nous allons vous confier un petit secret. Vous pensez probablement que la thérapie se déroule uniquement lorsque vous êtes sous hypnose, mais la collecte préalable des informations vous concernant a également un effet thérapeutique. Être capable de parler de son problème est excellent pour le bon déroulement de l'hypnothérapie. Et, ne vous inquiétez pas, votre hypnothérapeute en a vu des vertes et des pas mûres ! Même si votre phobie est très bizarre, il l'a probablement déjà rencontrée. Et, promis, il n'éclatera pas de rire !

Se préparer à la transe

Alors, que peut-il bien se passer pendant la transe ? Votre hypnothérapeute peut utiliser diverses techniques, seules ou combinées.

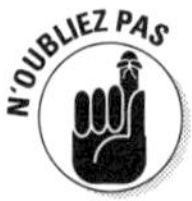

Plusieurs séances peuvent être nécessaires pour vous débarrasser de votre phobie. Préparez-vous aux devoirs à faire entre les séances (par exemple vous entraîner à l'autohypnose), ce qui contribue grandement au succès de la thérapie.

Se faire désensibilisé grâce à l'hypnose

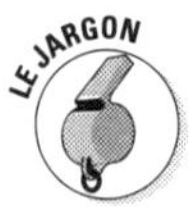

Une approche très prisée reposant sur une technique de thérapie comportementale, inventée par le comportementaliste Joseph Wolpe, porte le nom très chic d'*inhibition réciproque*. Cela signifie que vous pouvez utiliser un sentiment pour en supprimer un autre. Lorsque votre phobie se manifeste, le sentiment éprouvé est l'anxiété. Votre thérapeute utilise la détente pour chasser l'anxiété. Après tout, il n'est pas possible d'être détendu et anxieux en même temps !

Il existe plusieurs approches pour la désensibilisation via l'hypnose. L'une d'elles, particulièrement courante, consiste pour votre thérapeute à vous aider à créer une *hiérarchie de l'anxiété*. En deux mots, une hiérarchie de l'anxiété est une série d'événements liés à votre phobie, classés en fonction de l'anxiété qu'ils génèrent, de 0 (pas d'anxiété) à 100 (anxiété maximale). Alors que vous êtes sous hypnose, votre thérapeute vous fait passer doucement en revue ces événements. Il commence par les événements classés 0 et vous suggère d'être calme, détendu et tout en contrôle. Il vous pose ensuite des questions pour savoir si vous êtes bien calme et détendu.

Si c'est le cas, il passe à la scène suivante de votre hiérarchie. Si, à un moment ou à un autre, vous ressentez de l'anxiété, votre thérapeute va mettre l'accent sur les suggestions de relaxation de façon à ce que vous soyez de nouveau détendu.

C'est là que l'inhibition réciproque fait son œuvre, la détente balaie l'anxiété. Ne vous inquiétez pas, votre thérapeute ne vous forcera pas à remonter trop rapidement votre classement et ne vous conduira pas au-delà du point maximal où vous vous sentez à l'aise. En associant la détente aux diverses images de votre hiérarchie, vous modifiez la façon dont votre esprit perçoit votre phobie. Quand vous les rencontrerez réellement au quotidien, vous vous apercevrez que vous y faites très bien face.

Voyage dans le passé via la régression

Cette approche est parfois utilisée par des hypnothérapeutes adeptes de l'analyse, persuadés que, pour se débarrasser d'une phobie, il faut connaître et traiter son origine. En gros, votre thérapeute vous ramène dans votre passé au moment où est apparue la phobie.

Votre hypnothérapeute vous demande d'assister à ce qui s'est passé, voire de « modifier » mentalement l'événement, afin que vous puissiez faire facilement face à la situation en question.

Bien entendu, vous n'allez pas modifier véritablement l'événement mais plutôt la perception que vous en avez. Ce faisant, vous générez un effet d'entraînement qui influe sur le présent et efface votre peur irrationnelle. Pour en savoir plus sur la régression, rendez-vous au chapitre 2.

Accéder à des ressources positives

Cette approche emploie également la régression, mais cette fois-ci dans le but de récupérer des ressources dans votre passé. Il s'agit de sentiments positifs (détente, confiance, contrôle de soi, humour, etc.) qui vous permettaient autrefois de faire face et de vous sentir bien.

Vous êtes en transe et le thérapeute vous demande de créer une image représentant votre phobie. Vous devez ensuite revenir dans le passé et récupérer de merveilleux sentiments positifs destinés à vous aider à affronter la situation redoutée et que vous allez ramener dans le présent. Vous êtes ensuite guidé pour intégrer vos ressources positives dans l'image créée de votre phobie.

Ainsi, les ressources recouvrent l'anxiété engendrée par l'image (il s'agit là d'une bonne vieille inhibition réciproque !) et contribuent à modifier votre perception de l'objet qui vous faisait peur. Lorsque vous avez fini par rencontrer votre phobie, vous êtes bien, calme, détendu et vous vous demandez pourquoi vous en faisiez toute une histoire.

Essayer le traitement rapide des phobies

Mentionnons-le rapidement puisque de nombreux hypnothérapeutes l'utilisent. Issu d'une discipline appelée la programmation neurolinguistique (PNL), les hypnothérapeutes l'ont adaptée de façon à l'administrer pendant la transe.

Le traitement rapide des phobies casse la façon dont vous entretenez les pensées et images associées à votre phobie.

Suivre une thérapie EMDR

Cette thérapie ne se limite pas à l'hypnose, bien que de nombreux hypnothérapeutes soient formés à son utilisation. L'EMDR (*Eye Movement Desensitisation and Reprocessing* – mouvements oculaires de désensibilisation et de retraitement) est une technique très puissante développée au départ pour traiter les traumatismes. Mais, elle s'est également avérée très efficace pour les phobies.

Lors d'une thérapie EMDR, on vous demande de suivre des yeux les doigts de votre thérapeute tout en ayant à l'esprit certaines images ou pensées. L'idée est d'accélérer le traitement mental des événements pénibles, vous permettant ainsi de vous débarrasser de votre peur phobique.

Imaginer sa vie sans la phobie

Les images, sentiments et pensées que vous avez à l'esprit concernant votre phobie sont ce qui la favorise avant tout. Une fois la principale partie de votre thérapie achevée, votre thérapeute vous fera faire un voyage mental dans le futur pour que vous vous voyiez faire face avec efficacité et avoir des pensées et sentiments positifs à propos de ce qui déclenchait votre réponse phobique. Cette technique, appelée *pseudo-orientation dans le temps*, est expliquée au chapitre 2.

L'idée est de renforcer le lien entre ces changements opérés pendant la thérapie et les images, pensées associées, etc., à l'origine de votre anxiété. Vous pourrez ainsi percevoir différemment votre phobie, ne plus la considérer comme une chose source de terreur mais plutôt comme un élément que vous pouvez affronter avec efficacité. C'est le nappage du gâteau thérapeutique.

S'engager à affronter sa phobie

Si le nappage du gâteau est la pseudo-orientation dans le temps (voir la section précédente), la cerise sur le gâteau est le *contrat d'engagement*. Rassurez-vous, votre avocat ne va pas devoir se pencher sur un obscur contrat complexe. Il s'agit simplement d'un accord entre vous et votre hypnothérapeute stipulant qu'une fois la thérapie terminée, vous sortirez pour affronter votre phobie. Certains hypnothérapeutes rédigent même ce qu'ils attendent de vous sous la forme d'un contrat et vous demandent de le signer (gardez à l'esprit qu'il n'a qu'une valeur symbolique et ne vous lie absolument pas à votre thérapeute sur le plan juridique !).

Vous trouvez peut-être cela très effrayant, à juste titre, mais souvenez-vous que vous ne devez l'exécuter qu'une fois la thérapie achevée. D'ici là, vous devriez vous sentir bien face à l'objet ou à la situation liée à votre phobie. De plus, comme c'est vous qui choisissez de sortir et d'affronter votre phobie, vous contrôlez donc complètement la situation.

Mais pourquoi votre hypnothérapeute vous demande-t-il cela ? Eh bien, tout simplement pour savoir si la thérapie a réussi. En transe, vous pouvez vous laisser aller à imaginer ce que votre thérapeute veut que vous imaginiez, écouter ses suggestions à loisir, mais, à moins que cela ne se transfère dans votre vie quotidienne, votre phobie est toujours là. Et, après tout, vous êtes venu voir votre hypnothérapeute de façon à être capable de l'affronter.

C'est l'évitement qui entretient en partie la phobie, alors… n'évitez pas d'aller chez votre hypnothérapeute. Ne laissez pas l'anxiété s'installer et votre phobie s'aggraver. Décrochez immédiatement votre téléphone et prenez rendez-vous !

Quatrième partie

L'hypnothérapie dans la pratique

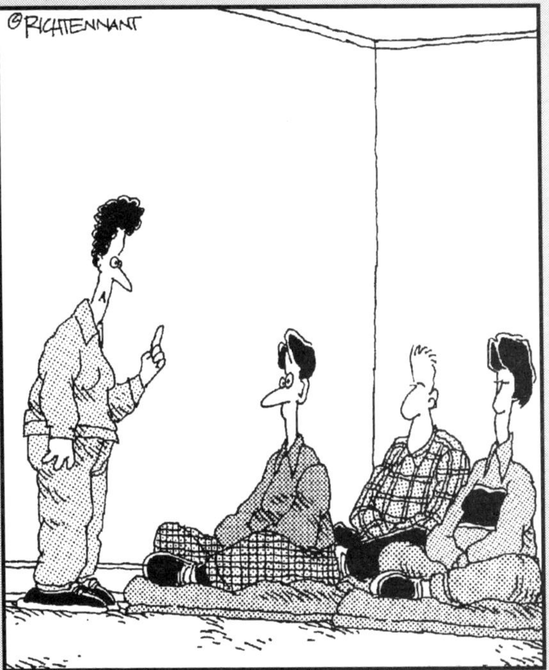

« Voici un petit truc : si vous vous entendez ronfler, c'est que vous êtes trop profondément hypnotisé. »

Dans cette partie...

Cette partie va vous aider à vous préparer à suivre une hypnothérapie. Elle traite par exemple le choix de l'hypnothérapeute et la pratique efficace de l'autohypnose.

Vous voulez en savoir plus sur la programmation neurolinguistique ou sur la thérapie du champ mental ? Vous allez adorer cette partie.

Chapitre 11

Trouver un hypnothérapeute

Dans ce chapitre :

- Démythifier le marché de l'hypnothérapie
- « Sonder » un hypnothérapeute
- Faire son choix

Trouver quelqu'un de confiance pour réparer une chose à laquelle vous tenez peut s'avérer difficile. Comment trouver la bonne personne ? Comment éviter de se faire arnaquer par un charlatan ? Même si vous rencontrez un individu en apparence sympathique, honnête et qualifié, comment savoir s'il fera du bon boulot ?

Alors, imaginez quand il s'agit de trouver quelqu'un pour des problèmes personnels, surtout si cela implique l'utilisation de l'hypnose ! Ce chapitre vous aide à choisir un hypnothérapeute qualifié en toute connaissance de cause.

Chercher un héros

L'idéal est qu'une personne de confiance vous recommande un hypnothérapeute, mais ce n'est pas toujours possible. Nous allons donc mettre de l'ordre dans le processus de sélection d'un excellent praticien.

Si vous avez accès à une bibliothèque ou à Internet, vous pouvez demander à des organismes professionnels d'hypnothérapeutes installés en Europe, aux États-Unis, au Canada et en Australie, une liste d'hypnothérapeutes qualifiés exerçant dans votre région.

Savoir quelle formation chercher

Ne soyez pas impressionné par une appellation placée après un nom, surtout si vous ignorez sa signification ! Elle peut correspondre à une formation à l'hypnothérapie reconnue et de qualité de plusieurs années, ou à des séances de formation suivies pendant quelques week-ends seulement.

Il existe en gros deux courants d'hypnothérapeutes :

- Ceux qui ont suivi une formation professionnelle auprès d'un organisme honorable, à savoir une formation approfondie de 200 à 300 heures sur plusieurs années comprenant des conférences, des travaux pratiques, des examens, le tout sous la supervision de formateurs chevronnés. Ces formations permettent aux stagiaires d'acquérir un certain niveau d'expertise.
- Les adeptes de la formation express (deux week-ends par exemple) dont la qualité du contenu enseigné n'est pas contrôlée.

On peut affirmer sans risque qu'une formation longue (sur au moins deux ans) a plus de chances d'être bonne qu'une formation express.

La durée de la formation

Comment savoir exactement si la formation suivie par votre hypnothérapeute était ou non de qualité ? La durée de la formation est l'un des premiers éléments à contrôler. Si le programme se boucle en moins de deux ans, cela peut laisser penser qu'il s'agit d'une formation à la réputation douteuse.

N'oubliez pas que les exigences varient d'un pays à l'autre. En France, le niveau requis pour suivre les formations dépend de l'institut chargé de les dispenser. Certains n'ouvrent leurs formations qu'aux professions médicales, d'autres également aux professions paramédicales. En France, la profession d'hypnothérapeute n'est pas réglementée, n'importe qui peut s'autoproclamer hypnothérapeute et ouvrir un cabinet, d'où la nécessité de connaître la formation du praticien.

Il existe deux méthodes pour en savoir plus sur la formation de votre hypnothérapeute potentiel :

- Poser carrément la question à l'hypnothérapeute.
- Regarder sa qualification sur sa brochure ou son site Web puis faire une recherche sur Internet ou dans une bibliothèque sur cette qualification. Vous trouverez ainsi des informations sur l'organisme responsable de la formation en question.

Les organismes de formation

Il est important de distinguer les organismes de formation de qualité de ceux qui proposent une formation express peu fiable. La Confédération francophone d'hypnose et de thérapies brèves (CFHTB) référence les organismes de formation sérieux.

Croire ou ne pas croire les publicités...

Nous vous conseillons vivement de choisir votre praticien sur la foi des informations délivrées par un organisme d'hypnothérapie et non au hasard et au gré des publicités sur lesquelles vous pouvez tomber.

Nous ne voulons pas dire par là que les hypnothérapeutes qualifiés et sérieux ne distribuent pas de prospectus ou publicités joliment conçus, mais en se basant uniquement sur les publicités, vous pouvez également tomber sur des praticiens à la qualification douteuse vers lesquels vous n'enverriez même pas votre pire ennemi… à moins que !

Vérifiez donc auprès des principaux organismes d'hypnothérapie que la publicité en question vante les mérites d'un praticien digne de confiance.

Naviguer sur les autoroutes de l'information

Internet est un moyen fantastique de trouver des informations sur des hypnothérapeutes, l'hypnose et ses nombreuses applications.

Internet vous permet de trouver tout ce que vous voulez. Vous pourriez être tenté de ne pas passer par ces organismes et de taper sur un moteur de recherche l'expression « hypnothérapeute + votre ville ». Nous vous déconseillons fortement cette méthode. Pourquoi ? Parce que vous souhaitez faire appel à un hypnothérapeute qualifié et chevronné.

Recherchez des organismes de formation à l'hypnothérapie et comparez le type de formation qu'ils proposent. La plupart disposent sur leur site Web d'un annuaire des thérapeutes qui se sont formés chez eux.

Par exemple, vous pourriez commencer par saisir « formation à l'hypnothérapie » sur un moteur de recherche. Les résultats vous indiqueront plusieurs organismes et vous pourrez ainsi vous faire une idée des formations qu'ils proposent et verrez lesquelles vous séduisent. Libre à vous ensuite de choisir un hypnothérapeute ayant été formé par cet organisme. Bonne sélection !

Si vous n'avez pas accès à Internet, vous avez probablement un ami ou un proche capable de vous dépanner. Sinon, la plupart des bibliothèques ont désormais des postes informatiques vous permettant de vous connecter à la Toile.

Le bouche à oreille

TRUC

Si possible, faites-vous recommander un hypnothérapeute par un patient satisfait. C'est de loin le meilleur moyen de trouver un bon hypnothérapeute.

Au gré d'une conversation, vous pouvez dire que vous avez lu un article sur l'hypnose et qu'il vous plairait d'essayer cette technique, sans pour autant faire part de votre problème. En fait, évitez de parler à vos collègues de travail de vos problèmes très intimes car ils pourraient dire des choses désagréables à cause de la gêne qu'ils ressentent.

Vous pourriez être surpris du nombre de personnes dans votre entourage à avoir déjà consulté un hypnothérapeute. Vous pourriez apprendre que des personnes ont réussi à arrêter de fumer, se sont débarrassées de leur phobie ou ont atteint leurs objectifs grâce à l'hypnose.

N'OUBLIEZ PAS

Ne tirez pas de conclusions hâtives si vous apprenez qu'une personne n'est pas parvenue à résoudre un problème via l'hypnose. Il faut reconnaître que l'hypnothérapeute est parfois fautif mais, souvent, les gens sabotent leur thérapie ou font des choix qui favorisent la persistance ou la reprise de la mauvaise habitude pour laquelle ils étaient venus consulter. L'hypnothérapeute peut vous aider à résoudre vos problèmes, mais il vous incombe d'y mettre du vôtre.

Si, pour une raison ou pour une autre, cela vous gêne de demander à des amis ou collègues de vous conseiller un hypnothérapeute, voici deux alternatives :

- **Demander à un médecin** : votre généraliste connaît peut-être un hypnothérapeute qui a aidé l'un de ses patients. Nombre d'hypnothérapeutes se voient envoyer des patients par un généraliste de leur quartier. Vous pouvez être certain que votre médecin ne va pas vous recommander quelqu'un avec lequel il n'a pas de bonnes relations.
- **Appeler une clinique** ou *un hôpital dans lequel exercent des hypnothérapeutes* : en utilisant les pages jaunes, vous pouvez trouver des cabinets individuels, des départements de psychologie dans des universités ou des centres médico-sociaux.

  Par exemple, j'organise (Mike) des séances avec deux autres collègues hypnothérapeutes dans une clinique du sud de Londres. Nous recevons souvent de nouveaux clients qui nous ont découverts en consultant le site Web. Si vous demandez à la personne travaillant à l'accueil, au responsable du département, ils pourront même vous dire quel praticien serait le mieux à même de vous aider. Il vous suffit pour cela de décrire dans les grandes largeurs votre objectif. Mais, là encore, si vous ne voulez pas indiquer les raisons pour lesquelles vous souhaitez consulter, vous n'êtes pas obligé de vous étendre sur la question.

Sonder le héros en question

Et maintenant que vous avez le nom d'un ou deux hypnothérapeutes ? L'enthousiasme d'un ami ne signifie pas que ce praticien va vous convenir. À ce stade, vous êtes dans la situation de la personne qui vous dit « Tu devrais vraiment rencontrer mon ami, vous avez tous deux beaucoup de points communs. » Vous rencontrez alors la personne en question, vous vous apercevez tous deux que vous n'avez pas vraiment d'atomes crochus. Vous êtes même mal à l'aise après ce que votre ami commun a dit de l'autre, avec enthousiasme, à chacun de vous deux. C'est le genre de situation à éviter quand vous recherchez un hypnothérapeute, mais comment faire ? Les sous-sections suivantes vous disent comment procéder.

Rechercher par bouche à oreille

Si un ami vous recommande un hypnothérapeute, posez-lui des questions sur le praticien. Découvrez comment il se sent avec lui, quel est son parcours et même son apparence physique (vous ne tenez pas à aller voir un hypnothérapeute obèse pour vous aider à perdre du poids, n'est-ce pas ?).

Vous pouvez également interroger votre ami sur le parcours de l'hypnothérapeute. Il n'en sait peut-être pas beaucoup, mais les quelques informations dont il dispose peuvent vous aider à décider s'il faut ou non que vous rencontriez ce praticien. Connaître le parcours d'une personne avant d'occuper ses fonctions actuelles, surtout dans une profession destinée à aider les autres, peut vous en dire beaucoup sur elle.

Votre hypnothérapie a plus de chance d'être concluante si vous vous sentez bien avec votre thérapeute. À ce titre, la connaissance de ses antécédents peut beaucoup vous aider. Si vous avez un a priori positif avant de le rencontrer, cela ne peut qu'être bénéfique à votre thérapie.

S'assurer de la qualification de l'hypnothérapeute

Vous pouvez lui poser directement des questions sur la nature et la durée de la formation suivie ainsi que l'organisme formateur. Certains thérapeutes indiquent ces informations sur leur brochure. Vous avez également la possibilité de glaner des éléments sur sa formation grâce à Internet (voir la section intitulée « Naviguer sur les autoroutes de l'information », plus haut dans ce chapitre pour des conseils sur les modes de recherche) ou par l'intermédiaire des organismes d'hypnothérapie.

Gardez à l'esprit que les normes en vigueur en matière de formation diffèrent d'un pays à l'autre. Veillez à bien comprendre les exigences propres à votre région de résidence et ne partez pas du principe qu'elles sont partout identiques. N'oubliez pas que vous pouvez poser directement la question à l'hypnothérapeute.

Encore une fois, la formation est essentielle. La règle veut que plus la formation est longue, plus vous avez de chances d'avoir affaire à un hypnothérapeute compétent.

Parler à quelques thérapeutes

Des organismes d'hypnothérapie vous fourniront une liste d'hypnothérapeutes exerçant dans votre région.

Vous pouvez ensuite les appeler et les interroger brièvement sur leur travail, leur expérience concernant le traitement de votre problème et leurs tarifs.

La plupart des praticiens apprécieront que vous leur posiez des questions pertinentes, car cela leur prouvera que vous tenez vraiment au succès de votre thérapie.

Poser les bonnes questions

Lors du premier rendez-vous, la plupart des hypnothérapeutes procèdent à une première évaluation. L'objectif est de lier connaissance afin de vérifier si vous pourrez collaborer en toute facilité.

Le volet thérapeutique est minime voire absent lors de ce premier rendez-vous, mais attendez-vous à ce que l'hypnothérapeute vous pose beaucoup de questions sur votre problème (voir la section suivante). Vous pouvez vous aussi poser des questions. (Le chapitre 13 vous explique ce que vous pouvez attendre de cette évaluation initiale.)

Votre instinct est essentiel lors de cette phase. Voici des questions que vous aurez peut-être envie de poser :

- Depuis combien de temps exercez-vous en tant qu'hypnothérapeute ? Vous souhaitez faire appel à un praticien doté de plusieurs années d'expérience.
- Quel est votre parcours professionnel ? Les précédentes sections de ce chapitre abordent le thème central de la formation. D'autres qualifications dans la formation médicale, la psychologie ou la psychothérapie sont un plus.
- Pourquoi avez-vous choisi de devenir hypnothérapeute ? La réponse à cette question peut vous fournir de nombreux indices sur la motivation de l'individu. S'il vous répond « pour l'argent », appelez un autre thérapeute !
- Avez-vous déjà soigné des personnes souffrant de mon problème ? Nous espérons que oui !
- Quelle sera votre approche pour m'aider à atteindre mon objectif ? L'hypnothérapeute doit être capable de décrire sommairement le processus qu'il va utiliser. Mais il peut très bien également répondre qu'il a besoin de vous revoir avant de parler du traitement. C'est tout à fait légitime.
- Quel sera le nombre de séances ? Méfiez-vous des réponses optimistes à l'exception de la séance unique pour les problèmes de tabac.
- Si la thérapie nécessite plusieurs séances en raison de la complexité de vos problèmes psychologiques, demandez si le tarif à la séance est dégressif ou demeure le même quel que soit le nombre de séances.

Vous pouvez probablement trouver d'autres questions à poser mais, avec un peu de chance, cette liste devrait vous aider.

Essayez de ne pas trop forcer sur les questions. Disposez de toutes les informations souhaitées sans être trop tatillon. Mais votre objectif est de trouver une personne de confiance, il est donc important que vous ayez des réponses à vos questions.

Sélectionner son thérapeute

Une séance d'hypnothérapie est une collaboration entre vous et votre hypnothérapeute. Cela signifie que vous œuvrez tous deux à la réalisation d'un objectif commun. Voici une analogie pour illustrer votre relation : vous et votre thérapeute êtes à bord d'une voiture. Vous êtes le pilote et votre thérapeute, le navigateur. Vous connaissez votre destination mais ne savez pas exactement comment l'atteindre. Votre navigateur, l'hypnothérapeute, est là pour vous suggérer un itinéraire. Pour parvenir à bon port, vous devez tous deux collaborer tout au long du voyage. Pour atteindre votre destination, le choix du navigateur est une étape importante.

Ne vous précipitez pas dans le choix d'un hypnothérapeute. Mais, une fois votre sélection effectuée, il est de bon ton d'informer les autres hypnothérapeutes rencontrés que vous n'allez pas travailler avec eux. Si vous ne souhaitez pas leur annoncer la nouvelle de vive voix, laissez un message sur leur répondeur ou envoyez-leur un courrier.

Mettez en balance les informations recueillies lors de vos entretiens téléphoniques sur la qualification, l'expérience et la personnalité de chaque thérapeute. (Accordez un bonus à ceux qui ont le sens de l'humour, qualité certes accessoire mais agréable !)

Vous avez peut-être d'autres critères de choix. Par exemple, si votre problème est lié au genre, le choix d'un thérapeute de même sexe peut vous sembler préférable. De même, retenir un thérapeute de la même race, nationalité, orientation sexuelle, etc., peut constituer une priorité pour vous. Mais faites preuve de souplesse en la matière, si possible. Un praticien différent de vous peut être inestimable.

Passez en revue toutes les informations recueillies puis choisissez la personne avec qui vous êtes le plus à l'aise, dont l'attitude vous plaît le plus et laissez-la devenir votre hypnothérapeute.

Suivre son instinct pour choisir un thérapeute est un excellent premier pas dans l'hypnothérapie, car cette discipline vous fournit les outils et les encouragements nécessaires pour faire confiance au pouvoir curatif de votre inconscient.

Chapitre 12

Votre première séance d'hypnothérapie, de A à Z

Dans ce chapitre :

- La rencontre avec votre hypnothérapeute
- La clarté au bout de la relaxation
- Approfondir la séance
- Faire des suggestions positives
- Tirer parti de la séance

Votre toute première séance d'hypnothérapie peut être une expérience enthousiasmante ou intimidante. Enthousiasmante si vous êtes bien préparé et savez à quoi vous attendre. Intimidante si l'hypnose vous fait peur et le déroulement de la séance vous inquiète. (Le chapitre 3 vous donne des conseils pour bien préparer votre première séance.)

À quoi devez-vous vous attendre une fois dans le cabinet de l'hypnothérapeute ? Bien que les techniques varient d'un thérapeute à l'autre, la plupart des séances sont basées sur le même modèle. Dans ce chapitre, nous vous faisons parcourir toutes les étapes d'une séance type d'hypnothérapie, des premières questions de prise de contact aux activités de suivi.

Une séance d'hypnothérapie est l'une des rares choses dans la vie dont vous êtes le sujet central. La préparation n'est pas énorme, alors détendez-vous. Armé des connaissances transmises par ce chapitre, vous pourrez tirer le meilleur parti de vos séances d'hypnothérapie.

L'arrivée au cabinet

Tout d'abord, arrivez un peu en avance. Pourquoi ? La raison est simple : on vous a fixé une heure de rendez-vous. En étant en avance, vous êtes sûr qu'un retard ne va pas vous faire gaspiller votre argent. En outre, cela vous permet de vous détendre, de vous calmer et de vous concentrer sur les objectifs de la séance.

N'OUBLIEZ PAS

L'hypnose est plus efficace sur les patients capables de se détendre. Alors, établissez le calme dans votre esprit et soyez prêt à constater comme l'hypnothérapie peut vous changer la vie !

L'argent, révélateur de votre motivation

L'argent et le paiement des séances sont deux aspects très intéressants pour nous autres hypnothérapeutes, pas seulement parce que les honoraires que nous percevons nous permettent de rembourser notre emprunt immobilier et de nous payer de quoi manger. C'est un excellent indicateur de la motivation du client. Prenez ces deux clients imaginaires :

- Jeanne a économisé de l'argent pour suivre une séance afin d'arrêter de fumer.
- Mathilde a reçu l'argent de son père pour suivre une séance afin d'arrêter de fumer.

Selon vous, qui a le plus de chances de réussir ?

Le raisonnement n'est peut-être pas scientifique, mais on peut affirmer que Jeanne a plus de chances de parvenir à arrêter de fumer que Mathilde. En général, les clients qui se paient leur séance sont plus motivés. C'est peut-être simplement dû au fait qu'il s'agit de leur argent et qu'ils tiennent à en tirer le meilleur parti.

Lorsque nous sommes face à un client qui ne règle pas lui-même ses séances, nous posons des questions supplémentaires pour déterminer sa motivation. Nous voulons êtes sûrs qu'on ne l'envoie pas suivre une thérapie contre son gré car, dans ce cas, elle risque d'être beaucoup moins efficace.

Monter son budget pour des séances d'hypnothérapie

Les tarifs d'une hypnothérapie varient tellement qu'il est impossible de donner une fourchette de prix. Nous risquons d'être vagues et de semer la confusion dans votre esprit.

Les hypnothérapeutes exerçant dans un cabinet luxueux en centre-ville pratiquent des tarifs plus élevés que ceux implantés en banlieue ou à la campagne. Les hypnothérapeutes ayant le titre de médecin ont des tarifs différents. La fourchette des tarifs est très large.

Votre hypnothérapeute sera ravi de vous communiquer ses tarifs pour une séance unique, deux heures ou plusieurs séances sur plusieurs semaines.

Le nombre de séances

Chaque hypnothérapeute est unique et l'hypnothérapie est très orientée vers la solution. Cette discipline obtient généralement des résultats plus rapidement que la plupart des thérapies par la parole. Cela tient peut-être au fait qu'avec la consultation psychologique et la psychothérapie, le praticien accorde de l'importance à la raison pour laquelle le client a ce problème et souhaite en connaître l'origine. Pour sa part, l'hypnothérapeute souhaite plus obtenir un changement rapide et durable que trouver la cause du problème. La découverte des raisons de la présence du problème est un bonus et non un objectif pour l'hypnothérapeute. Son but est d'obtenir rapidement un changement chez le client. Nous pouvons dire de par notre expérience que c'est aussi celui de la plupart des clients.

Vous vous demandez peut-être à quel point le changement évoqué est rapide. Eh bien, par exemple, de nombreux hypnothérapeutes parviennent à obtenir un arrêt de la cigarette en une seule séance. Il faut admettre que, pour ce traitement, la séance peut durer 90 minutes au lieu des 50 minutes traditionnelles pour les autres traitements. Pourquoi le principe de la séance unique pour l'arrêt du tabac ? On estime que lorsque vous avez été hypnotisé afin de vous suggérer de devenir non-fumeur, des séances supplémentaires seraient redondantes et altéreraient le message.

Mais si vous vous tournez vers l'hypnothérapie pour un problème assez grave, par exemple un trouble de l'alimentation ou un problème qui nuit à votre qualité de vie, comptez de deux à six séances, voire plus, en fonction de la gravité du problème.

Chut, la séance commence !

Vous êtes prêt ? Vous avez pris rendez-vous pour votre première séance. Et maintenant ?

Comme la plupart des pièces de théâtre, films et spectacles, une séance d'hypnothérapie suit une séquence d'événements qui vous est très familière avec un début, un milieu et une fin. Il est vrai que certaines pièces bouleversent un peu l'ordre de cette séquence, comme le *Fantôme de l'opéra*, dans laquelle le rideau se lève des années après que l'homme masqué a joué ses dernières notes à l'orgue. Bizarre tout ça. Il est certain que si le fantôme avait suivi une hypnothérapie, il n'aurait peut-être pas eu tant de problèmes personnels…

Une séance d'hypnothérapie commence… par le commencement : les présentations et quelques paroles pour vous mettre à l'aise. Ce démarrage en douceur aide non seulement l'hypnothérapeute à établir un bon rapport avec vous, mais vous permet également de vous détendre. Sachez que la relaxation est l'élément clé favorisant l'hypnose.

Après les présentations, l'hypnothérapeute vous demande quel est le problème qui vous amène. Confiez-vous. Ne soyez pas surpris s'il vous dit qu'il a déjà permis à d'autres patients de résoudre ce problème. D'après notre expérience, la plupart des patients se renseignent avant et connaissent les principaux domaines dans lesquels l'hypnose est utilisée. Quand vous aurez lu ce livre, vous connaîtrez également des problèmes moins connus pouvant être résolus grâce à l'hypnose.

Ensuite, bien que l'approche utilisée puisse varier en fonction du thérapeute, une séance d'hypnothérapie comporte certaines phases qui sont détaillées dans ce chapitre. Mais vous n'avez ni masque ni orgue.

De nombreux hypnothérapeutes n'hypnotisent pas leurs clients lors de la première séance. Ils préfèrent la consacrer à une prise de renseignements détaillée. Mais, il n'y a vraiment aucune règle en la matière.

Faire connaissance avec son hypnothérapeute

Les hypnothérapeutes savent aider les gens à se détendre, alors n'hésitez pas à bavarder avec le vôtre. Il s'est sans doute déjà rendu compte que vous étiez un peu nerveux, voire sceptique concernant l'hypnose. Confiez-lui franchement vos sentiments et inquiétudes, même si vous jugez les hypnotiseurs comme des gens étranges, croisement entre un être mystique télépathe et une bête de scène. Votre franchise permettra de bien démarrer la séance et à votre hypnothérapeute d'apprendre à vous connaître et de savoir quoi faire pour vous aider.

L'objectif est de savoir si travailler avec cette personne ne vous pose pas de problème.

Cette phase de prise de contact ne doit prendre que quelques minutes, c'est-à-dire 4 à 5 minutes sur les 50 minutes (très probablement) que va durer la séance.

Créer une relation de travail

Les relations sont essentielles pour les hypnothérapeutes. N'oubliez pas que votre hypnothérapeute est comme tous les professionnels qui aident les autres. Il tient vraiment à collaborer avec vous pour vous aider à atteindre vos objectifs.

N'OUBLIEZ PAS

Toute relation thérapeutique efficace repose sur la confiance. Il est important d'avoir confiance en son hypnothérapeute. Fiez-vous toujours à votre instinct.

L'instauration d'un sentiment de confiance permet l'établissement d'un rapport avec votre hypnothérapeute. Le *rapport* est une confiance réciproque entre les deux personnes. Eh oui, le rapport est une rue à double sens. Si vous avez besoin d'avoir confiance en votre hypnothérapeute, il en va de même pour ce dernier à votre égard. L'hypnothérapeute doit être persuadé que vous êtes dans son cabinet pour de bonnes raisons, que vous souhaitez vraiment atteindre vos objectifs, que vous parlez de votre problème avec honnêteté et franchise et que vous n'allez pas déguerpir sans lui régler ses honoraires !

Considérez le rapport comme un pont émotionnel entre vous et votre hypnothérapeute. Une hypnothérapie efficace commence par l'établissement d'un rapport et la réunion de toutes les conditions pour que le patient se sente le bienvenu, respecté et qu'il soit persuadé que la thérapie portera ses fruits. Une fois le rapport établi, le thérapeute comprend l'emprise du problème sur la vie du patient. C'est essentiel aussi bien pour l'hypnothérapeute que pour le client.

Établir le rapport dans n'importe quel type de travail portant sur le développement personnel est une partie cruciale de la thérapie. La recherche a prouvé que l'établissement d'un rapport positif améliore l'efficacité du traitement.

Faire équipe avec son hypnothérapeute

Si vous considérez le travail que vous allez faire comme un effort conjoint avec votre hypnothérapeute, vous avez plus de chances d'atteindre vos objectifs.

Certains patients s'attendent à ce que l'hypnothérapeute fasse tout le boulot sans avoir à s'investir. Eh les amis, ça ne fonctionne pas comme ça !

En fait, vous et votre hypnothérapeute formez une équipe. Vous êtes le joueur enthousiaste qui souhaite plus que tout remporter la partie, par exemple surmonter une phobie ou arrêter de fumer. Votre hypnothérapeute est un entraîneur talentueux qui vous permet de libérer les ressources intérieures que vous ignoriez posséder. Vous formez ensemble une belle équipe, prête à en découdre et capable d'affronter l'adversaire le plus coriace.

L'hypnose demande un effort collectif. Voilà pourquoi il nous semble essentiel que vous et votre hypnothérapeute vous considériez comme une équipe.

Parcours et antécédents du patient

Votre hypnothérapeute veut savoir comment s'y prendre pour vous aider au mieux. Il faut donc qu'il vous connaisse un peu avant de démarrer le traitement. Lors de la première séance, il vous posera probablement quelques questions pour recueillir des informations sur votre problème ou objectif. Cela lui permettra d'échafauder un plan de traitement et de choisir la meilleure utilisation possible de l'hypnose. Vous retrouverez des questions que tous les autres professionnels posent lors d'une première séance :

- votre nom ;
- vos coordonnées ;
- votre date de naissance, vos antécédents médicaux et votre profession ;
- depuis combien de temps vous avez ce problème ;
- comment vous avez essayé de résoudre ce problème et les résultats que vous avez obtenus.

Il s'agit pour votre hypnothérapeute de vous poser des questions sur votre vie dans son ensemble : votre famille proche, les maladies que vous avez eues, votre situation de famille. Il peut également s'intéresser aux thérapies éventuellement suivies par le passé : consultation psychologique, psychothérapie, traitements nouveaux ou complémentaires et précédentes tentatives avec l'hypnothérapie. Il se peut que votre hypnothérapeute ne vous pose pas toutes ces questions, mais il essaiera d'aborder tout ce qui lui semble pertinent par rapport à votre problème.

Le thérapeute vous demandera peut-être l'autorisation de prendre des notes pendant cette phase de prise de renseignements. Vérifiez d'abord que ces notes demeureront bien confidentielles, puis donnez-lui votre aval. Les notes aident le thérapeute à retenir des informations importantes qui lui permettent de rendre vos séances plus productives.

Votre hypnothérapeute n'est-il qu'un vilain petit fouineur ?

Pourquoi votre hypnothérapeute a-t-il besoin de savoir des choses sur votre récent divorce difficile ? Le nombre de frères et sœurs que vous avez ? Quels sont vos passe-temps ? Ces questions n'ont rien à voir avec votre problème… non ? Votre hypnothérapeute n'est-il qu'un vilain petit fouineur ?

Pas du tout ! Vous pouvez être certain que les informations recherchées servent à dresser un portrait complet de vous et de votre problème. Il ne cherche pas à fouiner dans votre vie. Il vous pose toutes ces questions pour découvrir comment vous aider du mieux possible.

N'OUBLIEZ PAS

Les informations que vous lui donnez demeurent confidentielles et ne sont pas divulguées à des tiers, vous pouvez en être sûr. (La seule exception concerne les cas où le patient confesse avoir commis des actes de violence envers des enfants. Le thérapeute est alors tenu par la loi d'en informer les services sociaux ou la police.)

Entrer en transe

Dans le chapitre 1, nous avons défini la *transe* comme un état de conscience modifiée que vous connaissez naturellement plusieurs fois par jour. Dans cette section, nous allons décrire les sensations liées à l'état de transe et voir comment l'hypnothérapeute veille à ce que votre transe soit suffisamment profonde pour être efficace.

N'OUBLIEZ PAS

Être en transe procure des sensations agréables de détente. L'hypnothérapie est généralement très plaisante.

L'induction

L'*induction* est la technique employée pour obtenir un état de transe hypnotique. Les inductions sont merveilleuses, car elles vous permettent de vous détendre et d'entrer dans une transe plus profonde.

Il y a autant de méthodes pour procéder à une induction qu'il y a d'hypnothérapeutes et de patients, mais sans les expressions rebattues que vous pouvez voir dans les émissions de télévision ou les films. Par exemple, personne n'agitera les mains devant vos yeux en criant « Vous avez sommeil…sommeil…SOMMEIL !!! » À moins que votre hypnothérapeute ne soit un hypnotiseur de spectacle célèbre.

Les hypnothérapeutes utilisent diverses techniques pour induire la transe, par exemple centrer votre attention sur une idée bien précise :

- fixer vos mains ;
- écouter votre thérapeute procéder à un compte à rebours de dix à un, chaque chiffre vous aidant à vous détendre de plus en plus ;
- générer dans votre esprit des images source de sentiments de sécurité ou de détente.

Pendant l'induction, l'hypnothérapeute vous parle de façon à ce que vous vous détendiez ou vous vous concentriez sur une chose en relation avec votre problème, par exemple fixer ses mains pour éliminer la manie de se ronger les ongles.

Pendant le processus d'induction hypnotique, vous centrez votre attention à l'intérieur de votre être. L'hypnothérapeute fait progressivement diminuer la conscience que vous avez du monde extérieur (la pièce dans laquelle vous vous trouvez, le tic-tac de la pendule, les bruits de la rue, etc.) et vous pousse à focaliser votre attention sur vos pensées et sentiments. Ce procédé présente le double effet de ralentir votre conscience et de mettre au premier plan votre inconscient, à savoir la partie de votre être qui fait des rêves et où se trouvent votre mémoire illimitée et les ressources intérieures qui vous permettront de vous soigner. Les sentiments se rapprochent de ceux que vous aviez en cours de maths quand vous rêvassiez en regardant dehors.

L'hypnothérapeute peut avoir pour objectif que vous soyez détendu au point de fermer les yeux. Mais il peut tout aussi bien vous demander carrément de fermer les yeux pendant le discours destiné à vous détendre.

Vivre la transe

La transe est un état d'esprit courant que vous affichez plusieurs fois par jour. Vous êtes dans un état de transe, non hypnotique, quand vous centrez votre attention sur un sentiment ou une pensée unique pendant assez longtemps.

L'induction provoquée par un hypnothérapeute est une expérience tout aussi agréable au cours de laquelle vous vous sentez entrer en contact avec une partie de votre esprit pleine de ressources.

Voici des émotions et expériences qui constituent des états de transe :

- **Lire** : vous êtes-vous déjà « perdu » dans un bon livre ? C'est une forme de transe qui peut être très agréable.
- **Faire de l'exercice** : observez des personnes immergées dans le sport, c'est l'illustration de la transe. Elles peuvent être « dans la zone » et s'imaginer en pleine compétition ou visualiser une scène qui n'a rien à voir avec l'activité qu'elles sont en train de pratiquer, pour s'encourager.
- **Le rêve éveillé** : ce type de transe peut produire des sensations très vives.
- **Étudier** : il s'agit d'un exercice mental au cours duquel vous pouvez oublier tout ce qui vous entoure.
- **La colère** : une rage folle peut pousser une personne à agir comme si elle était dans un rêve. Après un accès de colère, on a parfois du mal à accepter les actes commis pendant la crise semblable à une transe.
- **L'anxiété et la panique** : en fonction du niveau d'anxiété, votre fréquence cardiaque peut évoluer et d'autres symptômes physiques, apparaître lorsque vous avez peur ou êtes stressé.
- **Les comportements obsessionnels ou compulsifs** : les personnes ayant des comportements obsessionnels ou compulsifs peuvent entrer en transe quand ils adoptent ces comportements et imaginent ce qu'ils leur procurent (se sentir en sécurité, éviter les maladies, etc.).

Nous vous avons donné ces éléments pour que vous ayez conscience que la transe n'est *pas* qu'un état d'esprit agréable qui fait rêver. La nature de la transe dépend de l'objet sur lequel porte votre concentration. Votre hypnothérapeute vous invite à vous concentrer sur des sensations agréables qui vont vous aider à vous détendre et à vous sentir en sécurité. Vous serez ainsi dans les conditions idéales pour assimiler les suggestions propices à la mise en œuvre de la thérapie, qui interviendra plus tard.

S'enfoncer dans la transe

Une fois dans un état de transe hypnotique, l'hypnothérapeute poursuit en approfondissant votre transe, grâce à des techniques qui vous maintiennent dans un état de détente.

Pourquoi approfondir la transe ? Parce que plus la transe est profonde, mieux vous assimilez la thérapie et plus vous êtes capable de passer outre les pensées négatives susceptibles de saboter la thérapie. N'oubliez pas que le changement effraie la conscience alors que l'inconscient est particulièrement réceptif au changement.

Entrer dans le vif du sujet : la thérapie !

Et voici la partie que vous attendiez avec impatience : le tour de magie ! Vous êtes détendu et dans une transe très profonde. Que va-t-il se passer ensuite ?

Nous en sommes à la phase où débute réellement la thérapie. Par *thérapie*, nous entendons le processus de transformation par votre inconscient des suggestions formulées par l'hypnothérapeute. Nous parlons de transformation car c'est votre esprit qui se charge de mettre en œuvre les suggestions reçues.

Le thérapeute ne vous indique pas forcément quoi faire, mais vous livre plutôt des suggestions de façon à pouvoir atteindre l'objectif ou opérer le changement recherché. Il vous suggère de nouvelles options en transformant vos croyances négatives et pensées contreproductives (celles qui vous font juger votre problème insoluble) en sentiments positifs et productifs. C'est ainsi que vous sortez de l'impasse dans laquelle vous vous trouviez.

Choisir l'approche idéale par rapport à votre cas

Un hypnothérapeute utilise-t-il les mêmes suggestions pour tous les problèmes, quelle que soit la personne qu'il a en face ? Absolument pas ! Votre hypnothérapeute élabore les suggestions thérapeutiques de façon à multiplier les chances de succès.

« Comment fait-il cela ? » vous demandez-vous peut-être. Eh bien, lors de la première séance (voir la section « Chut, la séance commence ! », plus haut dans ce chapitre), l'hypnothérapeute vous évalue de façon discrète et observe le langage que vous utilisez. Il doit faire en sorte que cette évaluation ne vous gêne pas, cela fait partie de son boulot ! Cela lui permet de comprendre la façon dont vous percevez votre problème et votre vie. Il note le vocabulaire que vous utilisez, et toutes les émotions que vous exprimez ou n'exprimez pas afin de se mettre sur la même longueur d'onde que vous. Ainsi, lorsque le moment est venu de vous induire en transe, le thérapeute vous parle avec votre langage et vous vous sentez compris. Cela bonifie le rapport instauré entre vous et lui.

Si vous y réfléchissez bien, vous faites de même en permanence. Inconsciemment, vous parlez différemment en fonction de l'interlocuteur. Réfléchissez aux différentes voix que vous utilisez pour parler aux personnes suivantes :

- votre mère ou votre père ;
- votre patron ;
- votre partenaire ;
- une personne qui vous attire (y compris les partenaires !) ;
- un enfant ;
- un policier sur le point de vous dresser une contravention pour excès de vitesse ;
- votre meilleure amie ;
- votre pire ennemi.

Vous voyez le topo ? De la même façon que vous vous exprimez différemment en fonction de la personne que vous avez en face, l'hypnothérapeute personnalise son approche en fonction du patient afin de multiplier les chances de réussite.

Recevoir des suggestions post-hypnotiques

Une fois que vous êtes profondément hypnotisé, le thérapeute vous aide en formulant des suggestions post-hypnotiques qui correspondent au volet thérapeutique de l'hypnothérapie. C'est ce pour quoi vous vous êtes tourné vers l'hypnothérapie, ce qui vous fait changer votre façon d'aborder votre problème et va vous permettre d'atteindre votre objectif.

Une *suggestion post-hypnotique* est une suggestion thérapeutique formulée quand vous êtes dans un état de transe suffisamment profond. Le post signifie que la suggestion est « administrée » une fois que vous êtes hypnotisé.

Les suggestions post-hypnotiques s'attaquent directement à votre problème. Le type de suggestion varie en fonction du problème et de votre personnalité. Par exemple, si vous êtes du genre à respecter l'autorité, votre hypnothérapeute s'adressera à vous en termes plus directs. Si vous avez un côté rebelle, à sans cesse défier l'autorité, les suggestions post-hypnotiques seront plus douces et indirectes.

Le langage est essentiel dans cette phase. Pour être efficaces, les suggestions post-hypnotiques doivent comporter une espèce de logique que vous approuveriez si vous n'étiez pas en transe. Les hypnothérapeutes habiles utilisent des suggestions adaptées à votre mentalité :

- plus vous êtes détendu, plus votre confiance en soi augmente ;
- votre inconscient est plus ingénieux que vous ne le pensez ;
- à chacune de vos respirations, votre inconscient cherche des réponses ;
- vous seriez surpris de la facilité avec laquelle vous êtes capable d'opérer des changements.

Renforcer son ego

Une fois les principales suggestions thérapeutiques formulées, votre hypnothérapeute peut très bien ajouter des suggestions destinées à renforcer votre ego qui permettront d'accroître votre optimisme et votre confiance. *Renforcement de l'ego* est simplement le terme technique qui désigne la tape dans le dos.

Le renforcement de l'ego est un puissant outil utilisé par les hypnothérapeutes pour favoriser l'atteinte des buts fixés. Comment le fait de se sentir mieux peut-il vous aider à atteindre vos objectifs ? Pourquoi réussiriez-vous à arrêter de fumer rien qu'en vous sentant mieux ? C'est simple : il est bien plus difficile d'affronter l'adversité ou les difficultés quand on a un état d'esprit de perdant. Inversement, quand vous avez confiance et êtes plein d'énergie, vous êtes plus en mesure de relever des défis. Le renforcement de l'ego revient un peu à se constituer un quota d'énergie émotionnelle supplémentaire afin de vraiment faire le plein de ressources.

Ajouter le bien-être

Les suggestions de renforcement de l'ego sont bénéfiques pour la plupart des problèmes. Il faut simplement les graver en permanence dans votre inconscient. Quand il reçoit un énoncé de renforcement de l'ego soigneusement formulé, votre inconscient absorbe la suggestion positive et commence à y croire fermement, ce qui renforce votre estime de soi et votre capacité de réussir.

Voici des exemples de suggestions pour renforcer votre ego :

- vous commencez à vous sentir de plus en plus optimiste ;
- vous êtes plus en mesure de relever des défis ;
- cela fait longtemps que n'aviez pas ressenti autant d'énergie en vous ;
- vous êtes capable de remplir facilement vos objectifs.

Les suggestions de renforcement de l'ego sont généralement formulées après les suggestions thérapeutiques cruciales. Mais elles peuvent très bien constituer l'élément central de la thérapie si, par exemple, votre problème concerne une faible estime de soi. Ce genre de problème est à prendre au sérieux car, s'il empire, il peut faire naître tout un éventail de problèmes psychologiques, de la solitude à la toxicomanie en passant par les troubles de panique, les phobies sociales et l'alcoolisme.

Les techniques de renforcement de l'ego fonctionnent le mieux avec les personnes qui sont très critiques envers elles-mêmes et pessimistes.

Pour certaines catégories de personnes, le renforcement de l'ego peut ne pas être bénéfique. Il s'agit de celles ayant des problèmes d'hostilité ou de narcissisme (obsession envers soi et exclusion des autres) et celles qui ont une vision d'elles-mêmes déformée et grandiose. Bien que la faible estime de soi puisse être liée à certains de ces problèmes, l'ironie de la chose c'est que le renforcement de l'ego n'est pas la meilleure approche thérapeutique dans un premier temps, car cela pourrait avoir pour effet d'aggraver le problème.

Soutenir un ego faible

Pour comprendre comment le renforcement de l'ego peut vous aider à atteindre vos objectifs, répondez à cette question : quel est le contraire d'un ego renforcé ? Si votre réponse est « Un ego faible », félicitations ! Mais qu'est-ce exactement qu'un ego fiable ? En voici des illustrations :

- Se porter en victime : « Quoi que je fasse, je suis incapable de gagner. »
- Être dépendant de substances et/ou d'éléments pour se donner du courage : alcool, drogues, argent, statut social, etc.
- Avoir des affirmations personnelles très critiques et nuisibles : « Je suis un perdant », « Je suis dégoûtant », « Je suis un pécheur. »
- Avoir une tendance à rabaisser les autres afin de se sentir mieux.

Ces comportements et pensées et d'autres du même genre sont contreproductifs dans l'optique d'instaurer une véritable confiance en soi. En fait, cette faiblesse en termes d'ego s'aggrave avec le temps et peut faire naître des comportements autodestructeurs.

Pour les personnes ayant une perception négative d'elles-mêmes, il est généralement très profitable de comprendre le lien entre leur attitude négative et les difficultés qu'elles ont à atteindre leurs objectifs. Les hypnothérapeutes ont l'habitude d'aider les patients à considérer leur univers de manière plus positive, puis à les voir atteindre leurs objectifs peu de temps après.

S'atteler à avoir un ego renforcé et plus sain peut faire disparaître un fatalisme.

Quand vous êtes bien dans votre peau, le monde et les personnes qui le peuplent vous semblent soudain plus inoffensifs. Vous êtes capable de relever des défis, les autres sont bien disposés envers vous et la vie est plus susceptible de vous apporter ce dont vous avez besoin, quand vous en avez besoin.

Ne sous-estimez pas le pouvoir des techniques de renforcement de l'ego.

Après des séances de renforcement de l'ego réussies, les patients voient souvent se produire des « coïncidences » heureuses qui leur ouvrent d'excellentes perspectives. Bien entendu, il ne s'agit nullement de coïncidences, mais de l'illustration de l'influence directe de notre perception du monde sur notre réalité.

Se réveiller

Une fois les suggestions thérapeutiques et de renforcement de l'ego formulées, l'étape essentielle suivante pour votre hypnothérapeute est de vous faire sortir de l'état de transe.

Le processus de réveil comprend généralement deux éléments :

- **Un réveil progressif** : votre hypnothérapeute compte de 1 à 10 et, à chaque chiffre, vous êtes de plus en plus réveillé. Il peut donc, par exemple, vous suggérer qu'au fur et à mesure du compte jusqu'à 10, vous devenez plus optimiste, votre énergie augmente et vous êtes plus heureux que vous ne l'avez été depuis longtemps.

- **Un réveil total** : votre hypnothérapeute veille à faire en sorte que vous soyez complètement réveillé et attentif. Si la transe a été particulièrement profonde, il vous laissera du temps pour reprendre vos esprits et vous sentir parfaitement alerte avant de mettre un terme à la séance.

La méthode employée pour vous réveiller est directement liée au mode d'induction de la transe et, le cas échéant, au type de thérapie suivi. Par exemple, si l'induction a reposé sur des sensations de lourdeur et de grande détente, votre thérapeute supprimera cette suggestion pour vous réveiller. Pour ce faire, il peut suggérer « Quand vous vous réveillerez, vous aurez les idées totalement claires et toutes les parties de votre corps seront dans un état normal. »

Si le type de thérapie employé implique une modification de votre perception du temps, régression en âge (retour dans le passé), progression en âge (projection dans le futur) ou régression dans des vies antérieures, votre hypnothérapeute vous ramènera dans le présent.

Le réveil en sursaut

Si votre hypnothérapeute vous dit quelque chose de bouleversant pendant votre transe, vous rejetterez ou ignorerez très probablement son propos. Si son commentaire vous heurte de façon marquée, vous pourriez sortir de transe.

La plupart des hypnothérapeutes savent parfaitement écouter votre phrasé et employer le langage qui vous convient afin de favoriser le succès de la thérapie. Seul un hypnotiseur inexpérimenté pourrait dire quelque chose de bouleversant au point de vous faire sortir de transe.

C'est une situation extrêmement rare à laquelle vous ne serez pas confronté si vous faites appel à un hypnothérapeute qualifié.

Sortir complètement de la transe

Si vous avez déjà vu un somnambule, son état ressemble au vôtre lorsque votre réveil de transe n'a pas été complètement et correctement effectué. Cet état finit par disparaître, mais un bon hypnothérapeute tiendra à s'assurer que votre transe est complètement terminée avant la fin de la séance.

Les hypnothérapeutes cliniques réveillent systématiquement leurs patients avec soin. Nous insistons également sur le fait qu'il est important que vous choisissiez un hypnothérapeute qualifié. Il existe de nombreux praticiens non qualifiés susceptibles de ne pas accorder le soin nécessaire à l'étape du réveil. Voyez les hypnotiseurs de spectacle qui ne prennent pas le temps de bien réveiller et de parler avec les sujets hypnotisés.

Ne quittez pas le cabinet du thérapeute si vous êtes toujours en transe ! Vous êtes comme dans un état de somnambulisme. Prenez votre temps et soyez certain d'avoir les idées claires. La plupart des hypnothérapeutes y veillent, mais il est également conseillé de vérifier vous-même que vous êtes complètement réveillé et sorti de transe avant de sortir du cabinet. Le moyen le plus facile est de contrôler vos sensations physiques. Pendant l'hypnothérapie, votre corps peut vous sembler engourdi, mais, une fois sorti de la transe, vous devez retrouver toutes vos sensations.

Poursuivre la thérapie une fois sorti de transe

Quand vous sortez de transe, vous demeurez très suggestible. Cet état se rapproche de celui dans lequel vous êtes juste avant d'aller vous coucher et juste après le réveil.

La plupart des hypnothérapeutes savent parfaitement exploiter ces moments de réveil, parfaits pour vous soumettre les suggestions post-hypnotiques les plus puissantes, sorte de sceau thérapeutique sur le gros du travail effectué ensemble.

Votre hypnothérapeute peut profiter de l'occasion pour vous soumettre une dernière suggestion de renforcement de votre ego ou vous répéter les propos tenus au plus profond de votre transe. Il peut répéter ou reformuler les principaux points lorsque vous sortez de transe, voire dans les premières minutes qui suivent.

Faire ses devoirs

Ne vous inquiétez pas, il n'y aura pas d'équations !

Certains thérapeutes, mais pas tous, donnent des devoirs à faire à la maison à leurs patients. Ces devoirs vous servent à rester concentré et investi jusqu'à la séance suivante. Considérez-les comme des produits de renforcement à appliquer entre les séances.

On peut demander à une personne consultant pour une phobie et ayant déjà eu quelques séances d'exécuter une tâche pas trop effrayante liée à sa phobie, afin de voir comment tournent les choses avant la séance suivante.

Il peut s'agir de diverses activités liées au travail que vous effectuez avec votre thérapeute mais pas de faire vous-même la thérapie !

La simplicité est de mise. L'hypnothérapeute peut vous demander de visualiser vos objectifs ou, si vous avez appris l'autohypnose, de procéder à des inductions de transe très simples sur vous-même.

L'autohypnose est le devoir le plus couramment donné, si elle est appropriée et si votre hypnothérapeute vous a dit comment procéder. Le chapitre 13 traite l'autohypnose en détail.

Votre hypnothérapeute peut consacrer les débuts de séance à un bilan des devoirs donnés. Vous discuterez ainsi de ce qui a bien marché et de ce que vous avez trouvé difficile à faire. De nouvelles tâches peuvent ainsi être programmées afin de favoriser le succès de votre thérapie.

Chapitre 13

Pratiquer l'autohypnose

Dans ce chapitre :

- Avoir un objectif concis
- Découvrir comment s'hypnotiser
- Savoir dans quel cas l'autohypnose est appropriée
- Rédiger ses propres scénarios d'hypnothérapie
- Pratiquer l'autohypnose

La première fois où vous parvenez à vous hypnotiser, c'est absolument fabuleux. Vous avez l'impression d'avoir accompli une chose que vous estimiez impossible à réaliser. Puis vient la satisfaction d'avoir atteint votre objectif. Je n'oublierai jamais la première fois où j'ai (Mike) réussi. Cela faisait plusieurs semaines que j'étais sur un projet, incapable d'écrire la moindre ligne, et il fallait absolument que je m'y mette car le délai de remise approchait à grands pas. J'étais seul dans une chambre d'hôtel et après dix minutes d'autohypnose, j'ai immédiatement commencé à noircir des pages et des pages !

La plupart des gens qui apprennent l'autohypnose dans les livres commencent par lire des scénarios de portée générale. Vous en avez peut-être déjà lu certains ailleurs dans ce livre. Quand vous aurez terminé ce chapitre, vous saurez personnaliser et même créer des scénarios de façon à répondre précisément à vos besoins.

Alors, préparez-vous à des explications détaillées de la procédure à suivre pour vous hypnotiser.

Établir la connexion avec son inconscient

L'autohypnose est une méthode simple et merveilleuse d'accéder à votre inconscient, lieu où les changements dans votre vie font leur chemin.

Votre inconscient est la partie non émotionnelle de votre esprit chargée de vous protéger. Son dessein est toujours d'améliorer votre vie d'une façon ou d'une autre. Il est littéralement ouvert aux suggestions !

Mais pour plonger dans un état d'autohypnose, vous devez contourner l'esprit critique de votre conscience toujours enclin à analyser les choses. Ce processus, qui est en fait une habileté, devient très simple avec un peu d'entraînement. Une fois l'esprit critique écarté, vous êtes en communication directe avec votre inconscient.

Fixer son objectif

La première étape de l'autohypnose est de bien comprendre l'objectif fixé. Bien que vous puissiez avoir de nombreux objectifs, il est préférable de les traiter un par un. Faites donc une liste de ce que vous voulez, mais concentrez-vous sur un objectif à la fois. Accordez à chaque objectif le temps et l'attention qu'il mérite.

Réfléchissez à ce que vous souhaitez atteindre ou changer et formulez votre objectif à l'aide d'une seule phrase. Grâce à cet énoncé concis et précis, vous pouvez répéter et mémoriser facilement cet objectif. Ainsi, votre inconscient peut l'absorber et commencer à vous aider à trouver les moyens d'obtenir le résultat souhaité.

TRUC

Ayez des objectifs positifs, énoncés au présent et qui tiennent en une phrase.

Voici des exemples d'objectif formulés à l'aide d'une seule phrase :

- je suis calme lorsque je me couche le soir et je sombre facilement dans le sommeil ;
- le jour de l'examen, je me souviens de tout ce que j'ai appris ;

- j'ai plus confiance quand je parle devant des gens car je m'y connais et le public souhaite écouter ce que j'ai à dire ;
- je respecte ma santé et ma vitalité en choisissant des aliments nourrissants.

Une méthode contribue à bien clarifier les objectifs : *l'exercice de la baguette magique* :

> Si vous aviez une baguette magique, que changeriez-vous dans votre univers et en vous-même ?

Cette question oblige à :

- avoir une définition concise du problème ;
- prendre conscience de l'influence de votre perception sur votre univers ;
- avoir la faculté de vous concentrer et de visualiser le changement à effectuer.

Quand je fais cet exercice de la baguette magique avec mes clients, je peux percevoir chez eux une légère modification de leur état physique qui indique qu'ils entrent dans une transe légère.

Faites l'exercice de la baguette magique pour formuler l'objectif que vous souhaitez atteindre *via* l'autohypnose.

S'autohypnotiser

Si vous saisissez la notion de transe, expliquée au chapitre 1, vous avez déjà une bonne compréhension de l'autohypnose. Et, quand vous connaîtrez les sensations associées, vous pourrez facilement vous auto-hypnotiser.

Les étapes élémentaires de l'autohypnose sont celles que vous franchissez lors d'une séance avec un hypnothérapeute, à la différence près que c'est vous l'hypnothérapeute ! (Le chapitre 12 détaille une première séance d'hypnothérapie.) Les sections suivantes passent en revue les différents moments clés de l'autohypnose.

Voici deux conseils pour bien vous exercer à l'autohypnose :

- **Choisir un endroit où s'exercer** : choisissez un endroit où vous serez vraiment à votre aise, par exemple assis sur une chaise ou allongé. Optez pour un endroit où vous ne serez pas distrait, ni dérangé. Votre peau devient sensible quand vous êtes en transe. Veillez donc à ce que la température de la pièce soit adaptée (plutôt chaude et non trop fraîche). Certaines personnes préfèrent une lumière tamisée, de la musique douce, voire une bougie parfumée, mais ce n'est pas une obligation. L'autohypnose est un cadeau que vous vous faites, offrez-vous donc un confort total !
- **Définissez une durée** : faites-vous la suggestion suivante : « *Dans exactement 10 (ou 15) minutes, mes paupières s'ouvriront automatiquement et je me sentirai calme, reposé et détendu. Je serai prêt à continuer ma journée ou à sombrer dans le sommeil* » (comme vous voulez). Pas besoin de regarder votre montre. Votre inconscient sait mesurer le temps qui passe et, avec un peu d'entraînement, il saura vous faire sortir de transe une fois le délai imparti écoulé.

Gérer les pensées gênantes

Ne vous découragez pas si des pensées viennent vous perturber lors de vos premières séances d'autohypnose. Vous êtes habitué à être bombardé de pensées tout au long de la journée de manière indisciplinée et parfois chaotique. Avec l'autohypnose, vous reprogrammez votre esprit de façon à choisir les pensées à garder et celles à écarter.

Une technique intéressante consiste à créer mentalement une boîte de réception et une poubelle. Si l'idée qui vous traverse l'esprit est vraiment importante, mettez-la dans votre boîte de réception afin de pouvoir la traiter plus tard. Ne vous inquiétez pas, vous ne l'oublierez pas. Si la pensée est accessoire, placez-la dans votre poubelle.

Induire sa propre transe

L'*induction* est la méthode utilisée pour se mettre en transe.

Il existe différentes techniques d'induction dont bon nombre s'apprennent facilement. Les sous-sections suivantes vous en présentent quelques-unes. Essayez-les.

Lors de vos futures lectures sur l'hypnose, vous tomberez peut-être sur des scénarios d'induction employant des expressions génériques en apparence inoffensives, mais à éviter dans certains cas :

- Si vous êtes obèse ou soucieux de votre poids, évitez le mot « lourd ». Ne pensez pas « Je me sens lourd et fatigué » mais plutôt « Je me sens fatigué. »
- Si vous êtes déprimé, évitez le mot « sombrer ». Ne dites pas « Je vais sombrer dans une transe » mais plutôt « Je vais entrer dans une transe agréable. »

La relaxation progressive

Avec la technique de *relaxation progressive*, vous vous attachez à détendre progressivement les muscles de chaque partie de votre corps. Cette relaxation vous aide à entrer en transe.

1. **Commencez par fermer les yeux et respirez profondément à plusieurs reprises.**

   Imaginez vos tensions corporelles s'évacuer à chaque expiration, cela vous aidera à vous sentir de plus en plus détendu.

2. **Commencez à détendre progressivement tous vos muscles, de la tête aux pieds ou des pieds à la tête.**

   Répétez des suggestions destinées à détendre tous vos groupes musculaires.

   Il ne s'agit pas d'un test d'anatomie. Oublier de détendre une partie de votre corps (vos genoux, coudes ou doigts de pied par exemple) n'est pas dramatique. Si vous souhaitez détendre tout votre corps, votre inconscient réparera les oublis éventuels grâce à l'exécution du scénario suivant.

   Vous pouvez utiliser des expressions telles que « Détend-les » et « Laisse ton corps se détendre. » Prononcez ces expressions d'un ton très permissif.

   L'encadré suivant « Expérimenter la relaxation progressive » vous propose un scénario.

La relaxation progressive est destinée à créer une sensation de bien-être général, de la tête aux pieds.

Pratiquer la relaxation progressive

Cet encadré contient un exemple de scénario de relaxation progressive. Vous n'êtes pas obligé de le suivre mot à mot. N'hésitez pas à l'adapter pour qu'il fonctionne au mieux sur vous.

« J'évacue toutes les tensions inutiles de mon corps…en détendant tous mes muscles de la tête aux pieds…ils se détendent… ma tête et mon visage deviennent mous…mon front, mes yeux et mes paupières…mes joues, les muscles de ma bouche et de ma mâchoire…mon visage se détend complètement dans une sensation merveilleuse…je sens ma peau se détendre et se lisser…je laisse simplement cette sensation m'envahir…je désserre les dents et détends ma langue…plus je suis physiquement détendu, plus je me détends mentalement…les muscles de mon cou et des mes épaules se relâchent complètement…la partie supérieure de mes bras… toutes les tensions s'évacuent… de mes coudes…à mes avant-bras…puis à mes poignets et mes mains…jusqu'au bout de mes doigts…tous ces muscles se détendent…ma respiration ralentit au fur et à mesure que je me détends…de plus en plus… toute la tension située dans ma poitrine quitte mon corps…les muscles de mon estomac se détendent…les muscles de mon dos se relâchent…ma taille… mon ventre…les muscles de mes fesses et de mes cuisses… se relâchent…comme mes genoux…mes tibias et mes mollets…deviennent mous…toutes ces parties se détendent…mes chevilles et mes pieds…jusqu'à mes doigts de pied…tous les muscles de mon corps sont parfaitement détendus… »

La technique de fixation du regard

La méthode d'autohypnose la plus simple est peut-être celle consistant à fixer un point devant vous, une photo accrochée à un mur par exemple, jusqu'à ce que vos yeux fatiguent. Ensuite, détendez-les en les fermant et laissez tout votre corps se détendre. Puis, ralentissez votre respiration et entrez dans la transe complètement détendu.

Approfondir la transe

Une fois dans un état de transe légère, vous devez approfondir et maintenir cette transe. Voici une technique pour y parvenir facilement :

Pour les débutants, le compte à rebours de 10 à 1 est probablement l'un des moyens les plus simples d'approfondir une transe légère. En fait, vous comptez de 10 à 1 en vous disant à chaque chiffre que vous vous détendez de plus en plus, à la fois physiquement et mentalement, ce qui approfondit votre transe. Voici un exemple de scénario.

Compte à rebours

Voici un scénario de compte à rebours destiné à approfondir votre transe :

> *« Dans quelques instants... je vais compter de 10 à 1...à chaque chiffre...de 10 à 1... ma détente va augmenter d'un dixième...je serai dix pour cent plus détendu...à chaque fois que je prononcerai un chiffre... cela m'aidera à m'enfoncer d'un dixième...dans un merveilleux état hypnotique de détente...un état de transe légère...qui va devenir de plus en plus profond... au fur et à mesure que je vais compter...je vais commencer à ressentir une sensation physique...très agréable... comme si je flottais dans un état de plus en plus profond...de détente physique et mentale... qui va devenir de plus en plus profond...profond...à chaque chiffre... Prêt...10...9...plus profond, profond... 8...7...6... je m'enfonce...de plus en plus détendu...5...4...3...encore plus profond...2...1...et complètement détendu... »*

Voici d'autres techniques pour approfondir votre transe :

- vous imaginer au cœur d'une scène reposante ;
- vous imaginer en train de descendre des marches jusque vers un endroit où vous pourrez vous reposer confortablement ;
- fermer la main puis l'ouvrir en imaginant une sensation apaisante qui envahit tout votre corps.

Vous pouvez même inventer des scénarios !

Faire confiance à son inconscient pour formuler une suggestion

Quand vous êtes dans une transe profonde, vous commencez à formuler l'objectif de votre séance d'autohypnose. (Voir la section « Fixer son objectif » en début de chapitre.) Vous comprenez maintenant pourquoi nous vous avons demandé de faire tenir votre objectif en une seule phrase. En transe, vous souhaitez prononcer un minimum de mots afin de permettre à votre inconscient, la partie non verbale de votre esprit, d'opérer sa magie.

À ce stade, contentez-vous de vous remémorer votre déclaration d'objectif. Puis, laissez-vous aller. Laissez votre déclaration d'objectif pénétrer votre esprit, en la prononçant plusieurs fois avant d'entrer en transe, puis parvenir à votre inconscient. Laissez ensuite cette partie sage de votre être résoudre le problème.

N'OUBLIEZ PAS

C'est le point central de l'autohypnose. Ne vous contentez pas de penser à votre déclaration d'objectif. Imaginez-vous en train de l'entendre, de la voir et de vivre réellement le changement en question. Intégrez votre objectif à votre état de transe en mobilisant un maximum de sens. Si vous pouvez vous voir en train d'opérer les changements, c'est encore mieux. L'essentiel est de « ruminer » votre objectif et de l'imaginer le plus clairement possible. Votre inconscient se chargera d'exécuter la tâche que vous lui avez assignée, si vous êtes clair, concis et concentré sur le résultat souhaité.

Renforcer son ego

Le renforcement de l'ego est la cerise sur le gâteau après la thérapie qui vous permet de vous encourager à vous sentir plus heureux, plus confiant et d'utiliser toutes les expressions liées à votre bien-être. Ajoutez celles-ci après avoir répété et imaginé votre déclaration d'objectif. Cela peut formidablement contribuer à offrir à votre inconscient des messages très positifs qui favoriseront le changement désiré !

Sortir tout seul de la transe

Bien que vous ne jugiez peut-être pas cette étape nécessaire, il est judicieux de vous réveiller en effectuant un comptage et en vous disant que vous n'êtes plus en transe. Cela vous aide à vous déconnecter de l'autohypnose et à revenir à un état de vigilance total.

Comptez de 1 à 10, votre esprit y répondra car c'est la procédure inverse du compte à rebours effectué précédemment pour approfondir votre transe.

Vous pouvez vous dire ceci :

> *« À chaque chiffre, de 1 à 10, je me réveille un peu plus et je sais que mon inconscient cherche déjà de nouveaux moyens d'atteindre mon objectif. »*

Les scénarios de réveil vous aident à sortir de transe, à revenir dans un état de conscience normal et vous rendent confiant dans le succès de votre entreprise.

TRUC

Quelques minutes après la fin de votre séance d'autohypnose, vous demeurez très suggestible. Utilisez cette période pour renforcer votre calme, détente et bonheur de savoir que votre inconscient vous aide à atteindre votre objectif.

Autohypnose : étudier les arguments pour et contre

À la différence des autres ouvrages, ce livre reconnaît certes la puissance de l'autohypnose, mais prône la consultation d'un hypnothérapeute clinique professionnel pour traiter les problèmes graves. Nous décrivons dans les deux sections suivantes les situations dans lesquelles l'autohypnose est conseillée et déconseillée.

Quand l'autohypnose est conseillée

Nous souhaitons vous encourager à tirer parti des incroyables bienfaits de l'autohypnose. Ce n'est pas parce que vous n'avez pas la possibilité de consulter un hypnothérapeute professionnel que l'hypnothérapie vous est inaccessible. Utilisée de manière adéquate, l'autohypnose peut s'avérer un outil extrêmement bénéfique.

Voici des objectifs adaptés à l'utilisation de l'autohypnose :

- faire les devoirs donnés par votre hypnothérapeute ;
- renforcer sa confiance ;
- opter pour un mode de vie et des habitudes alimentaires plus sains ;
- améliorer sa créativité ;
- contrôler la douleur ;
- améliorer ses performances sportives, scolaires, artistiques, etc.

Vous pouvez bien entendu utiliser l'autohypnose de bien d'autres manières, mais ces suggestions vous aideront peut-être à choisir un objectif que vous atteindrez grâce à cette technique.

Quand l'autohypnose est déconseillée

Il est important de connaître les limites de l'autohypnose. Il est déconseillé de s'hypnotiser dans certaines situations.

Voici des cas où l'autohypnose ne doit pas être utilisée :

- si vous souffrez d'une maladie mentale grave (schizophrénie par exemple) ;
- si vous avez des problèmes liés à un grave traumatisme (viol, violence, maltraitance étant enfant par exemple) ;
- si vos problèmes concernent les relations avec les autres ;
- si vous souffrez de phobie sévère.

Si vous êtes dans l'une des situations énumérées, nous vous conseillons de faire appel à un hypnothérapeute professionnel. Pourquoi ? Parce qu'il est très difficile de résoudre seul des problèmes graves. L'hypnothérapeute professionnel possède l'expertise nécessaire pour vous aider à atteindre vos objectifs et à surmonter les problèmes dont l'origine peut se situer au-delà du niveau de la conscience.

Créer ses propres scénarios

Pour être efficaces, les scénarios d'hypnothérapie doivent être personnalisés.

À ce stade, l'une des choses les plus passionnantes à faire est de prendre un scénario et de le réécrire avec vos mots. Dans ce livre, nous vous présentons divers scénarios pour vous aider à comprendre comment la formulation des suggestions hypnotiques vous permet d'atteindre vos objectifs thérapeutiques.

Prenez-en un qui vous intéresse et réécrivez-le avec les mots que vous employez lorsque vous pensez ou parlez à un bon ami. En utilisant votre langage, votre inconscient a plus de chances d'absorber les suggestions et de procéder au changement.

Suivez ces consignes d'ordre général pour rédiger vos scénarios :

- faites des phrases simples et courtes, ne soyez pas trop verbeux ;
- utilisez un langage le plus simple possible ;
- évitez les formulations négatives telles que « ne pas » et « jamais » ;
- évitez d'être trop précis sur la façon d'atteindre votre objectif et faites confiance à votre horloge interne ;
- préférez les objectifs réalistes.

Croyez en votre succès et la réussite sera au bout.

Pratiquer l'autohypnose

Quel est le meilleur moyen d'atteindre ses objectifs ? En étant fidèle à soi-même et en découvrant le meilleur moyen d'assimiler de nouvelles informations. La pratique de l'hypnose a des similitudes avec l'école, à la différence près qu'avec l'hypnose, vous apprenez de nouveaux comportements.

Nous sommes tous différents, et ce qui fonctionne bien pour une personne ne conviendra pas forcément à une autre. Les sous-sections suivantes vous dispensent des conseils que vous feriez peut-être bien de suivre au moment de découvrir ce qui marche le mieux dans votre cas.

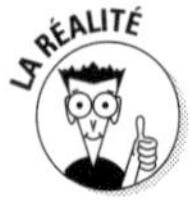

Il existe énormément de contenus sur l'autohypnose, dont certains sont contradictoires. Le vieil adage « Reste fidèle à toi-même » s'applique à merveille. Il est essentiel d'être fidèle à soi-même quand on essaye différents scénarios et techniques d'autohypnose. N'expérimentez pas un scénario qui ne vous convient pas, car il ne sera pas aussi efficace qu'un scénario dans lequel vous croyez vraiment.

Favoriser l'efficacité de l'hypnose

Pour réussir, vous devez :

- vous faire d'abord hypnotiser par un hypnothérapeute avant d'essayer l'autohypnose ;
- pratiquer régulièrement l'autohypnose ;
- vous fixer des objectifs simples et réalistes.

Comme avec toute nouvelle compétence, il est primordial de vous exercer régulièrement et de ne pas vous culpabiliser si vous loupez une séance. Persévérez, tout simplement !

Mettre en place une routine

Si votre thérapeute vous enseigne l'autohypnose, il vous indiquera le nombre de séances à effectuer et vous donnera des conseils pour tirer le meilleur parti de votre entraînement.

Au début, vous devez d'abord parvenir à induire la transe. À ce stade, faites des séances courtes de 10 à 15 minutes, à raison de deux ou trois fois par jour.

Juste avant de vous coucher et juste après le réveil sont deux excellents moments pour pratiquer l'autohypnose.

À mesure que vous progresserez, vous deviendrez plus rapide et serez capable de vous hypnotiser en quelques secondes. Mais, soyez patient, cela demande beaucoup d'entraînement.

Au risque d'enfoncer une porte ouverte, il faut vous entraîner autant que possible, mais pas trop. Un entraînement trop fréquent ne laisse pas suffisamment de temps à votre inconscient pour assimiler la précédente séance s'autohypnose. Sachez que même si vous n'obtenez pas de résultats instantanés, votre inconscient œuvre à la poursuite de votre objectif selon son propre calendrier.

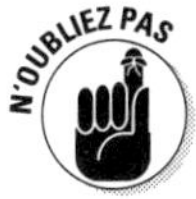

La pratique régulière, sur une période assez longue, est plus efficace que de longues périodes d'inactivité entrecoupées par des journées d'entraînement très chargées pour rattraper le temps perdu.

Améliorer son efficacité

Le principal moyen d'approfondir votre transe est de lire des scénarios et d'étudier diverses approches de votre problème ou objectif. L'annexe vous indique des livres et autres ressources qui vous permettront de découvrir un large éventail de techniques.

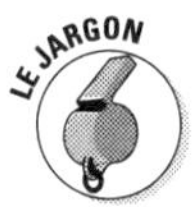

Une technique appelée *pseudo-orientation* dans le temps vous aide à vous visualiser dans le futur proche, une fois votre objectif atteint. Utiliser la transe hypnotique pour se voir dans le futur débarrassé du problème augmente considérablement les chances de succès.

Pour utiliser la technique de pseudo-orientation dans le temps, vous vous hypnotisez dans l'optique de vous rendre dans un futur proche à une date où le changement a été opéré quelque temps auparavant. Puis, vous constatez simplement les sentiments et changements nés de l'atteinte de votre objectif. Vous retournez ensuite dans le présent avec les sentiments liés au changement ancrés dans votre inconscient. (Cette technique est la base de l'hypnothérapie et l'un des composants que l'on retrouve le plus souvent dans les travaux de Milton Erickson.)

Vous entraîner à visualiser votre problème dans le passé sous hypnose pousse votre inconscient à mettre en place les solutions et à atteindre les objectifs souhaités. L'une des preuves les plus tangibles de l'efficacité de votre hypnose est quand vous constatez que votre problème est résolu sans avoir échafaudé consciemment une stratégie !

Cinquième partie

La partie des Dix

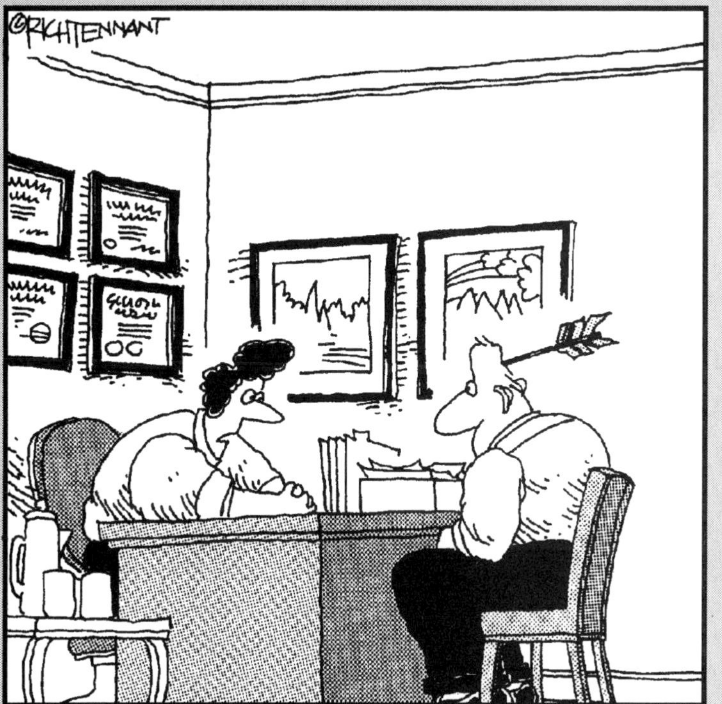

« Je ne voudrais pas paraître rétrograde M. Fouinard, mais je ne pense pas que ce soit le moment idéal pour essayer de nouveaux traitements. »

Dans cette partie...

Cette partie vous offre des listes thématiques d'informations utiles. Lisez-la pour enterrer des idées fausses sur l'hypnothérapie et découvrir les fondateurs et l'histoire de cette discipline. Enfin, vous découvrirez dix astuces pour rechercher un bon programme de formation si la lecture de ce livre vous a donné envie de devenir hypnothérapeute.

Chapitre 14

Dix idées fausses répandues sur l'hypnothérapie

Dans ce chapitre :

- Démythifier le côté magique et mystique de l'hypnose
- Découvrir que l'hypnose est sûre et simple
- Comprendre que vous contrôlez tout

Nous savons grâce à notre expérience d'hypnothérapeutes et de formateurs que les gens ont souvent les mêmes idées fausses sur l'hypnose. Certains pensent peut-être que leurs croyances en matière d'hypnose sont inexactes, mais une petite partie reste persuadée d'être dans le vrai. Nous entendons généralement des choses du genre « Je sais que cela paraît ridicule mais… (insérez ici l'idée fausse). »

Ces croyances inexactes peuvent dissuader des personnes susceptibles de profiter des bienfaits de l'hypnothérapie de solliciter de l'aide.

Comprendre les idées fausses circulant sur l'hypnose peut apaiser votre peur d'être hypnotisé. Nous avons donc rassemblé dans ce chapitre les idées fausses que nous avons le plus fréquemment rencontrées et vous les livrons sans ordre précis.

L'hypnose est magique et mystique

À travers l'histoire, l'hypnose a souvent été associée aux sciences occultes. Ce lien a été perpétué par certains des tout premiers hypnotiseurs, les prêtres égyptiens, qui conduisaient leurs adeptes à l'extase.

La magie et l'hypnose ont souvent été associées par des individus désireux d'invoquer un pouvoir et un contrôle effrayants sur les autres. Des films hollywoodiens et des fictions sans prétention ont contribué à colporter la réputation sulfureuse de l'hypnose. Il faut souvent faire peur au public, voire l'effrayer avec une personne dotée du pouvoir diabolique d'hypnotiser.

C'est pourquoi, aujourd'hui encore, des personnes croient à tort que les hypnothérapeutes ont un pouvoir leur permettant de manipuler les autres. C'est tout simplement faux !

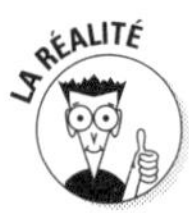

En fait, la transe est un état d'esprit naturel. L'hypnose est une technique qui génère la transe. Dans la pratique, toute forme d'hypnose est de l'autohypnose, car vous ne pouvez être hypnotisé contre votre gré. L'hypnothérapie est une manière très simple d'utiliser la transe pour contribuer à la résolution de problèmes. Il n'y a rien de mystique là-dedans.

Bien entendu, les résultats d'une excellente hypnothérapie clinique peuvent ressembler à de la magie de par le soulagement rapide de votre problème ou l'accomplissement de votre objectif en toute facilité !

Vous êtes sous l'emprise de l'hypnothérapeute

Cette idée fausse est liée à celle selon laquelle l'hypnose est magique et mystique et probablement inspirée par la vision des hypnotiseurs de spectacle qui *semblent* exercer un pouvoir sur leurs cobayes. N'oubliez pas que les personnes participant à des numéros d'hypnose de spectacle sont toutes volontaires, même si elles n'en donnent pas l'impression. L'hypnose n'est que de l'autohypnose.

Un hypnotiseur n'a aucun contrôle sur vous. Aucun hypnothérapeute ne peut vous faire faire une chose que vous ne voulez pas faire ou qui ne vous ressemble pas.

L'hypnose est dangereuse

En soi, l'hypnose n'est pas dangereuse. Vous êtes en sécurité quand vous travaillez avec un hypnothérapeute qualifié. Vous contrôlez toujours la situation et pouvez sortir de transe quand vous le souhaitez.

Attention ! Évitez de choisir un hypnothérapeute non qualifié ou un hypnotiseur de spectacle pour résoudre un problème personnel. Des personnes sans scrupule, très peu formées aux principes régissant l'induction de transe, s'autoproclament souvent hypnotiseurs sans maîtriser la complexité des problèmes psychologiques à traiter. Ce n'est pas le genre de praticiens vers lesquels vous tourner. (Le chapitre 11 vous explique comment choisir un hypnothérapeute qualifié.) Un hypnothérapeute qualifié veillera à prendre soin de votre bien-être émotionnel et vous traitera avec dignité et respect.

L'hypnose vous fait glousser comme une poule et perdre tout contrôle

Le moment est venu de bien faire la distinction entre l'hypnose de spectacle et l'hypnothérapie clinique. L'hypnose de spectacle est destinée à divertir et à faire rire. L'hypnothérapie clinique a pour but de vous aider à résoudre vos problèmes ou à atteindre vos objectifs. L'hypnotiseur de spectacle utilise simplement l'hypnose pour amuser le public. Un hypnothérapeute clinique travaille sérieusement sur les objectifs que *vous* avez fixés.

N'oubliez pas que l'hypnotiseur de spectacle sélectionne soigneusement les personnes qui montent sur scène. Les individus extravertis et dociles sont les clients idéaux de l'hypnotiseur de spectacle, car ils sont disposés à faire toutes les choses stupides imaginables.

La qualification et l'expérience des hypnotiseurs de spectacle varient d'un individu à l'autre. Certains peuvent même être des hypnothérapeutes qualifiés, mais un hypnotiseur de spectacle ne vous traitera jamais avec le respect et l'attention dont vous pouvez bénéficier lors d'une hypnothérapie clinique individuelle.

Vous devez garder les yeux fermer et demeurer complètement immobile

Toute personne hypnotisée peut bouger. Si vous avez envie de vous gratter, pas de problème, vous le pouvez. Cela ne risque pas de rompre la transe.

Bien que l'induction de transe implique souvent de fermer les yeux et d'être dans un état de détente, ce n'est pas toujours le cas.

Les sportifs sont souvent en transe lorsqu'ils sont en compétition. Un hypnothérapeute travaillant avec un sportif désireux d'améliorer ses performances ne lui demandera pas de fermer les yeux ou de se détendre. Il préférera plutôt une transe éveillée, consistant à se souvenir, les yeux ouverts et en bougeant, d'excellentes performances passées. La relaxation et l'amélioration des performances sportives ne sont pas compatibles ! Vous vous imaginez participer à une course ou faire un match dans un état de détente totale ? Il faut du « gnac » pour être performant.

De même, les enfants peuvent entrer en transe les yeux grands ouverts et tout en remuant. (Le chapitre 9 est consacré à l'hypnothérapie pour les enfants et les adolescents.)

Avec les clients effrayés par le fait de fermer les yeux ou de se détendre, par exemple ceux qui souffrent d'attaques de panique ou victimes d'un grave traumatisme, l'hypnothérapeute procède différemment car, sinon, ils risquent de déclencher la peur pour laquelle ils sont venus le consulter.

L'hypnose est une thérapie

L'hypnose n'est pas une thérapie, c'est une technique thérapeutique. Elle peut être utilisée comme outil ou complément de divers types de thérapie et consultation psychologique.

L'hypnothérapie est le volet thérapeutique de l'hypnose. Elle peut être associée avec beaucoup de succès à tout un éventail d'approches psychologiques, même des formes aux principes contradictoires telles que les thérapies comportementales, qui ne reconnaissent pas la notion d'inconscient, et les approches psychodynamiques, qui la reconnaissent.

Vous pouvez ne pas parvenir à sortir de transe

Qu'est-ce qui vous réveille le matin ? Si vous nous répondez « Mon réveil », vous n'y êtes pas. Vous vous réveillez toujours à l'issue d'une nuit de sommeil, même si vous n'avez pas mis votre réveil. De même, vous sortez toujours de transe. N'oubliez pas, la transe ne s'apparente pas au coma et n'est pas le sommeil. C'est un état naturel dans lequel vous entrez plusieurs fois par jour, quand vous rêvez éveillé, vous faites du sport ou vous vous concentrez intensément sur un problème au travail. Vous revenez à l'état « normal » de non-transe après chaque état de transe. Alors, si vous y réfléchissez bien, vous vous entraînez quotidiennement à sortir d'un état de transe, et même plusieurs fois par jour !

Vous pouvez sortir d'une transe hypnotique à tout moment. Un hypnothérapeute qualifié vous fera sortir de transe avec soin.

Vous pouvez vous endormir pendant une séance d'hypnothérapie

Ne vous inquiétez pas, votre hypnothérapeute ne vous laissera pas vous endormir. En transe, vous demeurez parfaitement conscient de votre environnement et pouvez entendre des sons provenant de la pièce où vous vous trouvez et même de l'extérieur. Ce détail peut vous rassurer et vous permettre d'entrer plus facilement en transe.

Vous serez peut-être surpris de constater que vous vous souvenez très bien de ce que l'on vous a dit pendant la séance.

Certaines personnes ne peuvent être hypnotisées, même si elles le souhaitent

La plupart des gens sont hypnotisables, à l'exception de celles qui refusent catégoriquement de l'être. La peur de l'hypnose et les idées fausses la concernant peuvent créer une résistance inconsciente. C'est pourquoi un hypnothérapeute qualifié passera beaucoup de temps lors de votre premier rendez-vous à répondre à vos questions et à gagner votre confiance avant d'entrer dans le vif du sujet.

Vous n'avez pas besoin d'hypnotiseur, vous pouvez vous hypnotiser tout seul

Dans ce livre, nous mettons l'accent sur la nécessité de travailler avec un hypnothérapeute avant d'essayer l'autohypnose. Et, même une fois la collaboration avec un praticien entamée, nous ne vous donnerons pas notre bénédiction inconditionnelle (contrairement à ce que d'autres ouvrages disent) à la pratique de l'hypnothérapie seul dans votre coin.

D'un point de vue pratique, il est impossible de travailler sans aide sur ses propres problèmes inconscients. Même les hypnothérapeutes chevronnés sollicitent de l'aide pour résoudre leurs problèmes psychologiques profondément enracinés.

Cependant, quand vous avez déjà été hypnotisé par un hypnothérapeute, vous êtes mieux placé pour décider si vous allez ou non pratiquer l'autohypnose. (Pour de plus amples informations sur l'autohypnose, rendez-vous au chapitre 13.)

Chapitre 15

Dix pionniers de l'hypnose

Dans ce chapitre :

- Comprendre le développement de l'hypnose
- Rencontrer les inventeurs de l'hypnose moderne
- Constater le bienfait de certaines idées « fausses » pour l'hypnose moderne

Il est difficile d'affirmer *qui* a été le premier à pratiquer l'hypnose. La plupart des chercheurs et historiens s'accordent à dire que toutes les cultures ont procédé à des inductions de transe sous une forme ou sous une autre depuis que l'homme sait communiquer.

On a souvent établi un lien entre hypnose et religion, car l'hypnose permettait d'entrer dans une extase religieuse via les suggestions. L'objectif n'était alors pas d'arrêter de fumer ou de perdre des kilos mais plutôt de provoquer une béatitude !

Aujourd'hui, les techniques d'hypnose sont utilisées par des orateurs particulièrement enthousiastes ou charismatiques dans les sphères politique et religieuse. Après avoir lu ce livre, vous serez un observateur averti de l'induction de transe et serez capable de déceler le moment où les orateurs mettent en transe leur public et la méthode qu'ils emploient. Ce style très « showbiz » a été employé par certains des premiers praticiens et tout particulièrement Franz Mesmer.

Ce chapitre se penche sur dix personnes ayant influencé l'application clinique et thérapeutique moderne de l'hypnothérapie. Nombre des premières contributions ont consisté à légitimer l'hypnose, en supprimant ses liens avec le surnaturel ou le divertissement, et à la faire accepter par la communauté scientifique. Il n'est donc pas surprenant de retrouver dans cette liste une majorité de médecins ou psychologues.

Franz Mesmer (1734-1815)

Médecin autrichien, Frederick (Franz) Anton Mesmer écrivit en 1766 un essai intitulé « De l'influence des planètes sur le corps humain » qui développait la notion de magnétisme animal, selon laquelle les planètes, les étoiles et la lune régissaient non seulement les marées terrestres mais influaient également sur les fluides présents en abondance dans les êtres humains, les plantes et les animaux, par l'intermédiaire d'une énergie magnétique invisible.

Le terme de *mesmérisme*, inspiré de Franz Mesmer, fait référence à un état d'enchantement ou de fascination.

Mesmer pensait qu'en plaçant des aimants directement sur une personne, les vertus curatives de ces derniers étaient transmises au patient. Sa technique consistait en des caresses sur tout le corps du patient jusqu'à ce que le « magnétisme animal » soit transféré de « l'opérateur » au « sujet », parfois avec l'aide d'une baguette destinée à libérer l'énergie. En fait, Mesmer hypnotisait les patients par l'intermédiaire de suggestions leur ordonnant de guérir.

Vu le style flamboyant et excessif de Mesmer, les patients entraient facilement en transe, comme s'ils s'évanouissaient pour échapper à une expérience bouleversante.

Comme il plaisait au public et parvenait à guérir, Mesmer devint très populaire auprès des patients. Inutile de dire que cette manière de guérir étrange et révolutionnaire n'était pas du goût des professionnels de la médecine de l'époque. En 1778, il fut radié de l'ordre des médecins et prié de quitter Vienne. Il s'installa à Paris où sa célébrité s'accrut encore plus. Il bénéficia même de la protection de Marie-Antoinette.

James Braid (1796-1860)

James Braid lança une opération de légitimation de l'hypnose auprès des professions médicales britanniques et européennes. Au début, le chirurgien Braid voyait le mesmérisme d'un œil sceptique, comme la plupart de ses collègues médecins. Mais, il découvrit par hasard qu'en demandant à ses patients de fixer un point, il parvenait à induire une transe hypnotique. Plus tard, il réussit à faire entrer en transe ses patients en leur demandant de fixer son scalpel brillant. Il le déplaçait dans toutes les directions devant les yeux du patient et demandait à ce dernier de le suivre du regard sans bouger la tête. Cette méthode d'induction de transe hypnotique est encore utilisée aujourd'hui.

Quand Braid commença à comprendre qu'il avait découvert par hasard l'induction de la transe hypnotique, il conclut que le mesmérisme était un concept erroné. Dans ses articles, il attaqua le principe de Mesmer selon lequel le magnétisme animal avait des pouvoirs curatifs. Braid souhaitait donner à sa perception de ce processus de guérison une tournure plus scientifique.

En 1842, Braid employa pour la première fois le terme hypnotisme dans un article destiné à discréditer le mesmérisme et le magnétisme animal (voir la section précédente sur Franz Mesmer). Mais, cet article, intitulé « Practical Essay on the Curative Agency of Neuro-Hypnotism », fut rejeté par la British Medical Association. Il continua malgré tout de présenter ses idées lors de conférences et manifestations.

En 1843, Braid publia un ouvrage intitulé *Neurypnologie*, Traité du sommeil nerveux ou *hypnotisme*. Il y proposait de baptiser le phénomène neuro-hypnotisme, à la place de mesmérisme. Il y définissait également, à tort, l'hypnose comme un « sommeil nerveux ». C'est en effet incorrect, car l'hypnose n'est pas un type de sommeil en ce sens qu'elle produit des ondes cérébrales différentes. Cependant, la contribution la plus importante de Braid fut l'abandon de la pratique du magnétisme animal au profit de l'hypnose.

Hippolyte Bernheim (1837-1919)

Médecin français, Bernheim considérait à tort l'hypnose comme une forme spéciale de sommeil au cours de laquelle le patient se concentrait sur les suggestions formulées par l'hypnotiseur. Sa contribution essentielle fut de mettre l'accent sur la nature psychologique de l'hypnose, brisant ainsi son association au surnaturel et à la magie pour lui préférer un modèle psychologique et médical, étape ô combien importante de la légitimation de l'hypnose.

James Esdaile (1808-1859)

Médecin écossais au sein de l'East India Company, Esdaile fut le premier à consigner l'utilisation de l'hypnose comme anesthésique chirurgical en 1845. Directeur du Native Hospital de Hooghly, Au Bengale, il réalisa des centaines d'opérations en utilisant uniquement l'hypnose comme anesthésique. De nombreuses interventions concernaient des problèmes graves tels que des amputations et l'ablation de grosses tumeurs. Sa méthode d'induction permettait d'obtenir une anesthésie qui durait entre deux et huit heures. Malheureusement, cette propriété de l'hypnose tomba en désuétude et fut complètement oubliée à cause de l'invention des anesthésiants modernes.

Jean-Martin Charcot (1825-1893)

Brillant médecin et neurologue français, Charcot fut nommé en 1862 Superintendant de l'hôpital de La Salpêtrière, à l'époque le plus grand hôpital d'Europe, avec plus de 5 000 « incurables ». Il améliora l'image de l'hypnose dans les professions de santé grâce à ses travaux cliniques très complets de neurologie au sein de l'hôpital. Il hypnotisait ses patients afin de provoquer délibérément chez eux une hystérie qui lui permettait de prouver que la maladie pouvait se soigner et avait une origine psychologique. Mais il se fourvoyait complètement en pensant que l'hypnose était le symptôme d'une maladie mentale qu'il appelait hystérie. Freud vint passer quelque temps dans son hôpital psychiatrique et apprit un peu sur l'hypnose en observant Charcot à l'œuvre.

Pierre Janet (1859-1947)

Philosophe, médecin et psychologue français, Pierre Janet fut personnellement choisi par Charcot (voir la section précédente) pour occuper le poste de directeur du laboratoire de psychopathologie de l'hôpital de La Salpêtrière. Il fut ensuite professeur de psychologie expérimentale et comparative au Collège de France.

Janet fit d'importantes découvertes et apporta des contributions essentielles à l'étude des névroses hystériques grâce à l'utilisation de l'hypnose. Il considérait l'hypnose comme un outil thérapeutique et d'investigation utile pour les patients souffrant de dédoublement de la personnalité. Il pensait que l'hypnose était une forme de dissociation. Il découvrit que, souvent, les patients capables de faire remonter à la surface des souvenirs pénibles de leur passé ne subissaient pas les effets négatifs associés à l'événement en question.

Contrairement à Freud, qui l'abandonna au bout de quelques années, Janet croyait beaucoup en l'hypnose et défendit ses bienfaits durant toute sa carrière. Ce fut l'un des premiers à souligner le rôle prépondérant des croyances suggérées dans l'hystérie. Ses travaux débouchèrent sur la théorie de l'apparition des névroses et psychoses à cause de la persistance du traumatisme émotionnel au niveau inconscient. Janet est également le fondateur du mouvement analytique en matière de psychologie, qui a grandement influencé les idées de Freud en matière de psychanalyse (voir la section suivante).

Janet contribua également de manière significative aux travaux de Sigmund Freud. Janet et Freud développèrent les idées post-hypnotiques. En particulier, après son abandon de l'hypnose, Freud donne naissance, avec l'aide de Janet, à sa grande idée, l'« association libre ». Cette technique impliquait l'instauration d'un état de rêve éveillé chez les patients hystériques pour leur permettre d'exprimer directement avec leur inconscient tout ce qui leur venait à l'esprit, surtout ce qui avait un lien avec leurs problèmes psychologiques. Bien que cette technique soit généralement attribuée à Freud, l'influence de Janet fut considérable.

Sigmund Freud (1856-1939)

Sigmund Freud est surtout connu pour son invention de la psychanalyse. Il intégra dans les consciences occidentales modernes la notion de *double conscience*, l'idée que chaque personne a une conscience et un inconscient, et apporta une contribution essentielle à l'hypnose.

Avant de développer sa théorie de la psychanalyse, il visita une clinique à Nancy afin d'observer l'utilisation de l'hypnose dans le cadre de traitements expérimentaux sur des patients atteints de maladies mentales et diagnostiqués comme hystériques, dont la majorité était des femmes. (Chose intéressante, le terme « hystérie » n'est plus utilisé par les psychiatres.)

Freud était très impressionné par le fait que l'hypnose pouvait aider des patients difficiles à soigner à faire ressortir des émotions refoulées dont ils n'auraient jamais pu prendre conscience ou exprimer sans l'hypnose. Il remarqua qu'en faisant remonter à la surface sous hypnose une expérience traumatisante oubliée, de nombreux patients semblaient être guéris des problèmes émotionnels associés à l'expérience. En 1895, il écrivit, conjointement avec un autre médecin, Josef Breuer, un ouvrage sur l'hypnose intitulé *Études sur l'hystérie*.

À cette époque, Freud était un fervent partisan de l'hypnose mais, plus tard, il cessa de l'utiliser. De son propre aveu, Freud n'était pas un très bon hypnotiseur. Il abandonna parce qu'il ne parvint pas à faire parler quelques clients d'événements traumatisants vécus. Il n'avait pas accès aux techniques employées aujourd'hui par la plupart des hypnothérapeutes pour établir un rapport et rassurer les patients avant de faire rejaillir des événements traumatisants du passé ou d'en parler tout simplement. Freud s'aperçut également que se rappeler de souvenirs enfouis et oubliés ne faisait pas forcément disparaître le problème du patient.

Il choisit d'abandonner l'hypnose, de se focaliser sur l'évitement de la douleur et d'étudier le processus de refoulement des sentiments pénibles. Pour ce faire, il développa une approche plus proactive, consistant à parler aux patients, et aujourd'hui couramment employée en consultation psychologique et psychothérapie. La préférence de Freud pour la psychanalyse au détriment de l'hypnose porta un coup à cette dernière… au moins en Europe.

Clark L. Hull (1884-1952)

Le psychologue Clark Hull mena aux États-Unis de nombreuses expériences dans les années 1920 et 1930. Il démythifia l'hypnose en la décrivant comme une partie tout à fait normale de la nature humaine. Il considérait la transe comme un élément normal de la conscience, à l'instar du rêve éveillé. Hull écrivit que l'imagination du patient jouait un rôle prépondérant dans l'induction de l'état de transe. Il avança que certaines personnes répondaient mieux à l'hypnose que d'autres. Les écrits de Hull eurent une influence considérable sur le père de l'hypnose moderne, Milton Erickson.

Milton Erickson (1901-1980)

Milton Erickson ressuscita l'hypnose, après son « enterrement » par Freud, et inventa l'hypnose moderne. Il est considéré comme le fondateur de l'hypnothérapie moderne.

Erickson est un personnage fascinant, tant du point de vue personnel que de celui des avancées hypnothérapeutiques dont il est l'unique auteur. Il grandit dans le Midwest américain, en partie handicapé après avoir contracté la polio. Il s'hypnotisa afin de soulager la douleur intense que provoquait la maladie. Il dévora également des dictionnaires (pas au sens propre du terme !) et apprit la nuance des mots.

Il se forma ensuite à la psychiatrie, mais son amour de la langue l'aida à inventer un style d'hypnose basé sur la conversation, appelé *style permissif*, qui constituait l'antithèse de l'ancienne hypnose autoritaire.

Erickson trouvait facile d'hypnotiser ses patients en les laissant d'abord parler de leur vie et de leurs centres d'intérêt. Très à l'écoute et doté d'un excellent sens de l'observation, il percevait très bien le contenu et le style de discours de son patient et pouvait induire simplement la transe en employant les mots familiers de son patient. Sa thérapie comprenait parfois des histoires ou des métaphores qu'il inventait en fonction des centres d'intérêt du patient.

Erickson était bienveillant, avec des talents très variés et une approche de l'hypnose fort peu conventionnelle. Il utilisait des techniques autoritaires si ce mode de relation convenait le mieux au patient. (N'oubliez pas qu'à l'instar de Freud, Erickson était également psychiatre et, à son époque, de nombreuses personnes attendaient de leur médecin qu'il les domine.)

Erickson est incontournable en matière d'hypnose moderne. Aujourd'hui, il est difficile de rencontrer un hypnothérapeute qui n'a pas été influencé, d'une manière ou d'une autre, par les écrits, les enseignements, les enregistrements audio/vidéo et les méthodes d'Erickson.

Ernest Rossi (1933)

Rossi est un psychothérapeute et professeur américain dont les traitements reposent sur le lien entre l'esprit et le corps. Il a travaillé étroitement avec Erickson sur diverses publications.

C'est également un auteur très lu d'ouvrages et d'articles scientifiques sur la guérison par l'hypnothérapie. Ses conceptions sur la façon dont l'hypnose peut influer sur le corps, même au niveau cellulaire, sont avant-gardistes.

Chapitre 16

Dix conseils pour choisir un bon programme de formation à l'hypnothérapie

Dans ce chapitre :

- Se pencher sur les formateurs
- Vérifier l'assistance disponible
- Choisir un cours adapté
- Tirer parti de la formation
- Reconnaître une bonne formation et savoir ce qu'il faut fuir comme la peste

Vous avez suivi une thérapie et l'expérience vous a plu au point que vous souhaitez devenir hypnothérapeute ou bien vous lisez ce livre pour en savoir plus sur l'hypnothérapie dans l'optique de suivre une formation. D'une manière ou d'une autre, ce chapitre vous comblera.

Si vous envisagez de devenir hypnothérapeute, il est essentiel que vous choisissiez un bon institut de formation. Voici dix conseils pour vous aider à prendre la bonne décision. Après tout, ce sont vos deniers durement gagnés et votre temps que vous allez investir et vous souhaitez sûrement le faire judicieusement !

Vérifier que l'institut est accrédité

L'institut dans lequel vous envisagez de vous former doit être accrédité par un organisme, à savoir qu'il doit respecter des normes et directives.

Le parrainage de certains programmes est évident, par exemple dans le cas de ceux dispensés dans un institut sous l'égide d'une université. Dans certains cas, la situation est plus obscure mais l'institut peut malgré tout présenter une véritable accréditation. Mais, parfois, le dessein de l'institut est uniquement *mercantile*.

N'ayez pas peur d'enquêter sur l'identité de l'organisme de tutelle en l'appelant, en navigant sur Internet, etc.

Se former à l'hypnose clinique, PAS à l'hypnose de spectacle !

N'oubliez pas que vous souhaitez devenir hypnothérapeute clinique et non hypnotiseur de spectacle. Méfiez-vous de la validité de n'importe quel cours enseignant cette branche détestable de l'hypnose. Votre souhait est d'apprendre à aider les autres et non à les faire rire !

Bien entendu, de nombreux instituts vous décrivent en détail l'hypnose de spectacle, car vous devrez être capable de l'expliquer à vos patients.

Contrôler la longueur de la formation

Sachez combien de temps dure la formation. Si on vous affirme que vous allez devenir un thérapeute hautement qualifié en l'espace d'un ou deux week-ends, vous inscrire à ce genre de programme revient à jeter votre argent par les fenêtres. La plupart des instituts sérieux proposent des formations durant au moins deux ans pour obtenir une qualification complète.

Ne vous laissez pas abattre. Les écoles proposant de suivre une voie express pour devenir thérapeute n'en veulent qu'à votre argent et n'ont pas pour objectif de faire de vous un professionnel intègre. Posez-vous la question suivante : « Est-ce que je serais ravi de consulter un médecin n'ayant étudié la médecine que durant deux week-ends ? » Si votre réponse est non, alors ne vous inscrivez pas dans ce genre d'institut. Si votre réponse est oui, selon nous, vous avez besoin de consulter un hypnothérapeute (mais... très bien formé !).

Passer l'étape de l'entretien avec succès

L'institut doit vous recevoir en entretien avant de vous permettre de suivre sa formation, ceci afin de s'assurer que vous êtes apte à devenir thérapeute (en d'autres termes, pour vérifier que vous n'aboyez pas tout le temps ou que vous n'êtes pas un tueur en série !). Parlez avec franchise de vos éventuels problèmes personnels car l'entretien sert également à s'assurer que la formation ne présente aucun danger pour vous. Très peu de problèmes vous empêcheront de suivre la formation, la personne qui conduit l'entretien les passera en revue avec vous.

N'oubliez pas que cet entretien est également l'occasion pour vous de sonder votre institut de formation potentiel. Vous devez vérifier que son approche vous convient. De nombreux instituts vous autorisent à assister à un cours pour que vous puissiez avoir une idée de la formation que vous envisagez de suivre. Si on ne vous le propose pas, n'ayez pas peur de demander.

ATTENTION !

Méfiez-vous des instituts qui affirment que vous gagnerez plusieurs milliers d'euros par semaine dès que vous ouvrirez votre cabinet. C'est un stratagème pour vous faire mettre la main à la poche. Les milliers d'euros, c'est l'institution qui va les gagner ! Comme vous le dira n'importe quel organisme de bonne réputation, se faire une clientèle demande du temps et des efforts.

S'en tenir aux formations en présentiel

Pour tout thérapeute qui se respecte, les cours par correspondance sont une abomination ! Vous devez suivre une formation en présentiel, à savoir qu'il doit principalement s'agir de conférences et de travaux pratiques dispensés dans une salle de classe par des thérapeutes et enseignants professionnels. Vous pouvez ainsi comprendre la théorie et poser des questions au formateur tout en vous adonnant aux travaux pratiques dans un environnement très sûr.

Bien entendu, on vous donnera également des devoirs à faire chez vous ou des ouvrages à lire. Le but est que vous ayez une vision et une compréhension plus large des contenus et techniques traités en cours.

Vérifier l'expérience, le parcours et la diversité des enseignants

Vos enseignants sont votre source de savoir la plus importante. Tâchez d'en savoir plus sur leurs parcours et expérience. La plupart des instituts emploient uniquement (à juste titre) des thérapeutes en activité. Ils seront ainsi en mesure, non seulement de vous enseigner la théorie et les techniques, mais également de vous fournir des exemples de cas concrets afin de mettre en contexte les connaissances transmises.

Avoir plusieurs enseignants est également utile, car chaque thérapeute a sa propre manière de conduire une thérapie. Vous serez ainsi confronté à différents styles et pourrez vous forger le vôtre.

Bénéficier de l'aide d'un tuteur lors de travaux dirigés

Il est très utile de rencontrer un tuteur en dehors des cours afin de passer en revue les contenus traités et de contrôler que vous les comprenez parfaitement. C'est également l'occasion de pratiquer les diverses techniques enseignées en cours.

Ces séances sont un bonus personnalisé qui vous permet de traiter des aspects de votre apprentissage qu'il n'est pas possible ou approprié d'aborder en cours. Ces travaux dirigés correspondent souvent à un module d'enseignement obligatoire de la formation.

S'entretenir avec des étudiants anciens ou actuels

Si vous le souhaitez, votre institut de formation peut vous mettre en contact avec ses étudiants ou diplômés. Vous aurez ainsi des opinions impartiales sur le cours que vous envisagez de suivre.

Une offre de recyclages

Voyez si votre institut de formation potentiel propose des recyclages pour les thérapeutes ayant terminé leur formation. Cet aspect est très important, car les recyclages vous permettent de demeurer au fait des avancées de l'hypnothérapie durant toute votre carrière.

Vérifiez si l'institut propose des stages pour vous tenir au courant des nouveautés en matière d'hypnothérapie ou des cours qui vous permettront d'approfondir certains volets de la discipline.

Un soutien après la formation

Un institut sérieux apporte son soutien aux étudiants diplômés via le téléphone, des sites Web ou une supervision clinique. Vous pouvez ainsi toujours vous faire aider si vous avez à traiter des cas difficiles, même si vous êtes sorti de l'institut depuis longtemps.

Index

A

accouchement, 138, 140
acrophobie, 215
agoraphobie, 215
alcool, 19, 107, 110, 115
alimentation, 19
analgésie, 127
anesthésie, 126
anhédonisme, 165
anorgasmie, 174
anxiété, 82, 112, 116, 156, 162
  (hiérarchie de l'), 220
apiphobie, 215
apnée du sommeil, 116
autohypnose, 112, 117, 257
aversion, 103

B

bégaiement, 116
bénéfice secondaire, 183
Bernheim (Hyppolite), 282
boulimie, 92, 151
Braid (James), 281
bromidrophobie, 215
bruxisme, 148

C

caféine, 110
cardiophobie, 215
cauchemar, 112, 204
cerveau, 77
Charcot (Jean-Martin), 282
cheveux, 92
circulation sanguine, 135
claustrophobie, 214
colère, 246
combat, 83
comportement obsessionnel, 246
comportement compulsif, 149
confiance, 19, 162
conscience, 14
constipation, 144
coprophobie, 215
cortex cingulaire antérieur, 80, 127
cortex somatosensoriel, 79
crampes, 143
créativité, 169
critique intérieur, 161
croyance, 25

D

décontraction, 156
défiance inconsciente, 186
dendrophobie, 215
dents (soins des), 148
dépendance, 93
dépression, 164
  clinique, 165
  réactionnelle, 165
dermophobie, 215
désir (manque de), 174
dialogue intérieur, 161
diarrhée, 144
digestion, 83
dissociation, 29, 134
doigt, 89
douleur, 19, 124
  affective, 125
  aigüe, 124
  chronique, 124

sensorielle, 125
dualisme cartésien, 76

E

ectoderme, 130
eczéma, 131
ego, 250
(renforcement de l'), 98
éjaculation précoce, 174
électroencéphalogramme, 79
EMDR, 222
emétophobie, 215
émotions, 80
endorphines, 127
énurésie diurne, 203
énurésie nocturne, 203
équilibre alimentaire, 105
érection (troubles de l'), 174
Erickson (Milton), 18, 175, 269, 285
érythrophobie, 215
Esdaile (James), 282
esprit critique, 195
estime de soi, 164
éthique, 188, 194
exercice mental, 246
exercice physique, 107, 152
externalisation, 111

F

flux sanguin, 83
fréquence cardiaque, 83
fréquence respiratoire, 83
Freud (Sigmund), 120, 284
frigidité, 174
frigophobie, 215
fuite, 83

G

gérontophobie, 216
goût, 47
grattage, 132

H

habitudes, 93
hippophobie, 216
Hull (Clark L.), 285
hyperphagie, 92, 154
hypertension, 136
hyperventilation, 209
hypervigilance, 15
hypnoanalgésie, 140
hypnose de scène, 13

I

ichtyophobie, 216
imagerie, 145
impuissance, 174
inconscient, 15, 92, 258
incontinence nocturne, 203
induction, 244, 261
inhibition réciproque, 220
insomnie, 109, 135
intention positive, 36
isolophobie, 216

J

Janet (Pierre), 283

K

kainotêtophobie, 216

L

lévitation, 91
libido, 175
lyssophobie, 216

M

manque, 86
méchanophobie, 216
mémoire, 49
Mesmer (Franz), 280
mesmérisme, 280
métaphore, 52

mnémophobie, 216
moelle épinière, 77
motivation, 66, 181
muscles, 83
myxophobie, 216

N

nécrophobie, 216
nerfs, 76
nyctalophobie, 216

O

objectif, 33
odorat, 47
ondes cérébrales, 79
ongles (se ronger les), 92, 118
ornithophobie, 216
oubli, 48
ouïe, 47

P

panique, 163, 209, 246
papillomavirus, 132
peau (maladies de), 130
performance, 156
péristaltisme, 142
peur, 82, 180
peur irrationnelle, 210
phobie, 19, 90, 163, 207
  complexe, 217
  simple, 216
  sociale, 216
  spécifique, 216
PNL, 222
poids, 19
pouce (sucer son), 120
pseudo-orientation, 269
psoriasis, 131
psychologie, 120
psychoneuroimmunologie, 75
psychothérapie, 21
purgatif, 152

R

réaction idéomotrice, 89
regard positif inconditionnel, 188
regression, 133
régression, 25, 39, 91
relaxation progressive, 261
relaxation, 137, 145
reprogrammation, 102
résistance, 186
rêve,
  éveillé, 15, 246
  lucide, 113
réveil progressif, 252
réveil total, 253
revivification, 41
ronflement, 114
Rossi (Ernest), 286

S

scutellophobie, 216
sexualité, 174
sieste, 110
sommeil, 15, 109
stérilité psychogène, 138
stress, 99, 144, 163, 166, 167, 211
subjectif, 33
suggestion, 26
  directe, 26, 112, 117
  indirecte, 27
  post-hypnotique, 27
supériorité, 187
surpoids, 104
symptôme, 179
syndrome du côlon irritable, 142
syndrome du directeur, 117
système de représentation, 47
système nerveux, 76
  autonome, 77
  central, 76
  parasympathique, 77, 136
  sympathique, 77, 83, 136

T

tabac, 101, 137
tachyphagophobie, 216
temps (distorsion du), 45
temps (pseudo-orientation du), 45
temps subjectif, 45
temps universel, 45
théorie du portillon, 127
thérapie des parties, 34
TOC, 149
tomographie par émission
de positrons, 79
toucher, 47
transe, 14, 88, 244
traumatisme, 213
troubles sexuels, 174

V

vaginisme, 174
verrues, 132, 136
vigilance, 15
vomissements, 151
vue, 47

W

Wolpe (Joseph), 220

Y

yeux, 88

Z

zoophobie, 216